高等院校医学实验教学系列教材

预防医学实验

主　编　王春平　张利平

副主编　唐云锋　邢　杰　吕军城　秦　浩

编　委　（按姓氏笔画排序）

王　飞　王在翔　石福艳　任艳峰

刘成凤　孙广宁　李万伟　李兰花

李金坤　李望晨　李清华　杨淑香

吴学谦　吴洪涛　张光成　邵丽军

周　健　崔　群　綦　晓　翟　强

翟庆峰

科学出版社

北　京

内 容 简 介

本书是编者在多年讲授预防医学课程基础上完成的,系统阐述了预防医学的实验原理与技能。本书既包括预防医学实验的基本知识和技能,也包括创新和综合能力的培养。本书由上下两篇构成,上篇为预防医学基础验证性试验,涵盖第一章到第七章,重点培养学生的基本实验知识和技能;下篇为预防医学综合应用性实验,涵盖第八章到第九章,着眼于综合能力和综合素质的培养。

本书是针对各类医学院校的临床医学专业、护理专业、口腔专业等非预防医学专业本科生的预防医学教学需要而编写的,也适合教学、科研人员自学参考之用。

图书在版编目(CIP)数据

预防医学实验 / 王春平,张利平主编. —北京:科学出版社,2015. 3

ISBN 978-7-03-043454-8

Ⅰ.①预… Ⅱ.①王… ②张… Ⅲ.①预防医学-实验-医学院校-教材
Ⅳ.①R1-33

中国版本图书馆 CIP 数据核字(2015)第 036295 号

责任编辑:胡治国 / 责任校对:张怡君
责任印制:赵 博 / 封面设计:陈 敬

科学出版社 出版
北京东黄城根北街 16 号
邮政编码:100717
http://www.sciencep.com

北京凌奇印刷有限责任公司印刷
科学出版社发行 各地新华书店经销

*

2015 年 3 月第 一 版 开本:787×1092 1/16
2025年 1 月第六次印刷 印张:14 1/4
字数:335 000

定价:58.00 元

(如有印装质量问题,我社负责调换)

丛书编委会

前 言

医学是一门实验性极强的科学,医学实验教学在整个医学教育中占有极为重要的位置。地方医学院校承担着培养大批高素质应用型医学专门人才的艰巨任务,但目前多数地方医学院校仍然采用以学科为基础的医学教育模式,其优点是学科知识系统而全面,便于学生理解和记忆,该模式各学科之间界限分明,但忽略了各学科知识的交叉融合;实验教学一直依附于理论教学,实验类型单一,实验条件简单;实验教材建设落后于其他教学环节改革的步伐,制约了学生探索精神、科学思维、实践能力、创新能力的培养。

近年来,适应国家医学教育改革和医疗卫生体制改革的需要,全国大多数医学院校相继进行了实验室的整合,逐步形成了综合性、多学科共用的实验教学平台,从根本上为改变实验教学附属于理论教学、实现优质资源共享创造了条件。经过多年的探索和实践,以能力培养为核心,基础性实验、综合性实验和设计创新性实验三个层次相结合的实验课程体系,逐步得到全国高等医学院校专家学者的认可。

要实现新世纪医学生的培养目标,除实验室整合和实验教学体系改革外,实验教材建设与改革已成为当务之急。为编写一套适应于地方医学院校医学教育现状的实验教材,在科学出版社的大力支持下,"全国高等院校医学实验教学规划教材"编委会组织相关学科专业、具有丰富教学经验的专家教授,遵循学生的认识规律,从应用型人才培养的战略高度,以《中国医学教育标准》为参照体系,以培养学生综合素质、创新精神和实践创新能力为目标,依托实验教学示范中心建设平台,在借鉴相关医学院校实验教学改革经验的基础上,编写了这套实验教学系列教材。全套教材共八本,包括《人体解剖学实验》、《人体显微结构学实验》、《细胞生物学实验》、《医学机能实验学》、《分子医学课程群实验》、《临床技能学实训》、《预防医学实验》和《公共卫生综合实验》。

本套系列教材力求理念创新、体系创新和模式创新。内容上遵循实验教学逻辑和规律,按照医学实验教学体系进行重组和融合,分为基本性实验、综合性实验和设计创新性实验等 3 个层次编写。基本性实验与相应学科理论教学同步,以巩固学生的理论知识、训练实验操作能力;综合性实验是融合相关学科知识而设计的实验,以培养学生知识技能的综合运用能力、分析和解决问题的能力;设计创新性实验又分为命题设计实验和自由探索实验,由教师提出问题或在教师研究领域内学生自主提出问题并在教师指导下由学生自行设计和完成的实验,以培养学生的科学思维和创新能力。

本系列教材编写对象以本科临床医学专业为主,兼顾预防医学、麻醉学、口腔医学、影像医学、护理学、药学、医学检验技术、生物技术等医学及医学技术类专业需求。不同的专业可按照本专业培养目标要求和专业特点，采取实验教学与理论教学统筹协调、课内实验教学和课外科研训练相结合的方式，选择不同层次的必修和选修实验项目。

由于医学教育模式和实验教学模式尚存在地域和校际之间的差异，加上我们的理念和学识有限，本套系列教材编写可能存在偏颇之处，恳请同行专家和广大师生指正并提出宝贵意见。

丛书编委会
2014 年 7 月

目 录

上篇 预防医学基础验证性试验

上篇　预防医学基础验证性试验

第一章　实验室管理与质量控制

实验室是专门从事检验测试工作的实体，是负责质量检验工作的专门技术机构，承担着各种检验测试任务。实验室出具的检测报告事关国计民生，因此，检测结果始终要保持真实性和准确性。这就要求实验室检测的全过程严格执行国家颁布的各类检测技术规范和分析方法标准、遵守分析检测程序和质量管理要求。实验室要建立起相应的实验室管理与质量控制制度，建立质量管理体系，通过国家实验室认可委员会认可的实验室是实现上述要求的可靠保证。预防医学的实践性强，预防医学专业学生在学习各项操作技能的同时，要了解实验室管理与质量控制方面的知识，养成良好的实验室工作习惯。

第一节　实验室管理

一、实验室质量管理体系

实验室应建立完善的实验室质量管理体系，根据实验室质量方针和质量目标，建立、实施和保持与其活动范围相适应的管理体系，将其政策、制度、计划、程序和指导制订成文件，并达到确保实验室检测和(或)校准结果质量所需的要求。所谓实验室质量管理体系可理解为：把影响报告/证书质量的各技术、管理、资源等因素在质量方针指导下，进行系统性的优化整合，成为相互协调的有机整体，为达到质量目标而努力。

完善的实验室质量管理体系由组织机构、程序、过程和资源四部分组成。

1. 组织机构　是指某单位为实施其管理而设置的组织结构。实验室的组织结构要按其工作范围、工作方式、工作量、资源配备、管理要求等情况进行设置。设置组织结构时要明确实现目标所需工作的管理职能，明确管理的层次，根据工作范围、工作方式及资源配置情况，明确各部门职能构成，明确各部门职、责、权及部门的隶属关系和协作联系方式。实验室在组织结构设置时要设立专职的质量管理部门(或岗位)，落实质量职责，确保职责文件化，明确与检测/校准有关的各项质量活动(直接/间接)及控制要求。

2. 程序　是指完成某项活动所规定的方法。程序应加以文件化。实验室要对影响报告质量的各项质量活动(直接和间接)规定相应的程序。程序文件的描述要按质量手册中有关要素(一个或一组)所确定的原则加以展开。相关的程序文件之间要处理好协调和衔接关系。

3. 过程　是指将输入转化为输出的一组相关联的资源和活动。质量管理体系建立过程中要明确体系所涉及的所有过程及相互间的关系。

4. 资源　包括技术资源、物质资源、组织资源、人才资源、信息资源等。实验室在充分利用各类资源时,应考虑到:人员素质提高;设备、仪器、设施维护、添置和更新;测试技术、测试方法、标准发展动态的有关信息跟踪研究。

二、实验室计量认证和认可

为保障实验室检测分析结果的准确性和可靠性,要求实验室进行计量认证、实验室认可等。计量认证是资质认定的一种形式,是指国家认证认可监督管理委员会和各省、自治区、直辖市人民政府质量技术监督部门,依据《中华人民共和国计量法》对实验室的基本条件和能力是否符合法律、行政法规规定以及相关技术规范或者标准实施的评价和承认活动。经计量认证后的实验室出具的检测分析数据,在贸易、产品质量评价和成果鉴定等方面具有法律效应。计量认证是实验室各种资质认证的前提条件。实验室认可是指权威机构对实验室有能力进行规定类型的检测和(或)校准所给予的一种正式承认。实验室认可,全称是 ISO/IEC17025《检测和校准实验室能力的通用要求》。简称“ISO17025”中国实验室国家认可委员会(CNAS)是我国唯一的实验室认可机构,承担全国所有实验室的 ISO17025 标准认可。所有的校准和检测实验室均可采用和实施 ISO17025 标准,按照国际惯例,凡是通过 ISO17025 标准的实验室提供的数据均具备法律效应,得到国际认可。实验室通过 ISO17025 标准认证,通过标准的贯彻,提高了实验数据和结果的精确性,扩大了实验室的知名度,从而大大提高了经济和社会效益。ISO17025 标准主要包括:定义、组织和管理、质量体系、审核和评审、人员、设施和环境、设备和标准物质、量值溯源和校准、校准和检测方法、样品管理、记录、证书和报告、校准或检测的分包、外部协助和供给、投诉等内容。该标准中核心内容为设备和标准物质、量值溯源和校准、校准和检测方法、样品管理,这些内容重点是评价实验室校准或检测能力是否达到预期要求。

三、实验室安全管理

实验室安全管理是实验室工作正常进行的基本保证。各个实验室会根据具体情况制订实验室安全管理制度。大体包括以下基本要点:

(1) 进入实验室工作时,必须穿工作服,离开实验室时应脱下。工作服应经常保持整洁,禁止穿工作服进入公共场所。在进行任何有可能碰伤、刺激或烧伤眼睛的工作时,必须戴防护眼镜。经常接触浓酸、浓碱的工作人员,应戴胶皮手套及工作帽。试样加工操作时不得戴手套。

(2) 禁止在实验室内吸烟及吃东西。不准用试验器皿作茶杯或餐具,不得用嘴尝味道的方法来鉴别未知物。工作完毕后离开实验室时应用肥皂洗手。

(3) 实验室停止供电、供水时应将水源、电源开关全部关上,以防恢复供电、供水时由于开关未关而发生事故。离开实验室时应检查门、窗、水、电、气是否安全及关闭,并做好安全检查记录。

实验室要做好防火、防触电等工作,配备灭火器等消防器材;加强安全保卫工作,非工作人员不得进入实验室内。使用电器设备要防止用湿润的手去开启电闸和电器开关。定期检查电器、电线路,防止漏电、触电。

(4) 实验室内的试剂必须贴有明显的与试剂相符的标签、并标明试剂名称、浓度及配制日期或标定日期。

(5) 开启易挥发的试剂瓶(如乙醚、丙酮、浓硝酸、浓盐酸、浓氨水)时,尤其是在夏季或室温较高时,应先用流水冷却后盖上湿布再打开,切不可将瓶口对着自己或他人,以防气液冲出发生事故。

(6) 浓酸、浓碱具有强腐蚀性,切勿溅到皮肤和衣服上。用浓硝酸、盐酸、高氯酸等应在通风柜中操作。

(7) 使用易燃有机溶剂(乙醚、苯、丙酮、三氯甲烷等)时,要远离火焰和热源,且用后应倒入回收瓶中回收,不准倒入水槽中,以免造成污染。

(8) 使用毒性较大的汞盐、钡盐、铬盐、三氧化二砷、氰化物以及硫化氢气体时,要特别小心。由于氰化物与酸作用,放出的 HCN 气体有剧毒,因此,严禁在酸性介质中加入氰化物。

(9) 使用易燃易爆气体(如氢气、乙炔等)时,要保持室内空气流通,严禁明火、火星。严防敲击电器的开关等所产生的火花,有些机械搅拌器的电刷产生火花。禁止在此环境内使用移动电话。

(10) 取下正在加热至近沸的水或溶液时,应用玻璃棒进行搅拌,驱除气泡,或用烧杯夹将其轻轻摇动后方可取下,防止突然产生大气泡并飞溅伤人。煮沸有大量沉淀的液体时应用玻璃棒不断搅拌,以免发生爆沸。

(11) 高温物体(例如刚由高温炉中取出的坩埚和瓷盘要放在干净的耐火石棉板)上或瓷盘中,附近不得有易燃物。需称量的坩埚待稍冷后方可移至干燥器中冷却。

(12) 从橡皮塞上装拆玻璃管或折断玻璃管时,必须包上毛巾,并着力于靠近橡皮塞或折断处。

(13) 定期检查,发现不安全因素,及时向有关部门反映,及时整改。实验室要制定安全事故应急预案,如发生事故,按规程进行应急处理。

(邵丽军)

第二节　质量控制

检测/校准结果的质量是实验室始终关注的重点,实验室建立管理体系并使之有效运行,其目的就是为了确保检测/校准的质量。但影响检测报告质量的因素又是很多的,在检测/校准过程中由于诸多因素的变化会使得检测质量不可能始终是恒定的,检测质量可能发生突然变化或渐渐发生变化,这种变化如超出标准、规范的要求限度,将会给检测/校准质量带来风险。对检测质量的这种变化如没有以有效的手段进行控制,只能在这种变化发生很久以后才会被发现,而这时可能已经给检测/校准带来较大影响或损失。因此,必须采取适时监控的方法,发现突变或渐变的质量下降。其控制方法可以通过对数据的监视和分析,连同纠正措施,包括使用核查标准,控制图或其他等效内容,使测量过程能连续地保持在准确度受控的规定范围之内。

在实验室的管理中,强调对各个过程处于受控状态,但受控不等于没有变异,即使在相同条件下的每次测量也有差异,所以变异是客观存在的。变异有其统计规律,一般分正常变异(即受控状态下的变异)和异常变异。正常变异是不可避免的,尽管多种因素控制得很好,检测结果也有离散。正常变异是找不出原因的,也没有必要去找,可以用不确定度来表示其变化区间;异常变异是人、机、样、法、环、溯的一个或几个因素发生变化引起的,这正是质量控制的对象。在检测过程中,不是不允许出现变异,而是要控制它,强调找出原因,针对原因采取改进措施(纠正和预防措施)。

为确保检测结果的有效性,实验室应有质量控制程序和质量控制计划,以监控检测/校准工作的全过程。实验室质量控制是指为将分析测试结果的误差控制在允许限度内所采取的控制措施。它包括实验室内质量控制和实验室间质量控制两部分内容。实验室间质量控制包括分发标准样对诸实验室的分析结果进行评价、对分析方法进行协作实验验证、对加密码样进行考察等。它是发现和消除实验室间存在的系统误差的重要措施。它一般由通晓分析方法和质量控制程序的专家小组承担。本章节重点介绍实验室内质量控制。

一、质量控制的基本要素

1. 人员　实验室人员(操作设备、从事检测、质量监督、复核)必须经过培训并考核合格,确保其有相应的能力。使用在培人员时,应对其安排适当的监督。对从事特定工作的人员,应按要求取得资格证。

2. 仪器设备　实验室应配备正确进行检测所要求的所有检测设备。检测设备要有唯一性编号。对于关系到检验结果的仪器设备要求定期进行检定/校准,包括天平、温度计、各种分光光度计、气相液相色谱仪、酶标仪等等。计量仪器要贴相应的三色标志。绿色代表检定合格,黄色代表准用或者限制使用,红色表示停用。标志的内容包括仪器编号、检定日期、下次检定日期等。在两次检定/校准周期之间至少进行一次期间核查。核查项目有零点检查、灵敏度、准确度、分辨率、测量重复性、标准曲线线性、仪器内置自校检查、标准物质或参考物质测试比对等。仪器应由专人保管和使用,制定仪器的维护计划,定期校正和维护,填写维护记录,及时发现仪器设备出现的故障,并进行维修,使之处于正常工作状态。

3. 玻璃量具　实验室应定期对实验用玻璃量器进行随机抽检。一般从外观和容量允差两方面检查。

(1) 外观:外观无缺陷(气泡、结石、节瘤)、破损;分度线和度量数值清晰、完整、耐久;玻璃量器应具有厂家或商标、标准温度(20℃)、型式标记(量入式用“In”,量出式用“Ex”,吹出式用“吹”或“Blow out”)、等待时间、总容量和单位、准确度等级(A 或 B,未标注的按 B 级处理)等标记。

(2) 容量允差:一般采用衡量法,检查原理是称量一定体积水的重量,根据当时温度查表得到修正值,水的重量和修正值的积与已知体积相比,看误差是否在允许范围内。详见《JJG 196-2006 常用玻璃量器检定规程》介绍。

4. 实验室用水　实验室用水分三级,一级水用于有严格要求的分析试验,包括对颗粒有要求的试验,如高效液相色谱分析用水。二级水用于无机痕量分析等试验,如原子吸收光谱分析用水。三级水用于一般化学分析试验。具体要求和检验方法见《GB/T 6682-2008 分析实验室用水规格和试验方法》。微生物要求不是很高,三级水(蒸馏水)或无菌水就可以。

5. 检测方法　实验室使用的检测方法必须是以国家发布的标准方法为首选。质量管理部门和实验室应随时对标准跟踪查新,确认使用现行有效的方法。使用其他检验方法,必须通过质量管理部门评审通过才能使用。

6. 实验室环境条件控制　实验室的标准温度为20℃，一般温度应在20±5℃。实验室内的相对湿度一般应保持在50%～70%。实验室的噪音、防震、防尘、防腐蚀、防磁与屏蔽等方面的环境条件应符合在室内开展的检测项目和所用检测仪器设备对环境条件的要求，室内采光应利于检测的进行。理化实验室要防止易挥发试剂对实验项目的污染，如氨水-空气中氨的测定。微生物实验室还需定期监测空气中的颗粒物和细菌等。

7. 试剂　化学试剂的质量是直接影响实验质量的因素之一。实验室所用试剂要符合国家标准和化工部行业标准。试剂标签上应注有名称(包括俗名)、类别、产品标准、含量、规格、生产厂家、出厂批号(或生产日期)；有的试剂还应标明保质期。检验人员要定时检查，以保证试剂包装完好、标签完整、字迹清楚。固体试剂应无吸湿、潮解现象；液体试剂应无沉淀物，否则，就应检查试剂的密封情况。生物试剂一般要求低温保存，而且要注意保质期。

试剂溶液的配置一般根据标准检测方法中的要求进行配置，另外还可以按照《GB/T 601-2002 化学试剂　标准滴定溶液的制备》、《GB/T 602-2002 化学试剂　杂质测定用标准溶液的制备》、《GB/T 603-2002 化学试剂　试验方法中所用制剂及制品的制备》标准配置。标准滴定溶液和杂质测定用标准溶液在常温(15～25℃)下，保存期一般为两个月。所有溶液出现浑浊、沉淀或颜色有变化等现象时，应重配。

8. 标准物质　在预防医学领域，大部分分析检测工作采用的是化学分析法，通常的检验由取样、样品处理和测定组成。其中的称量、定容涉及定值的准确性；样品浓缩、消化、分离、萃取、掩蔽等操作，涉及反应是否完全和被测物形态是否改变。除了重量法、容量法和库仑法外，大部分仪器分析都采用相对比较法测量，在建立校准曲线时可能会引进误差，同时还必须注意由于标准溶液与样品溶液基体不同引起的分析误差，即基体效应。这些因素的改变都可能引起化学测试中被测物质量值溯源链的破坏。用具有良好溯源性的已知量值的标准物质，可起到传递标准的作用。

实验室要定期对标准物质进行核查。实验室的标准物质大多指开了封正在使用的标准溶液，未开封的不用核查。用新开封的标准溶液和正在使用的标准溶液同时对已知浓度C的有证质控样进行测量。新开封的标准溶液测量值C_1在C的不确定度范围内说明该测量操作过程正确无误。正在使用的标准溶液测量值C_2在C的不确定度范围内，说明该标准使用液合格；否则就弃用该标准使用液，使用新的标准溶液或配制标准溶液。

9. 样品的采集、管理和检测　按照国家标准编制样品采集、封存运输、交接验收、留样保存的程序。每一个过程要有详细记录，如采样地址、现场环境条件、采样布点示意图、采样容器、采样介质、采样数量、样品唯一性标志、样品运输时间和条件、样品交接和验收记录以及样品保留数量、入库时间和保存条件等。采样人员必须经培训考核，持证上岗。现场采样设备在领用前或用毕返回时必须对其性能是否满足检测要求进行核查或校准，并有详细记录。实验室应配备符合样品保存要求的样品库，以避免样品在检验或保存过程中发生丢失、变质、损坏或交叉污染。

采集的样品要在保质期前完成检测。检测人员在检测样品前，要检查样品的性状是否合格。样品检测过程严格按照标准进行。

二、质量控制的常用方法

实验室内质量控制的常用方法包括空白试验、平行试验、校准曲线的核查、加标回收试验以及使用质量控制图等。它是实验室分析人员对测试过程进行自我控制的过程。

1. 空白试验　每次测定样品时必须同时进行空白试验。空白试验又称空白对照试验，是指采用与正式试验相同的器具、试剂和操作分析方法，对一种假定不含待测物质的空白样品进行分析。空白试验测得的结果称为空白试验值。在进行样品分析时所得的值减去空白试验值得到最终分析结果。空白试验值反映了测试仪器的噪声、试剂中的杂质、环境及操作过程中的沾污等因素对样品测定产生的综合影响，直接关系到测定的最终结果的准确性。空白试验值低，数据离散程度小，分析结果的精度随之提高，它表明分析方法和分析操作者的测试水平较高。当空白试验值偏高时，应全面检查试验用水、试剂、量器和容器的沾污情况、测量仪器的性能及试验环境的状态等，以便尽可能地降低空白试验值。

2. 平行试验　每次测定样品时必须同时进行平行试验。平行试验是同一批取两个以上相同的样品，以完全一致的条件（包括温度、湿度、仪器、试剂，以及试验人）进行试验，看其结果的一致性，两样品间的误差是有国标或其他标准要求的。其作用是防止偶然误差的产生，是判断检测精密度和同批检测稳定性的常用方法。

3. 校准曲线　每次测定样品时必须做校准曲线。校准曲线包括工作曲线和标准曲线。如果模拟被分析物质的成分，并与样品完全相同的分析处理，然后绘制的校准曲线称为工作曲线。工作曲线是曲线和样品的测定步骤完全一样，即需要预处理。标准曲线不需对样品做预处理，是用已知的不同浓度标准液，测量其对应的信号值，根据浓度与信号值绘制标准曲线，如常用的光密度-浓度标准曲线。在制备标准曲线时，标准液浓度的选择一般应能包括待测样品的可能变异最低与最高值，一般可选择 5 种浓度。比色时，读取光密度至少 2~3 次，求其平均值，以减少仪器不稳定所产生的误差；一般应做 2 次或 3 次以上的平行测定。重复性良好曲线方可应用。绘制好的标准曲线只能供以后在相同条件下操作测定相同物质时使用。当更换仪器、移动仪器位置、调换试剂及室温有明显改变时，标准曲线需重新绘制。

校准曲线应与样品测定同时进行，求出校准曲线的回归方程式，计算相关系数（r）。相关系数 r 应大于或等于 0.999，否则应找出影响校准曲线线性关系的原因，并尽可能加以纠正，重新测定及绘制新的校准曲线。利用校准曲线的响应值推测样品的浓度值时，其浓度应在所作校准曲线的浓度范围内，不得将校准曲线任意外延。

4. 加标回收试验　加标回收试验是分析测试中常用的实验方法，也是重要的质控手段。在样品检测过程中，同时取 2 份样品，一份加入定量的标准物质进行平行检测。加标回收率（P）是判定分析结果准确度的量化指标。按下式计算：

$$\text{加标回收率}(P)=\frac{\text{加标试样测定值}-\text{试样测定值}}{\text{加标量}}\times 100\%$$

加标回收率通常要求在 90%~110%，回收率越接近 100%表示方法越准确。加标回收试验应掌握的基本原则：

（1）平行原则：样品与加标样同时按同一操作步骤和方法测定，保证实验条件一致。为提高准确度，样品和加标样可分别进行平行测试。

（2）可比原则：加标样中原始样品的取样体积、稀释倍数及测试体积，尽可能与样品测试时一致。

（3）相近原则：加标量应与样品中相应待测物含量相近，一般为试样含量的 0.5~2 倍，加标后的总量不超过测定上限，如含量小于检出下限时，可按检出限量加标。

（4）不变原则：加标物的浓度宜高，加标体积宜小，一般不超过原始试样体积的1%，保持样品的基体不变。

（5）适用原则：容易实施，便于回收率计算。

5. 实验室内质量控制图　实验室内质量控制图是监测常规分析过程中可能出现误差，控制分析数据在一定的精密度范围内，保证常规分析数据质量的有效方法。质量控制图的基本理论由Shewhart建立，并于20世纪30年代初发表了专著。控制图的基本建设认为每个分析方法过程都存在着随机误差和系统误差。收集某一指标的标准样多次分析数据，以实验结果为纵坐标，实验次序为横坐标，均值为中心线。以均值的标准差定出警告限（WL）和控制限（CL），其基本形式如图1-1所示。一般认为，如果分析结果位于警告限或控制限之内，说明分析工作处于控制状态，否则就是失去控制。使用控制图时，偶尔有一个测定结果越出警告限（如在20次内仅有1次），仍可认为测定误差正常。频繁的越出警告限，说明分析系统的随机误差变大，有时分析结果虽未越出警告限，但结果连续分布在均值的一侧，由于正常误差应随机分布在均值两侧，这说明分析中存在着系统因素的影响。

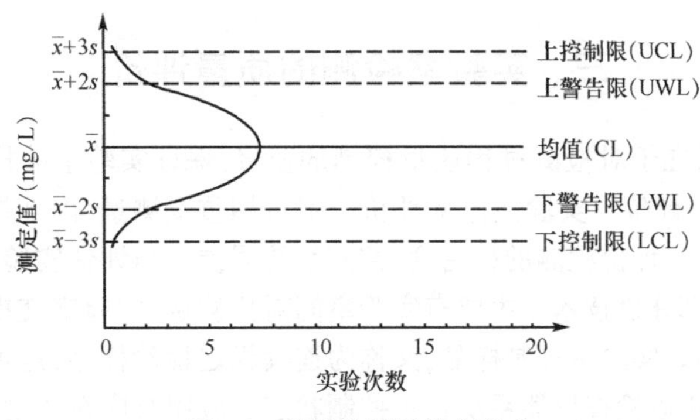

图1-1　质量控制图基本形式

控制图的绘制和使用，需要一个相应的标准溶液或标准样品，它的浓度和稳定性都应经过证实。

精密度控制图有平均值控制图、均数-极差控制图、多样控制图等。以水分析平均值控制图为例。

（1）对质量控制水样的要求如下：①组成应与分析样品相似，通常是模仿样品的基本组成，以纯化学试剂加入纯水中配制而成；②有良好的均匀性和稳定性，质量控制水样一般要调整pH，加保存剂，灭菌，封存，稳定时间一般要求半年以上；③质量控制水样中待测成分的浓度应尽量与分析样品相近，当分析样品的浓度波动不大时，可配制一个中等浓度的控制样品，如果分析样品中浓度变化范围很宽，则可配制高浓度和低浓度两种或两种以上的控制样品。

（2）使用质量控制水样的要求如下：①分析方法应与分析样品的相同；②与分析样品同步（同时）分析；③绘制控制图，至少需累积控制水样20次重复实验数据，但不应同时一次完成，应在短期内间断进行（如每天分析1~2次）。

平均值控制图是一种最简单的控制图，它根据质量控制水样20次以上单次测定值算出均值$\bar{x}$和标准差s，然后作图。在测量样品时，同时测定一个质量控制水样，将此单次测定值画在控制图上，以判断分析过程的稳定性，如图1-2所示。

$$\bar{x} = \frac{\sum xi}{n}$$

$$s = \sqrt{\frac{(x_i - \bar{x})^2}{n-1}}(n \geqslant 20)$$

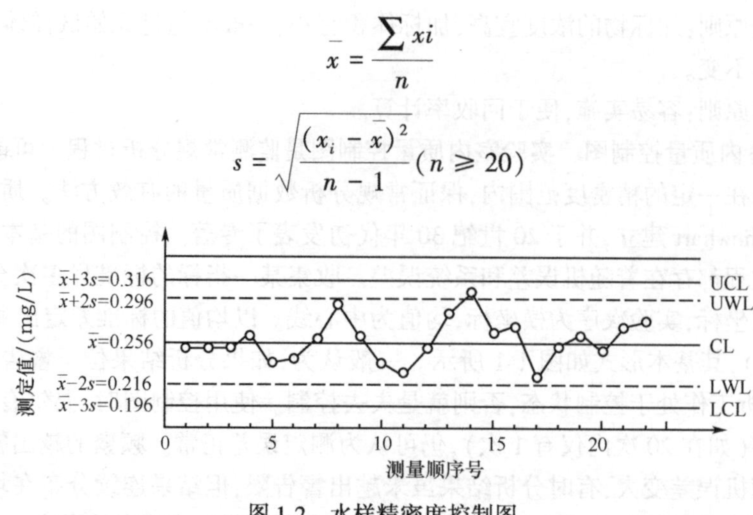

图 1-2　水样精密度控制图

三、实验室检测的质量评价

质量评价的意义在于对检测过程质量控制的监督,保证实验室的检测数据的准确性。包括内部评价和外部评价。实验室内部评价一般可用重复测量、内部控制样品、交换操作者、交换仪器等方法,以评价检测的精密度,控制系统误差。当评估实验室内部系统误差出现困难时,可采用外部评价技术。主要有实验室间对比测试、实验室交换样品测试,分析外部标准品或控制样品。实验室控制样品,又称为连续标定检验样品,是可重复测定的试剂、水或其他空白物质,用以检查仪器系统校正控制状态。应用时应在浓度接近校正范围的中点附近选择实验室控制样品用于仪器分析,尤其怀疑仪器漂移时使用。

(一) 测量误差评价

测量结果与真实值的差值称为测量误差,简称误差。误差越小,其测量结果越准确。但在实际检测过程中,不可避免地存在影响检测结果的因素,因而,测量误差是客观存在的,实验室通过质量控制将误差减少到允许范围内。误差又分为随机误差和系统误差。

1. 随机误差　又称偶然误差,是指测量结果与同一待测量的大量重复测量的平均结果之差。它的特点是大小和方向都不固定,也无法测量或校正。随机误差的性质是:随着测定次数的增加,正负误差可以相互抵偿,误差的平均值将逐渐趋向于零,因此可以通过增加平行测定次数取平均值的方法来减少随机误差。

2. 系统误差　又称做规律误差。它是在一定的测量条件下,对同一个被测值进行多次重复测量时,误差值的大小和符号(正值或负值)保持不变;或者在条件变化时,按一定规律变化的误差。系统误差是分析过程中某些固定原因引起的一类误差,它具有重复性、单向性、可测性。即在相同的条件下,重复测定时会重复出现,使测定结果系统偏高或系统偏低,其数值大小也有一定的规律。例如,测定的结果虽然精密度不错,但由于系统误差的存在,导致测定数据的平均值显著偏离其真值。如果能找出产生误差的原因,并设法测定出其大小,那么系统误差可以通过校对的方法予以减少或者消除,系统误差是定量分析中误差主要来源。

定量分析中根据误差的来源可分为方法误差、仪器误差、试剂误差以及操作误差等。

(1) 方法误差：方法误差是由分析方法本身不完善或选用不当所造成的。如重量分析中的沉淀溶解、共沉淀、沉淀分解等因素造成的误差；容量分析中滴定反应不完全、干扰离子的影响、指示剂不合适、其他副反应的发生等原因造成的误差。

(2) 试剂误差：试剂误差是由试剂不符合要求而造成的误差，如试剂不纯等。试剂误差可以通过更换试剂来克服，也可以通过空白试验测知误差的大小并加以校正。

(3) 仪器误差：仪器误差是由于仪器不够准确造成的误差。例如，天平的灵敏度低，砝码本身重量不准确，滴定管、容量瓶、移液管的刻度不准确等造成的误差。因此，使用仪器前应对仪器进行校正，选用符合要求的仪器；或求出其校正值，并对测定结果进行校正。

(4) 操作误差：由于分析者操作不符合要求造成的误差叫操作误差。例如，检验者对滴定终点颜色改变的判断有误，或未按仪器使用说明正确操作等所引起的误差。

(二) 精密度评价

精密度是指在相同条件下，同一试样的重复测定值之间的符合程度，它是反映随机误差大小的一个量，测定值愈集中，测定精密度愈高；反之，测定值愈分散，测定精密度愈低。精密度常用偏差来表示，包括绝对偏差、相对偏差、平均偏差、相对平均偏差、标准差、相对标准差等。

(三) 准确度评价

准确度是定量测定的必要条件，因此涉及定量测定的检测项目均需要验证准确度，如含量测定、杂质定量试验等。准确度是指测得值与真实值之间相符合的程度。准确度的高低常以误差的大小来衡量，即误差越小，准确度越高，误差越大，准确度越低。在实际工作中，通常用标准物质或标准方法进行对照试验，在无标准物质或标准方法时，常用加入被测定组分的纯物质进行回收试验来估计和确定准确度。在误差较小时，也可通过多次平行测定的平均值作为真值 μ 的估计值。

提高分析结果准确度的方法有：

1. 选择合适的分析方法　根据组分含量及对准确度的要求，在可能的条件下选择最佳的分析方法。

2. 增加平行测定次数　增加平行测定次数可以抵消偶然误差。在一般分析测定中，测定次数为 3~5 次，基本上可以得到比较准确的分析结果。

3. 减小测量误差　分析天平引入±0.0002g的绝对误差，滴定管完成一次滴定会引入±0.02ml的绝对误差。

当被测量的差值大小相近时，常用绝对误差进行比较；当被测量的差值较大时，通常用相对误差才能进行有效比较。但由于偶然误差情况不确定，即数据不一定都集中于真实值附近，可能是分散的。故测量的准确度高不一定代表测量的精密度高。准确度高要求精密度也要高，精密度是保证准确度的先决条件。对于一个理想的分析方法与分析结果，既要求有好的精密度，又要求有好的准确度。

(四) 精确度评价

测量的精确度是指测量数据集中于真实值附近的程度。测量的精确度高，说明测量的平均值接近真实值，且各次测量数据又比较集中，即测量的系统误差和精密度偶然误差都比较小，测量得既准确又精密。因此，测量的精密度是对测量结果的综合评价。精密度、准确度和精确度的关系见图 1-3。

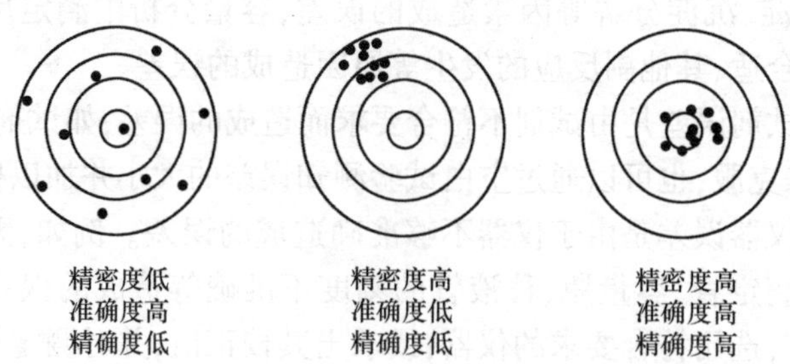

图 1-3　精密度、准确度与精确度示意图

（五）测量不确定度评价

测量不确定度是与测量结果关联的一个参数，用于表征合理赋予被测量值的分散性。它可以用于“不确定度”方式，也可以是一个标准偏差（或其给定的倍数）或给定置信度区间的半宽度。该参量常由很多分量组成，它的表达（GUM）中定义了获得不确定度的不同方法。定义中的“合理”，意指应考虑到各种因素对测量的影响所做的修正，特别是测量应处于统计控制的状态下，即处于随机控制过程中。

测量不确定度从词义上理解，意味着对测量结果可信性、有效性的怀疑程度或不肯定程度，是定量说明测量结果的质量参数。实际上由于测量不完善和人们的认识不足，所得的被测量值具有分散性，即每次测得的结果不是同一值，而是以一定的概率分散在某个区域内的许多个值。虽然客观存在的系统误差是一个不变值，但由于我们不能完全认知或掌握，只能认为它是以某种概率分布存在于某个区域内，而这种概率分布本身也具有分散性。测量不确定度就是说明被测量之值分散性的参数，它不说明测量结果是否接近真值。在实践中，测量不确定度可能来源于以下 10 个方面：

（1）对被测量的定义不完整或不完善。

（2）实现被测量的定义的方法不理想。

（3）取样的代表性不够，即被测量的样本不能代表所定义的被测量。

（4）对测量过程受环境影响的认识不周全，或对环境条件的测量与控制不完善。

（5）对模拟仪器的读数存在人为偏移。

（6）测量仪器的计量性能的局限性。测量仪器的不准或测量仪器的分辨力、鉴别力不够。

（7）赋予计量标准的值和参考物质（标准物质）的值不准。

（8）引用于数据计算的常量和其他参量不准。

（9）测量方法和测量程序的近似性和假定性。

（10）在表面上看来完全相同的条件下，被测量重复观测值的变化。

越来越多的计量学者认识到使用“不确定度”的科学性，因此，在测量领域被广泛应用。测量不确定度已成为检测和校准实验室必不可少的工作之一。

（邵丽军）

第二章　样品的采集、保存和处理

第一节　样品采集、保存与运输的原则

一、目的要求

通过教学使学生了解样品采集、保存与运输的原则。

二、实验内容

样品的采集简称采样,是为了进行检验而从大量物料中抽取的一定量具有代表性的样品。要从一大批被测物品中,采集到能代表整批被测物质的部分样品,必须遵守一定的规则,掌握适当的方法。因此样品采集是分析工作中的重要环节,不合适的或非专业的采样会使可靠正确的测定方法得出错误的结果。

(一) 采样前准备

采样之前,对样品的环境和采样现场进行充分的调查是必要的,需要弄清如下问题:

(1) 采样的地点和现场条件如何?

(2) 样品中的主要组分是什么,含量范围如何?

(3) 采样完成后要做哪些分析测定项目?

(4) 样品中可能会存在的物质组成是什么?

在弄清以上问题的基础上,要进行样品采集前的精心准备,包括:

(1) 采样工具的准备:根据不同的样品和采样目的准备合适的采样工具,包括取样器和盛装样品的容器等,对无菌取样的工具进行无菌准备和包装。

(2) 采样人员的设施准备:工作服、发网、无菌手套或消毒处理过的清洁的鞋靴等。

(3) 贮运工具的准备:如果样品在贮运过程中必须保持冷却,还需准备制冷剂或制冷设备,如干冰、制冷皿、保温箱等。

(二) 样品采集的原则

正确采样必须遵循的原则是:

1. 代表性原则　采集的样品必须具有代表性,即采集的样品能真正反映被采样本的总体水平。影响采样代表性的因素包括采样盘、采样部位、采样时间、采样的随机性和均匀性等。

2. 一致性原则　采样方法必须与分析目的保持一致,以确保能采集到想要的样本。

3. 不污染性原则　采样及样品制备过程中设法保持原有的理化指标,要防止和避免待测组分的沾污,避免待测组分发生化学变化或丢失。同时采样中避免造成采样人员感染和环境的污染,为此应加强采样人员的个人防护,加强污染废弃物的适当处理。

4. 适时性原则　因为不少被检物质总是随时间发生变化的,为了保证得到正确结论应尽快检测,样品的处理过程尽可能简单易行。

5. 无菌性原则　对于需要进行微生物项目检测的样品,采样必须符合无菌操作的要求,并注意样品的冷藏运输与保存。

6. 程序性原则　采样应按规定的程序进行,应有完整手续,对样品进行详细的标记,应表明样品名称、采样、编号、采样时间、采样量、采样者、检测项目等。

(三) 样品保存的原则

1. 检测病原体样品的保存　原则是尽量保护待检微生物和注意生物安全。保护待检微生物可以从温度、湿度、营养、pH 和抑制杂菌等方面考虑,可通过温度调节、加入保护剂和去除其他不利于待测微生物生存的因素来实现。一般低温可增加微生物的存活和抑制杂菌的过度生长,但某些微生物样品,应放置在适宜的温度条件下运送。有的样品要使用运送培养基。分离培养细菌或病毒的标本,若在 48h 内检测,保存于 4℃;若在 48h 后检测,保存于-70℃,但原则是尽快检测。

2. 化学因子或毒物样品的保存　各类样本要分别盛装于容器中,包装固定,及时冷藏保存。多数毒物检验样本对保存的条件不是特别严格,需要特殊条件保存的样本要在标签上和清单中标明,同时将保存条件要求告知具体承办人员,并注意防止外泄。

(四) 样品运输的原则

1. 含病原体样品的运输　原则是尽量保护待检微生物和注意生物安全。必须遵循世界卫生组织对传染性物质和诊断性标本的安全运送指南。标准的包装方法和材料应能确保即使在运送中包装意外受损时也能保护人员的安全及标本的完整。运输标本的外包装必须有明确的标签,标明寄送人和接收人的详细联系方式、包装日期和运输日期等。附带的文件包含标本的详细资料(材料的种类、性质、数量、采样日期),相应的生物危害标签及所需的保存温度。

2. 化学因子或毒物样品的运输　用密封性良好材料进行包装,送检的样本要根据对温度、湿度的要求分类处理。大多数样本都可以常温下运送,对需要特殊条件运送的样本要专门标出,需要冷藏的可以根据冷藏温度和运送所需时间决定用冷藏箱、车载冷柜等方式。运送毒性高的环境样本,除在保障运送途中完整外,要严防泄漏,污染环境,并应严格按照化学品管理的有关规定及时到公安部门备案。为防止在运输过程中的意外情况,要制订应急预案,对剧毒化学品要专人押运。

(五) 样品检测结果的判读原则

样品检测结果与流行病学调查结果,以及临床表现相符时,得出调查结论或进行卫生质量评价并不难。但在很多情况下,检验结果可能不支持调查结果,因此需要调查人员综合分析,查找原因,对检测结果进行正确的判读,最后得出比较可靠的推论。对检测结果进行正确判读应注意如下几点:

(1) 流行病学调查资料的可靠性。

(2) 样品采集时间是否恰当,样品量是否足够用于检测,样品保存和运送条件是否恰当。

(3) 检验方法的灵敏度和特异性如何?应详细了解检测过程和结果,尽量得到原始数据或图谱,对有结论性质的报告,分析其合理性和可靠性。

（张利平）

第二节　空气样品的采集与处理

一、目的要求

掌握常见的大气污染物的采样方法,采样设备的正确操作使用。熟悉大气采样时的注意事项,能根据所测项目正确选择采样方法。了解空气采样质量保证的重要性,不同采样方法的原理、优缺点和适宜范围。

二、实验内容

（一）大气中有害物质的存在状态

1. 气态和蒸汽态　以分子形式分散在大气中的有害物质称气态或蒸汽态物质。常温下呈气态的有 CO、SO_2、SO_3、NO_x、Cl_2、H_2S、HF、NH_3、PAN、醛、酮等;常温下汞、苯呈液态;碘是固体,易挥发、蒸发到大气中。这类物质的特点如下:

(1) 以单分子存在,与空气分子随意混合,随大气的流动而流动。

(2) 在大气中的扩散状况,取决于相对密度,相对密度小的向上飘浮;反之则向下沉降。

2. 气溶胶　有害物质以固体微粒或液体微滴分散于空气中的分散系称气溶胶。气溶胶粒径多在 0.01~100μm。根据所含成分不同可分为雾、烟、尘。尘是固态物质机械粉碎或爆破时产生的微粒,能长期悬浮于空气中,根据颗粒物在重力作用下的沉降特性分为两大类。

(1) 降尘:粒径大于 10μm 的颗粒,如水泥粉尘、金属粉尘等,一般颗粒大,相对密度也大,在重力作用下,易沉降,危害性相对较小。

(2) 飘尘:粒径小于 10μm 的粒子,可长期飘浮在大气中,易随呼吸进入人体,危害健康,因此也称可吸入颗粒物(inhalable partide,IP 或 PM_{10}),通常所说的烟、雾、灰尘均是用来描述飘尘存在形式的。

（二）大气中有害物质浓度的表示方法

1. 重量浓度法　最常用的方法,适用于各种状态的物质,通常表示为 mg/m^3 或 $\mu g/m^3$。

2. 体积浓度法　用 ml/m^3(或 ppm)表示,该法只适用于气态和蒸汽态的物质。当有害物质为气态或蒸汽态时,重量浓度和体积浓度可以互相换算。

3. 颗粒物　一般用 mg/m^3、颗粒数/m^3等表示量值的大小。

（三）采样方法

采集大气中污染物样品或受污染空气样品的过程称为大气采样。大气样品的采集方法一般分两大类:直接采样法和浓缩采样法。直接采样法适用于大气中被测物质浓度较高或者所用的检测手段非常灵敏的情况,此时直接采取少量气体就可以满足分析测试的要求。用直接法采样测得的样品结果能够反映大气污染物瞬时浓度或者短时间内的平均浓度。而浓缩采样法多用于大气中污染物的浓度较低，直接取样不能满足分析测试要求，需要将大气中的污染物进行浓缩，才能满足监测方法的要求。因为浓缩采样所需时间较长，所得分析结果一般能反映大气污染物在浓缩采样时间内的平均浓度。根据检测污染物的种类和性质、浓度高低以及检测方法的要求，正确选择符合要求的、科学的、可靠的、高效率的采样方法进行大气样品的采集。

1. 直接采样法　适用于大气中被测组分浓度较高，或检测方法灵敏度高，只需用仪器直接采集少量样品就可进行分析的样品采集。此方法测得的结果为瞬时浓度或短时间内的平均浓度。

常用的容器包括注射器、塑料袋、采气管、真空瓶等。

(1) 注射器采样：通常用 100ml 注射器采集有机蒸汽样品。采样时，先用现场气体抽吸 2~3 次，而后抽取 100ml 空气，密封进气口后，带回实验室分析。样品存放时间不宜长，一般当天分析。用气相色谱分析法多采用此法取样。

注意：取样后，应将注射器进气口朝下，垂直放置，以使注射器内压略大于外压。

(2) 塑料袋采样：用塑料袋直接取现场气样，取样量以塑料袋略呈正压为宜。应选择不吸附、不渗漏，也不与空中污染组分发生化学反应的塑料袋。

注意：采样时，先用二联球打进现场气体冲洗 2~3 次，再充满样气，封闭进气口。

(3) 采气管采样：采气管是两端具有旋塞的管式玻璃容器，容积为 100~500ml。采样时，打开两端旋塞，将二联球或抽气泵接在管的一端，迅速抽进比采气管容积大 6~10 倍的欲采气体，使采气管中原有气体被完全置换出，关上旋塞，采气管体积即为采气体积。

(4) 真空瓶采样：真空瓶是一种具有前塞的耐压玻璃瓶，容积一般为 500~1000ml。采样前，先用抽真空装置把采气瓶内气体抽走，使瓶内真空度达到 1.33kPa，之后在测定地点，打开旋塞即可采样，采完立即关闭旋塞，则采样体积即为其空瓶体积(图 2-1)。

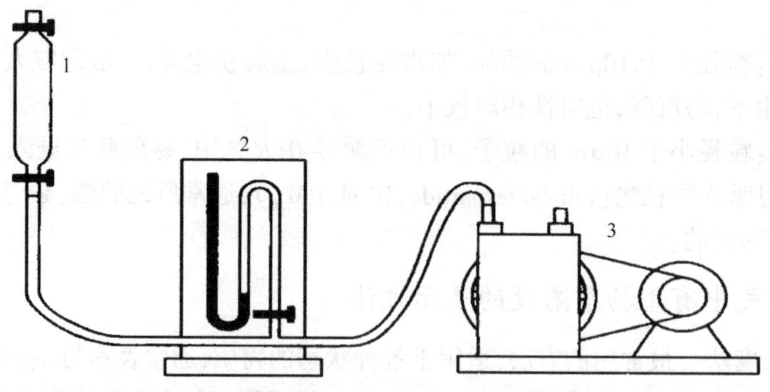

图 2-1　真空采气瓶的抽真空装置

1. 真空采气瓶；2. 闭管压力计；3. 真空泵

2. 浓缩采样法　浓缩采样法又叫做富集采样法，是使大量气体通过吸收液或固体吸收剂得到浓缩或阻留，以便于分析测定。该方法适用于大气中污染物质浓度较低的情况或没有很灵敏的检测手段的空气污染物采样。采样时间较长，测得结果可代表采样时段的平均浓度，能反映大气污染的真实情况。

具体采样方法有溶液吸收法、固体阻留法、液体冷凝法、自然积集法等。

（1）溶液吸收法：该方法适用于采集大气中气态、蒸汽态及某些气溶胶态污染物质。

采样时，用抽气装置将欲测空气以一定流量抽入装有吸收液的吸收管（瓶），空气通过吸收液时，形成气、液界面，有害物分子溶解或经化学反应很快进入吸收液中，位于气泡中间的气体分子，能迅速运动、扩散到气液界面上而被吸收。使被测物质的分子阻留在吸收液中，以达到浓缩的目的。采样结束后，倒出吸收液进行测定，根据测得的结果及采样体积计算大气中污染物的浓度。吸收效率主要决定于吸收速度和样气与吸收液的接触面积。因此，根据所检测的空污染物种类不同，正确选择吸收液非常重要。对吸收液的要求：①吸收液与被采集的物质发生不可逆化学反应，且要速度快，对其溶解度大。②污染物质被吸收液吸收后，要有足够的稳定时间，满足分析测定所需时间的要求。③污染物质被吸收后，便于下一步分析测定，最好能直接测定。④应选择毒性小、价格低、易于购买、并尽可能回收利用的吸收液。

根据吸收原理不同，常用的空气采样吸收管包括以下几种：

1）气泡式吸收管：气泡吸收管有大型和小型气泡吸收管两种（图 2-2）。大型气泡吸收管可盛有 5～10ml 吸收液，进气管插至吸收管底部，气体在穿过吸收液时，形成气泡，增大了气体与吸收液的界面接触面积，有利于气体中污染物质吸收。适用于采集气态和蒸汽态物质，不宜采气溶胶态物质。

2）冲击式吸收管：适宜采集气溶胶态物质和易溶解的气体样品，而不适用于气态和蒸汽态物质的采集。因为该吸收管的进气管喷嘴孔径小，距瓶底又很近，当被采气样快速从喷嘴喷出冲向管底时，气溶胶颗粒因惯性作用冲击到管底被分散，从而易被吸收液吸收。

3）多孔筛板吸收管（瓶）：气体经过多孔筛板吸收管（图 2-3）的多孔筛板后，能分散成很小的气泡，同时气体被弯曲的孔道所阻留的时间延长，大大地增加了气体与吸收液的接触面积，从而提高了吸收效果。各种多孔筛板的孔径大小不一，要根据阻力要求进行选择。多孔筛板吸收管（瓶）不仅适用于采集气态和蒸气态物质，也适用于采集气溶胶态物质。

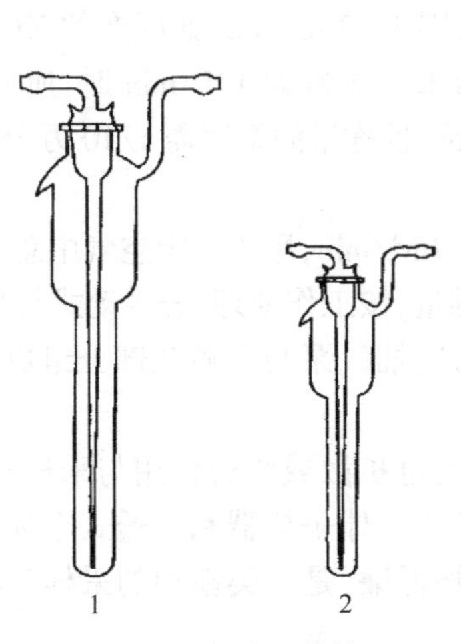

图 2-2　气泡吸收管

1. 大型气泡吸收管；2. 小型气泡吸收管

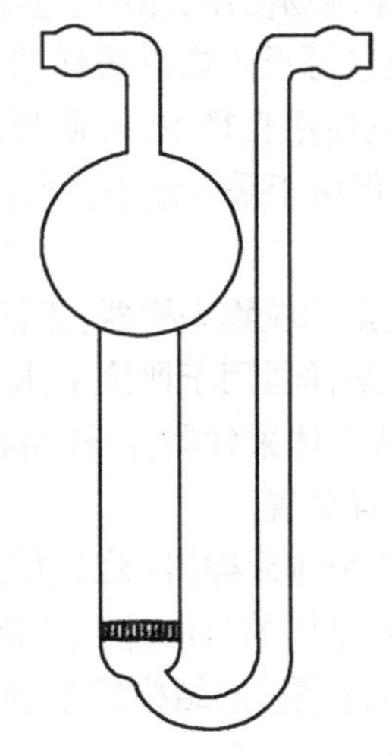

图 2-3　U 形多孔筛板吸收管

（2）固体吸附剂法：常用于气体和尘粒共存时采样。

空气通过装有固体吸附剂的采样管时，被测组分被固体吸附剂吸附而浓缩，送实验室后经解吸作用后分析测定。

常用吸附剂有颗粒状吸附剂和纤维状吸附剂。它们是由颗粒状或纤维状载体上涂某种化学试剂而制成的。该法的主要特点是有较好的采样效率,且稳定时间较长,可长时间采样。

(3) 滤纸和滤膜阻留法:适用于采集颗粒物或气溶胶。

滤纸和滤膜阻留法原理:将过滤材料(滤纸、滤膜等)放在采样夹上,用抽气装置抽气,则空气中的颗粒物被阻留在过滤材料上,称量过滤材料上富集的颗粒物质量,根据采样体积,即可计算出空气中颗粒物的浓度。

常用滤料包括:纤维状滤料,如定量滤纸、玻璃纤维滤膜(纸)、氯乙烯滤膜等;筛孔状滤料,如微孔滤膜、核孔滤膜、银薄膜等。

优点:效果好、采样量大、组分稳定。

(4) 其他大气采集的方法

1) 自然积集法:利用物质的自然重力、空气动力和浓度差扩散作用采集大气中的被测物质,如自然降尘量、氟化物等大气样品的采集。

2) 低温冷凝法:原理是借制冷剂的制冷作用使空气中某些低沸点气态物质被冷凝成液态物质,以达到浓缩的目的。适用于大气中某些沸点较低的气态污染物质,如烯烃类等。

常用制冷剂包括冰、干冰、冰-食盐、液氮-甲醇、干冰-二氯乙烯、干冰-乙醇等。

优点:不需动力设备,简单易行,且采样时间长,测定结果能较好反映大气污染情况。

(四) 采样仪器

大气采样设备通常由样本收集器和动力装置所组成。

1. 收集器　根据被测组分在空气中的存在状态,选择合适的收集器。

2. 采样器　几种常用的采样器:

(1) 小流量气体采样器:常用的小流量气体采样器的流量范围为 0.1~3L/min,其体积小,便于携带至现场使用,能用于多种气态或气溶胶空气污染物采样。

(2) 小流量可吸入颗粒采样器:采气流量范围 1~30L/min,如国产的 KC-8310 可吸入颗粒采样器,它使用直径 10cm 圆形玻纤滤纸,当采气流量为 13L/min 时,所采集的颗粒物直径≤10μm,但由于采气量小,所需采样时间较长,且称量滤纸时需 1/10 万分析天平,故难于推广应用。

(3) 大流量颗粒物采样器:流量范围 1.1~1.7m^3/min,用于测定空气中总悬浮颗粒物。

(4) 个体采样器用于评价个体对污染物接触量,按工作原理,分主动式与被动式两类。

1) 主动式个体采样器:由样品收集器、流量计、抽气泵与电源几部分组成,是一种随身携带的微型采样装置。

2) 被动式个体采样器:无动力装置,污染物通过扩散或渗透作用与采样器中的吸收介质反应,以达到采样的目的,按作用原理分为扩散式个体采样器和渗透式个体采样器,这些采样器体积小、重量轻、结构简单、使用方便、价格低廉,是一类新型的采样工具,适用于气态污染物采样。

3. 现场监测仪　这类仪器可直接用于对现场某种被测组分直接测定。例如:CO 监测仪,可吸入颗粒物计数仪等,这类快捷的监测方法是未来的发展方向。

(五) 采样要求

1. 采样点现场的要求　采样点设在空旷地点;气体采样器放置高度为 1.5m 左右,即呼吸带高度；颗粒物采样器放置高度为3~5m，避免地面扬尘。

2. 采集的样品在时间空间上都具有代表性。

3. 采样速度能保证最佳吸收效率，且采样量应能满足分析方法的需要。

4. 记录现场采样条件包括采样点及其周围环境；采样器类型及编号；采气流量；采样持续时间；采样者；采样日期；现场气候条件，包括晴天、雨天、气温、气压、气湿等。

（六）室内空气采样

1. 采样点　采样点的数量根据监测对象的面积大小来定，公共场所可按100m^{2}设2~3个点；居室面积小于10m^{2}的设1个点，10~25m^{2}设2个点，25~50m^{2}设3~4个点。两点之间相距5m左右，采样点离墙不得少于1m，除特殊目的外，一般采样分布均匀，离开门窗一定距离，高度1.5m，同时应在室外设置一个对照点。

2. 采样时间

（1）长期累积浓度的监测：这种监测多用于对人体健康影响的研究。一般采样需24小时以上，甚至连续几天进行累积性的采样，以得出一定时间内的平均浓度。

（2）短期浓度的监测：为了解瞬时或短时间内室内污染浓度的变化，可采用短时间的采样方法，采样时间为几分钟至1小时。可反映瞬时浓度的变化及每日各时点的变化，主要用于公共场所及室内污染的研究。该法对仪器及测定方法的灵敏度要求较高。

（3）监测持续时间安排：为反映一个地区室内污染水平，一般应选择采暖期门窗关闭的情况下与非采暖期门窗开放的情况下进行监测。每次监测时间不应少于7天(包括一个星期天)。如用短期采样方法，其采样频率一般每天不少于8次，每次不少于半小时，也可根据室内污染的规律和特点，安排采样时间。

（七）空气采样体积的测量

1. 直接采样法　直接用塑料袋、注射器、真空瓶等采样时，只需校准这些器具的容积，就可知道准确的采样体积。

2. 有动力采样法　采样前事先对采样器的气体流量计进行校准。在现场，当采样流量稳定时，用流量乘以采样时间可得到空气采样体积。

3. 标准状态下的采样体积换算　由于空气的体积随温度、气压等气象因素的变化而变化。因此，空气的体积需换算成标准状况下的空气体积。其目的是为了便于资料的可比性。

（张利平）

第三节　水样的采集、保存与处理

一、目的要求

（1）掌握水样的采集方法和不同检测项目的水样的采集和保存条件。

（2）熟悉采样前应该做的准备工作。

（3）了解如何采样才能使样品更具代表性。

二、实验内容

(一) 水样采集

水样来源主要是河水、湖水、地下水(井水)、自来水、生活污水和工业污水等。水样采集的目的是为了分析水样的物理特征和化学组成的浓度水平,以显示水体的质量,从而确定其对某种用途的适宜性,同时,便于有关部门对水质进行评价、控制,以及对污染源进行鉴别、管理及采取有效处理措施。因此,水样采集是水质分析工作的第一步骤。采取有代表性的水样是保证水质检测结果科学性、准确性、代表性和可重复性的前提,对被监测水体(如海域、河流、湖泊、水库及工业废水、生活污水等)的采样断面、位置、采样时间及样品数等需周密的调查和设计,使水样能真正反映水体的实际情况。

1. 采样前的准备工作　准备盛水器皿、采样器、交通工具(船只)、采样人员等。

2. 对采样器具和盛水器皿的卫生要求

(1) 对容器的要求:要求容器的材料化学性质稳定;不吸附欲测组分;易清洗并可反复使用;其大小和形状适宜。

(2) 选择盛水样器皿的原则:当样品中含有大量的油污时,使用玻璃瓶为宜;如果测定水中微量金属离子的含量,用聚乙烯瓶为宜,因玻璃器皿对金属离子的吸附力大。

(3) 容器清洗原则:在采样前,容器应仔细用洗涤剂或酸洗液清洗,聚乙烯瓶可浸入2%的硝酸溶液中浸泡24小时,然后用去离子水多次冲洗备用。根据待测项目的要求采用不同的清洗方法。

注意:测定硫酸盐及铬时,不能用铬酸钾-硫酸洗液。测定磷酸盐时,不能用含磷的洗涤剂来清洗玻璃容器。测定油和脂类的容器不能用肥皂洗涤。细菌检验时,容器清洗后还要做灭菌处理。

3. 采样点布设

(1) 河流:在每个采样断面上,可根据分析测定的目的、水面宽度和水流情况,沿河宽和河深方向布设一个或若干个采样点。一般采样点设在水下 0.2~0.5m 处。还可根据需要,在平面采样点的垂线上分别采集表面水样(水面下约 0.5~1m)、深水水样(距底质以上 0.5~1m)和中层水样(表层和深层采样点之间的中心位置处)3 个点。

(2) 地下水:布点通常与抽水点相一致。如做污染调查时,应尽量利用现有的钻孔进行布点,特殊需要时另行布点。

(3) 废水:工业废水采样应在总排放口车间或工段的排放口布点。生活污水采样点应在排出口,如考虑废水或污水处理设备的处理效果,应在进水和出水口处布点。

(4) 湖泊、水库:可划分若干方块,在每个方块内布设采样点。

(5) 给水管网:采样布点应在出厂口、用户水龙头或污染物有可能进入管网地方布点。

4. 采样器　采样器有手工采样瓶和自动采样器,手工采样是将水样瓶用物体固定,塞住瓶口,待瓶沉降到采样深度时拉开瓶塞,让水样进入。自动采样是用自动采样器在一定间隔时间中或连续采集样品。要求采样器具的材质化学性质稳定、容易清洗、瓶口易密封。采样器可用无色具塞硬质玻璃瓶、具塞聚乙烯瓶或水桶。采集深水水样时,要用专门的采样器。

5. 采样方法

(1) 采集水样前,应先用水样冲洗取样瓶及塞子 2~3 次,然后采集约 2000ml 水即可满足分析需要。

(2) 采集自来水或具有抽水设备中的水样时,应先放水几分钟,使存留在管中的杂质及陈旧水排出。自来水龙头要用酒精灯或用 75% 乙醇溶液擦拭消毒,而后再放水后才能进行取样,取样时不需要用原水样清洗 3 次。

(3) 如果采集江、河、湖等地面水,可将采样器浸入水面下 15~20cm,然后拉开瓶塞采集水样。在河水流动缓慢的情况下,采用上述方法时,最好在采样器下边系上适宜重量的坠子,当水深流急时,要系上相应重的铅鱼,保证采样深度的准确性。

(4) 如果采集泉水或井水等地下水水样,要抽吸后进行,以保证水样能代表地下水源的污染状况。

6. 水样采集的类型

(1) 瞬时水样:指在某一时间和地点从水体中随机采集的分散水样。已知水体组成在较长时间与较大范围内是稳定的,可采取瞬时样品。

(2) 混合水样:指在同一采样点于不同时间所采集的瞬时水样混合后得到的样品。混合水样能节省分析监测的工作量和试剂的消耗,对观察平均浓度很有用,但混合水样不适用于测试成分及储存过程中发生明显变化的水样。

(3) 综合水样:是把从同一水域不同采样点同时采集的各个瞬时水样混合起来所得到的样品。根据一定的目的,分析同时取自不同采样点的混合样品。

7. 采集水样时现场测定项目及水文参数的测量　测定项目一般包括水温、pH、溶解氧、电导率、氧化还原电位等,水文测量的内容包括水位、流速、流量等。

8. 注意事项

(1) 做好采集记录。采样前印制好详细的记录表。采样的同时,要认真填写采样记录表。内容包括:水体(河流、湖泊、水库)名称,断面名称,采样点,编号,采样时间,天气,气温,水位,流速,现场监测项目,采样人姓名,采样日期等。

(2) 采集的每个样品,均应在现场立即用石蜡封好瓶口,并贴上标签。标签上应注明样品编号、采样日期、水源种类、深度、浊度、水温、气温,如加保护剂,则应注明加入的保护剂的名称及用量和测定要求等。

(3) 按水样存储时间的要求,采样时要加入相应的保存剂。

(4) 在较浅的小河和靠近岸边的水样采集时,要注意避免搅动沉积物而使水样受污染。此时采样应从下游向上游方向采样。

(5) 采集表层水样时,应注意不能混入漂浮于水面上的物质。

(二) 水样的运输与保存

1. 水样的运输　采集后的水样应尽快分析检验,防止水中所测物质由于发生物理、化学和生物学的变化而影响分析结果的准确性。可以用汽车、轮船或直升机运输。

注意:①样品应密封,必要时用封口胶、石蜡等封口。②避免碰撞而损失或污染水样,因此最好将样品瓶装箱用泡沫塑料或纸条挤紧固定。③需冷藏的水样,应配备专门的隔热容器,放入制冷剂,将所采样品瓶置于容器中。④冬季水样应注意保温,以防样品瓶冻裂。

2. 水样的保存要求　按照科学的正确方法采集了所需的水样后,要使各种干扰因素的影响降低到最低程度,减少水样组分的变化。使水样具有代表性,应该缩短从采样到分析的间隔时间,及时分析,如果做不到现场分析,除尽量缩短水样的运送时间外,需采取水样的保存。一般情况下余氯和 pH 要求现场测定,供理化分析的水样根据水体污染的严重程度和分析检验项目的不同而保存的时间和保存方法不同。

3. 水样保存的原则性要求

(1) 保存水样容器的卫生要求:选择性能稳定,不易吸附待测组分,杂质含量低的材料制成的容器,如聚乙烯的容器,也可用石英或聚四氟乙烯制成的容器。

(2) 水样保存时间的要求:水样保存时间是指最长储放时间,一般污水的存放时间越短越好。清洁的水样不超过 72h;轻污染的水样不超过 48h;严重污染的水样不超过 12h。

(3) 水样保存方法:①选择适当材料的容器。②根据所测控制溶液的 pH。③加入化学试剂抑制氧化还原反应和生化作用。③冷藏或冷冻,以降低细菌活性和化学反应速度。

(4) 容器材质的选择原则:①容器不能是污染源,例如测定硅及硼时就不能用硼硅玻璃瓶。②容器壁不应吸收或吸附某些待测组分,例如测定有机物时,不能用聚乙烯瓶,测定微量金属离子的含量不能用玻璃瓶。③测定对光敏感的组分时,则水样应储于棕色试剂瓶中,避光保存。

(三) 水样的预处理

1. 过滤　水样浑浊会影响分析结果,用适当孔径的滤器可以有效地除去藻类和细菌,过滤后的样品稳定性更好,一般来说,可以用澄清、离心、过滤等措施分离悬浮物。以 0.45μm 的滤膜区分可过滤态与不可过滤态物质。

2. 浓缩　若水样中被测分析组分含量低,可通过蒸发、萃取或离子交换等措施浓缩后再分析。

3. 蒸馏　在测定水中的银化物、氟化物、酚类化合物时,在适当的条件下可通过蒸馏将它们蒸出后再测定,共存干扰物质残留在蒸馏液中,从而消除干扰。

4. 消解

(1) 酸性消解:水样中同时存在无机结合态和有机结合态的金属时使用,经过强烈的化学作用,使金属离子释放出来再进行测定。

(2) 干式消解:进行金属离子或无机离子测定时,通过高温灼烧去除有机物,将灼烧后的残渣用硝酸或盐酸溶解,滤于容量瓶中再进行测定。

(3) 改变价态消解:测定水样中的总汞时,要加强酸,加热条件下用高锰酸钾和过硫酸钾将水样进行改变价态消解,使汞转化为二价汞后,再进行测定。

(张利平　李金坤)

第四节　土壤样品的采集与处理

一、目 的 要 求

(1) 掌握土壤样品的采集技术。

(2) 掌握土壤样品的处理方法。

二、实 验 内 容

（一）土壤污染

土壤是指地球陆地地表能生长绿色植物的疏松层，能为植物提供水、空气和养分。土壤是植物生长的基地，是动物、人类赖以生存的物质基础，土壤质量的优劣直接影响人类的生产、生活和发展。

土壤污染的来源：

（1）化肥、农药污染：由于大量使用化肥、农药，许多有害物质进入土壤并累积起来。

（2）污水灌溉：污水灌溉有很多好处，可充分利用污水的营养成分。但污水灌溉也使一些有害元素进入土壤，并在土壤和作物中累积，危害人体。

（3）大气和水体污染物经迁移、转化进入土壤，而造成土壤污染。

（4）工业废渣、生活垃圾和污泥堆积，经雨水浸泡后污染物进入土壤。

1）土壤污染物：无机污染物、有机污染物、有害微生物。

2）土壤背景值：土壤背景值又称土壤本底值，是指在未受或少受人类活动影响下，尚未或轻微受破坏的土壤中元素的含量。

（二）土壤样品的采集

土壤样品的采集与处理，是土壤分析工作的一个重要环节，直接关系到分析结果的正确与否。因此必须按正确的方法采集和处理土样，以便获得符合实际的分析结果。

1. 采样点的布设　分析某一土壤或土层，只能抽取其中有代表性的少部分土壤，这就是土壤样品。采样的基本要求是使土壤样品具有代表性，即能代表所研究的土壤总体。为使样品具有代表性，在采样布点前，首先要对监测地点的自然条件、农业生产情况土壤性状、污染历史等进行调查研究，并在此基础上选择代表一定面积的地区或地块布置一定数量的采样点。受污水灌溉影响的区域，应考虑水流途径和距离，同时选择对照地区布置采样点。

根据不同的研究目的，可有不同的采样方法。土壤样品的采集方法主要有：对角线法、梅花形法、棋盘式法、蛇形法。

（1）对角线法：适用于面积小、地势平坦的污水灌溉或受污染河水灌溉的田块。

（2）梅花形法：适用于面积较小、地势平坦、土壤较均匀的田块。

（3）棋盘式法：适用于中等面积、地势平坦、地面完整、但土壤较不均匀的田块，该法也适用于受固体废物污染的土壤。

（4）蛇形法：适用于面积较大、地势不平坦、土壤不够均匀、采样点较多的田块。

2. 采样工具　常用的采样工具包括：土钻、采样筒、小型铁铲等。

3. 采样深度　采样深度应视监测目的而定。了解土壤污染情况，则采样深度取20cm耕作层土壤，20~40cm耕作层以下的土壤；如需了解土壤污染的深度，则应按土壤剖面依层次取样。

4. 采样量　可单点取样测定，也可多点取样混合后测定。每个采样点取样1kg，多点混合样可用四分法缩分，保留1kg样品。四分法的方法是：将采集的土样弄碎，除去石砾和根、叶、虫体，并充分混匀铺成正方形，画对角线分成四份，淘汰对角两份，再把留下的部分合在一起，即为平均土样，如果所得土样仍嫌太多，可再用四分法处理，直到留下的土样达到所需数量(1kg)，将保留的平均土样装入洁净的玻璃瓶或聚乙烯瓶中，并附上标签。

5. 记录现场采样条件　记录现场采样条件包括采样点及其周围环境；采样器类型及编号；采样量；采样持续时间；采样者；采样日期；现场气候条件，包括晴天、雨天、气温、气压、气湿等。

（三）土壤样品的制备与保存

1. 样品制备

（1）风干：室温下自然风干，并剔除杂物，避免阳光直射。

（2）碾碎：机械或人工方法把全部样品逐级破碎。

（3）过筛：全部通过 2mm 筛孔，不可随意丢弃难于破碎的粗粒。

（4）缩分：四分法反复缩分，弃去多余样品。

（5）制样：用玛瑙研钵研细，全部通过 0.15mm 筛孔，混匀。

2. 样品保存　样品装于洁净的玻璃瓶或聚乙烯瓶中，并贴好标签，写明编号、采样地块名称、采样日期、采样人等有关事项，在常温、阴凉、干燥、避光、密封条件下保存。

（张利平）

第五节　食品样品的采集、保存与处理

一、目的要求

了解食品样品的采集对实验分析数据的影响。熟悉食品样品的采样原则、采样数量和采用方法、食品检测样品采集的四分法。熟悉食品样品的制备方法，掌握食品样品的保存方法。

二、实验内容

（一）食品样品采集

对于食品理化检验，通常是从一批食品中抽取其中的一部分来进行检验，将检验结果作为这一批食品的检验结论。被检验的“一批食品”，称为总体；从总体中抽取的一部分，作为总体的代表，称为样品。食品采样是指从较大批量食品中抽取能较好地代表其总体样品的方法。食品具有较大的不均匀性，同一种食品，由于成熟度、加工及保存条件、受外界环境的影响不同，食品成分及其含量会有较大的差异，甚至同一分析对象，不同部位的成分和含量亦会有差异。食品又具有较大的易变性，食品本身是来自动植物组织，是活细胞，具有酶的活动；食品又是微生物的天然培养基。样品的采集和保存的正确与否是食品检验结果准确与否的关键之一。

1. 食品样品的采样目的　食品采样的主要目的是鉴定食品的营养价值和卫生质量，包括食品中营养成分的种类、含量和营养价值；食品及其原料、添加剂、设备、容器、包装材料中是否存在有毒有害物质及其种类、性质、来源、含量、危害等。食品卫生监督部门或食品企业自身为了解和判断食品的营养与卫生质量,或查明食品在生产过程中的卫生状况,可使用采样检验的方法。根据抽样检验结果,结合感官检查,可对食品营养价值和卫生质量作出评价,或协助企业找出某些生产环节中存在的主要卫生问题。

2. 食品样品的采集原则

(1) 代表性:在大多数情况下,待鉴定食品不可能全部进行检测,而只能抽取其中的一部分作为样品,通过对样品的检测来推断该食品总体的营养价值或卫生质量。采集的样本能够正反映被采样的总体水平。

(2) 真实性:采样过程中要防止作假或伪造食品。所有采样用具都应清洁,干燥,无异味,无污染食品的可能。

(3) 准确性:性质不同的样品必须分开包装,并应视为来自不同的总体;采样方法应符合要求,采样数量应满足检验及留样的需要;可根据感官性状进行分类或分档采样;采样记录务必清楚地填写在采样单上,并紧附于样品。

(4) 及时性:采样应及时,并应及时送检。因为不少被检物质总是随时间发生变化的,为了保证得到正确结论就必须很快送检。尤其是检测样品中水分、微生物等易受环境影响的指标。

3. 食品样品采样工具和容器

(1) 一般常用工具:钳子、螺丝刀、小刀、剪刀、镊子、电筒、蜡笔、圆珠笔、胶布、记录本、照相机等。

(2) 专用工具:长柄勺、玻璃或金属采样器、金属探管和金属探子、采样铲、小斧、凿子、搅拌器等。

(3) 盛装样品的容器

1) 盛装样品的容器应密封,内壁光滑、清洁、干燥,不含有待鉴定物质及干扰物质。容器及其盖、塞应不影响样品的气味、风味、pH 及食物成分。

2) 盛装液体或半液体样品常用防水防油材料制成的带塞玻璃瓶、广口瓶、塑料瓶等;盛装固体或半固体样品可用广口玻璃瓶、不锈钢或铝制盒或盅、搪瓷盅、塑料袋等。

3) 采集粮食等大宗食品时应准备四方搪瓷盘供现场分样用;在现场检查面粉时,可用金属筛筛选,检查有无昆虫或其他机械杂质等。

4. 食品样品的分类

(1) 根据使用目的分类:分为客观样品、选择性样品和制定食品卫生标准的样品。客观样品用于日常监督管理工作。选择性样品指在卫生检查中发现某些食品可疑或可能不合格,或消费者提供情况或投诉时需要查清的可疑食品和食品原料;发现食品可能有污染,或造成食物中毒的可疑食物;为查明食品污染来源,污染程度和污染范围或食物中毒原因;以及食品卫生监督部门或企业检验机构为查清类似问题而采集的样品。制定食品卫生标准的样品的选择较为先进,具有代表性的工艺条件下生产的食品进行采样,可在生产单位或销售单位采集一定数量的样品进行检测。

(2) 根据采样步骤分类:食物样品分为检样、原始样品和平均样品三种。分析对象由大批样品的各个部分采集的少量样品称为检样;许多份被检样品混合在一起称为原始样品;原始样品经过技术处理,再抽取其中的一部分供分析检验的样品称为平均样品。

5. 食品样品的采样步骤和方法

(1) 采样前准备:采样前必须审查待鉴定食品的相关证件。包括商标、运货单、质量检验证明书、兽医卫生检疫证明书或卫生防疫机构的检验报告单等。还应了解该批食品的原料来源、加工方法、运输保藏条件、销售中各环节的卫生状况、生产日期、批号及规格等;明确采样目的,确定采样件数,准备采样用具,制定合理可行的采样方案。

(2) 现场调查:了解并记录待鉴定食品的一般情况,如种类、数量、批号、生产日期、加工方法、储运条件(包括起运日期)、销售卫生情况等。观察该批食品的整体情况,包括感官性状、品质、储藏、包装情况等。进行现场感官检查的样品数量为总量的1%~5%。有包装的食品,应检查包装有无破损、变形、受污染;未经包装的食品要检查食品的外观,有无发霉、变质、虫害、污染等。并应将这些食品按感官性质的不同及污染程度的轻重分别采样。

(3) 采样方法:分为随机性采样和代表性采样。随机性采样是指均衡地、不加选择地从全部批次的各部分,按规定数量采样。采用随机性采样方式时,必须克服主观倾向性。代表性采样是指根据已掌握的情况有针对性地选择。如怀疑某种食物可能是食物中毒的原因食品,或者感官上已初步判定出该食品存在卫生质量问题,而进行有针对性地选择采集样品,现场快速检测采集样品一般选用代表性采样。

1) 散装食品采样方法

A. 液体、半液体采样:采样前先检查样品的感官性状,然后将样品搅拌均匀后采样,采用三层五点法。对流动的液体样品,可定时定量,从输出口取样后混合留取检验所需样品。

B. 固体食品采样方法:采用三层五点法,从各点采出的样品要做感官检查,感官性状基本一致,可以混合成一个样本,如果感官性状明显不同,则不要混合,要分别盛装。

注:三层五点法是指按堆形和面积大小采用分区设点,或按粮堆高度采用分层采样。分区设点,各设中心和四角共五点;区数在两个以上的两区界线上的两个点为共有点。将样品分为上、中、下三层,在各层的四角和中间各取等量样本混合后,再取检验所需样本。

2)大包装食品采样方法

A. 液体、半液体食品采样:采样前摇动或用灭菌棒搅拌液体,尽量使其达到均质。采样前应先将采样用具浸入液体内略加漂洗,然后再取所需要的样品;装入灭菌盛样容器的盆,不应超过其容量的四分之三,以便于检验前将样品摇匀。大包装样本一般用铁桶或塑料桶,容器不透明,很难看清楚容器内物质的实际情况。采样前,应先将容器盖子打开,用灭菌采样管直通容器底部,将液体吸出,置于透明的玻璃容器内,作现场感官检查。检查液体是否均一,有无杂质和异味,然后将这些液体充分搅拌均匀,装入样本容器内。

B. 颗粒或粉末状的固体食品采样方法:分层取样,每份样品应用灭菌采样器由几个不同部位采取,一起放入一个灭菌容器内。

3) 小包装食品采样方法:直接食用的小包装食品,尽可能取原包装,直到检验前不要开封,以防止污染。

4) 其他食品采样方法

A. 肉类:在同质的一批肉中,采用三层五点法;如品质不同,可将肉品分类后再分别取样,也可按分析项目的要求重点采取某一部位。

B. 鱼类:经感官检查质量相同的鱼采用三层五点法;大鱼可只割取其局部作为样品。

C. 烧烤熟肉(猪、鸭):检查表面污染情况,采样方法可用表面涂抹法。大块熟肉采样,可在肉块四周外表均匀选择几个点。如作理化指标检查,可以每只(或一大块肉)为单位,采取有代表性的若干小块500g为一份样本,放入广口玻璃瓶中送检。

5) 冷冻食品采样方法:对大块冷冻食品,应从几个不同部位用灭菌工具采样,在将样品检验前,要始终保持样品处于冷冻状态。样品一旦融化,不可使其再冻,保持冷却即可。采集冷冻食品时,不要使样品过度潮湿,以防食品中有细菌增殖。

6. 食品样品的采样数量　通常食品样品所需的采集量应该根据检测项目、分析方法、待测食品样品的均匀程度等来确定,既要满足检测项目要求,又要满足产品确认及复检的需要量。下面是理化样品的采样数量。总盐较大的食品,可按 0.5%~2% 比例抽样;对于小数量样品食品,则抽样量约为总量的 1/10;对于包装固体样品,按单位包装重量;>250g 的包装,取样件数不少于 3 件;<250g 的包装,不少于 6 件。罐头食品或其他小包装食品,一般取样量取 3 件;肉类则采取一定重量食品作为一个样品;肉、肉制品,100g/份;蛋、蛋制品样品,每份不少于 200g;一般鱼类,都采集完整的个体,大鱼(0.5kg 左右)三条作为一份样本,小鱼(虾)可取混合样本,每份 0.5kg。

7. 食品样品采样的注意事项

(1) 采样工具应该清洁,不应将任何有害物质带入样品中。如要进行微生物检验的食品,应采取无菌操作取样等。

(2) 样品在检测前,不得受到污染,不得发生变化。有些样品,如测定核黄素的样品要避免阳光、紫外灯照射等。

(3) 样品抽取后,应迅速送检测室进行分析。

(4) 在感官性质上差别很大的食品不允许混在一起,要分开包装,并注明其性质。

(5) 盛样容器可根据要求选用硬质玻璃或聚乙烯制品,容器上要贴上标签,并做好标记。

8. 食品样品的采样记录

(1) 现场采样记录:采样记录应采用固定格式采样文本,内容包括:采样目的;被采样单位名称;采样地点;样本名称、样本产地、商标、数量、生产日期、批号或编号、样本状态;被采样的产品数量、包装类型及规格,感官所见(有包装的食品包装有无破损、变形、受污染);无包装的食品外观有无发霉变质、生虫、污染等;采样方式;采样现场环境条件(包括温度、湿度及一般卫生状况);采样机构,采样人;采样日期;被采样单位负责人签名。

(2) 样本签封和编号:采样完毕整理好现场后,将采好的样本分别盛装在容器或牢固的包装内,在容器盖接处或包装上进行签封,明确标记品名、来源、数量、采样地点、采样人、采样日期等内容。如样本品种较少,应在每件样本上进行编号,所编的号应与采样记录上的编号相符。

(二) 食品样品的保存

为了保证食品检验结果的正确性,必须高度重视食品样品的保存。

保存原则:防止污染、防止腐败变质,稳定水分,固定待测成分。

保存方法:做到净、密、冷、快。

1. 净　采集和保存样品的一切工具和容器必须清洁干净,不得含有待测成分,净也是防止样品腐败变质的措施。

2. 密　样品包装应是密闭的,以稳定水分,防止挥发成分损失,避免在运输、保存过程中引进污染物质。

3. 冷　将样品在低温下运输、保存,以抑制酶活性,抑制微生物的生长。

4. 快　采样后应尽快分析，对于含水量高，分析项目多的样品，如不能尽快分析，应先将样品烘干测定水分，保存烘干样品。

（三）食品样品的制备与前处理

样品的制备和前处理，是指样本分析测定之前的一系列准备工作，包括样本的整理、清洗、匀化、缩分、粉碎、匀浆、提取、净化、浓缩、衍生等一系列过程。有时为方便，将样本整理、清洗、匀化、缩分等步骤称为样本制备，而将粉碎、匀浆、消化、提取、净化、浓缩等步骤称为样本前处理。

1. 样品的制备　样品的制备是指对所采取的样品进行分取、粉碎、混匀等过程，以保证其能代表全部样品的情况并满足分析对样品的要求。

（1）常规食品样品的制备

1）液体、浆体或悬浮液体：一般将样品充分摇匀或搅拌均匀即可。常用的搅拌工具有玻璃棒、搅拌器等。

2）互不相溶的液体：如油和水的混合物，可分离后再分别取样测定。

3）固体样品：可视情况采用切细、捣碎、粉碎、反复研磨等方法将样品研细并混合均匀。常用的工具有研钵、粉碎机、绞肉机、高速组织捣碎机等。

4）罐头水果类：水果罐头在捣碎前要先清除果核；鱼类罐头、肉禽罐头应先剔除骨头、鱼刺及调味品（葱、姜、辣椒等）后再捣碎、混匀。

制备过程中，应注意防止易挥发性成分的逸散和避免样品组成及理化性质发生变化。

（2）测定农药残留量时样品的制备

1）粮食：充分混匀后用四分法取 20g 粉碎，全部过 0.4mm 筛。

2）肉类：除去皮和骨，将肥瘦肉混合取样，每份样品在检测农药残留量的同时还应进行粗脂肪的测定，以便必要时分别计算脂肪与瘦肉中的农药残留量。

3）蔬菜、水果：洗去泥沙并除去表面附着水，依当地食用习惯，取可食用部分沿纵轴剖开，各取 1/4，然后切碎、混匀。

4）蛋类：去壳后全部混匀。

5）禽类：去毛及内脏，洗净并除去表面附着水，纵剖后将半只去骨的禽肉绞成肉泥状。检测农药残留量的同时应进行粗脂肪的测定。

6）鱼：每份鱼样至少三条，去鳞、头、尾及内脏后，洗净并除去表面附着水，纵剖取每条的一半，去骨、刺后全部绞成肉泥状，混匀。

（3）样品的预处理：食品的杂质或某些组分（如蛋白质、脂肪、糖类等）对分析测定常常产生干扰，因此，在测定前必须对样品加以处理。此外，有些被测组分在样品中含量很低时，测定前还必须对样品进行浓缩。

1）处理原则：

A. 消除干扰因素，即将干扰组分减少至不干扰被测组分的测定。

B. 完整保留被测组分，即被测组分在分离过程中的损失要小至可忽略不计。

C. 使被测组分浓缩，以便获得可靠的检测结果。

D. 选用的分离富集方法应简便。

2）常用的预处理方法：

A. 有机物破坏法：食品中存在多种微量元素，其中有些是食品的正常成分，如 K、Na、

Ca、P、Fe 等；有些则是在生产、运输或销售过程中由于污染引入的，如 Pb、As、Hg 等。这些金属离子常与食物中的蛋白质等有机物质结合成为难溶的或难以离解的有机金属化合物，使离子检测难以进行。因此在测定前，必须破坏有机结合体，使被测组分释放出来。分解有机质的方法，根据具体操作的不同，可分为干灰化法和湿消化法两大类。

a. 干灰化法：干灰化法是将样品在高温下长时间灼烧，使有机质彻底氧化破坏，生成 CO_2和 H_2O 逸出，而与有机物结合的金属部分则变成简单的无机化合物。灰化温度一般为 500~600℃，灰化时间以灰化完全为度，一般为 4~6h。干灰化法的优点是破坏彻底、简便易行、消耗药品少，适用于除 Pb、As、Hg、Sb 以外的其他金属元素的测定。缺点是需要温度高、操作时间长，易造成某些元素的损失。

b. 湿消化法：湿消化法是向样品中加入强氧化剂（如 H_2SO_4、HNO_3、H_2O_2、$KMnO_4$等）并加热消化，使有机物氧化破坏的方法。本法的优点是加热温度低，减少了低沸点元素挥发散失的机会。但在消化过程中产生大量酸雾和刺激性气体，对人体有害，因此整个消化过程必须在通风柜中进行。

B. 溶剂提取法：利用混合物中各物质溶解度的不同，将混合物组分完全或部分分离的方法称为溶剂提取法。

C. 挥发和蒸馏分离法：挥发和蒸馏是利用物质的挥发性的差异进行分离的一种方法。可以用于除去干扰组分，也可使被测组分定量分离出去后再测定。如测定食品中微量砷时，可先用锌粒和稀硫酸将试样中的砷还原为砷化氢，经挥发和收集后，再用比色法测定。

D. 色层分离法：色层分离法又称层析分离法或色谱分离法，是一种在载体上进行物质分离的一系列方法的总称。这种方法不仅分离效率高，能将各种性质极相似的组分彼此分离，而且分离过程往往也就是鉴定过程，尤其是对有机物质的分离测定具有独到之处。

E. 离子交换分离法：离子交换分离法是利用离子交换剂与溶液中的离子之间所发生的交换反应进行分离的方法。离子交换法也是基于物质在固相与液相之间的分配，因此也常将其归类于色层分离法。

F. 沉淀分离法：沉淀分离法是一种经典的分离方法，它是利用沉淀反应有选择地沉淀某些组分，而其他组分则留存于溶液中，从而达到分离的目的。

G. 皂化法和磺化法：这两种方法是处理油脂或含脂食品常用的分离方法。油脂被强碱皂化或被硫酸磺化后，由憎水性转变为亲水性。这样，油脂中那些要测定的非极性物质就能被适当的溶剂提取出来。

H. 浓缩：食品样品经提取、净化等处理后，有时试液体积很大、待测组分浓度很低，故在测定前需进行浓缩，以提高被测组分浓度，常用浓缩方法有常压浓缩法和减压浓缩法。

（张利平　李清华）

第六节 生物材料的采集与处理

一、目的要求

生物样品是各种体液(如血液)、排泄物(如呼出气、尿液)、毛发、指甲以及组织器官等的总称。最常用的是比较容易得到的尿液、血液(血浆、血清、全血)、毛发及唾液,特殊情况下也可选用乳汁、脊髓液、精液等。熟悉常见的生物材料的采集与处理。

二、实验内容

(一) 尿液样品

尿液是一种取材最为方便的生物样品,所含的成分非常复杂且不稳定。不同时间采集的尿液,检验结果常不一致。正确的收集和保存尿液关系到实验结果的可靠性。

1. 尿样的采集 尿液受摄入水分、饮食和新陈代谢的影响,一日内不同时间所排尿量以及所含各种物质成分不同,但还是有一定规律可循。进入机体的绝大多数毒物及其代谢产物均可从肾脏排出,且多数毒物在尿中的浓度与其在血中的含量有一定的相关关系。分析尿液不仅可以反映毒物排出的情况,也可以间接反映毒物被吸收及其在体内负荷的情况。因此,尿样测定主要用于毒物剂量回收研究、尿清除率、生物利用度的研究,同时根据毒物剂量回收研究可以预测毒物的代谢过程及测定毒物的代谢类型等。由于尿液是机体的废弃物,容易得到和收集,收集时无疼痛,受检者容易接受,故尿液是最常用的生物样品。为使收集的尿样具有代表性、分析结果能反映实际情况,应根据测定目的、要求、条件选择不同收尿方法。

(1) 随机尿样:适合于大多数检验项目。这种方法对病人和检查者都很方便,主要用于一般定性试验,尿常规检查、潜血、蛋白、尿胆原、胆红素、葡萄糖、沉淀物等。这种方法虽然方便了受检者,但由于尿液浓淡不一,往往使分析结果的波动性较大。

(2) 晨尿:指早晨起床后的第一次尿,晨尿不受饮食影响,浓缩程度较好,化学成分比较稳定,蛋白、细胞、管型等物质阳性可能性很大。

(3) 24 小时尿样:某些毒物从体内排出无规律,一昼夜间尿中含量波动较大,常需取 24 小时尿混合后,取适量进行分析,此称为全日尿或 24 小时尿。全日尿不会受某些毒物排出无规律的影响,也不受饮水和排汗盐的影响,分析结果比较稳定,具有代表性,能够较好地反映机体的毒物负荷。但收集全日尿需要随身携带较大的收尿容器,很不方便,在夏天因保存时间过长还容易腐败。因此,这种收尿方法一般只用于住院检查的患者。收尿时,应先将膀胱中尿排空再计时间,到达 24 小时后,再留一次尿于容器中,一并收集于清洁大容器内(容器应加盖),记下总体积,将尿充分混匀后,从中取出 100~200ml 送检。由于留尿时间长,应注意避免漏收、尿液腐败变质、容器吸附和污染等问题。

(4) 12 小时尿样:早 8 时至晚 8 时所排的尿为日间尿样;晚 8 时至次日晨 8 时所排的尿为夜间尿样。在某些情况下,需要取日间和夜间尿样,以比较其中某些成分,有助于判断全身或泌尿系统的病变。

(5) 分段尿:在检查血尿时,应将一次的尿液分段留在 2~3 个杯子中分别镜检,有助于判断尿路病变部位。

(6) 清洁尿:避免外生殖器的细菌污染,主要用于尿样细菌培养,留取中段尿液收集于灭菌容器中。

(7) 其他尿样:空腹尿,主要是检查尿液中的葡萄糖,检查严重的糖类的代谢改变;餐后尿,检查尿中葡萄糖。以发现中等程度的糖类代谢改变;负荷尿,主要用于检查某些药物或毒物从尿中排泄的情况。

2. 收集尿样的容器　收集尿液的容器,宜用玻璃瓶或塑料瓶;根据收尿时间的长短,选用大小不同的容器。如光照影响测定结果时,应选用棕色瓶。容器发放之前,一般都应该用稀硝酸浸泡,然后用自来水和蒸馏水冲洗干净,晾干备用。对采样用的容器本底值抽查率不能低于5%,空白值要低于方法的检测限。值得注意的是,容器吸附微量元素这一现象已被证实并引起重视,这种吸附常与尿样保存时间成正比。为了避免吸附损失,可加酸保护(如尿液1000ml,加硝酸5ml)或尽早分析样品。对因尿液腐败而影响测定结果时,可冷藏或加防腐剂(如尿液1000ml,加氯仿2.5ml)保护。但加入任何保护剂和防腐剂,都应该以不影响测定结果或引入外来干扰物为先决条件。

3. 尿液的保存　尿液性质不稳定,一经排出就开始发生某些化学变化。此外,尿内含有许多能被微生物利用的成分,如不采取措施,细菌很快繁殖而引起尿素分解产氧,在夏天反应更快,所以尿样采集后应及时送检。但实际工作中较难做到,为了避免样品中待测物的挥发和在容器中滞留损失,或因尿液腐败而影响测定结果、可适当加入保护剂和防腐剂予以保存。常用的防腐剂有甲苯、二甲苯、氯仿、麝香草酚以及乙酸、浓盐酸等改变尿液的酸碱性,以抑制细菌的繁殖。加入的防腐剂是否干扰测定或与被测组分发生化学反应,应由实验验证,以便选取合适的防腐措施。例如,24h尿常于1L中加入2~3ml氯仿或甲苯5ml或盐酸5ml防腐;对测定尿铅、尿素等的样品,常在1L尿中加入5ml浓硝酸,以防腐、防盐类沉淀和防止汞挥发及容器壁吸附。但加入任何保护剂和防腐剂,都应该以不影响测定结果或引入外来干扰元素为先决条件。所有样品最好都在冷藏下运输、保存。若保存时间为24~36h,可置冰箱(4℃),中、长时间保存时,应冷冻(-20℃)。

4. 影响尿液样品的变异因素

(1) 尿样的稀释:由于饮水或出汗常使尿浓度发生很大变化,造成某些被检物分析结果有出入,如某些毒物、药物等。为使结果具有可比性,被测尿应按标准换算出所含物质的浓度。

1) 相对密度校正:我国规定尿的平均相对密度值以1.020为准(美国定为1.020,英国定为1.016),则尿中有毒物或代谢物浓度为:

$$有毒物或代谢物(mg/U)=C\times(1.020-1.000)/(尿相对密度-1.000)$$

式中　C:未经校正时尿中有害物质或代谢产物的浓度(mg/L);1.020:尿样标准相对密度值;尿相对密度:尿样实测相对密度值。

2) 肌酐校正:尿中肌酐生成和排泄量非常恒定,普遍认为不受饮食、饮水量和利尿剂等的影响。校正公式为:

$$待测物(mg/g 肌酐)=实测物浓度(mg/L)/肌酐浓度(g/L)$$

(2) 采尿时间:对于某些有害物质和药物分析,采尿的时间应考虑被检物在体内代谢变化和排出快慢,抓住排出高峰段时间才能反映人体吸收药物和毒物的情况。有机溶剂类甲苯、二甲苯、甲醇等吸收后向尿排出较快。早晨开始接触以上物质,午后可达到排出高峰;

尿铅总的排泄规律是:一昼夜分段时间的尿铅以晨尿为最低,以下午为最高,建议采一次下午尿供检查。正常人尿氟以晚10时最高,作业工人班前尿氟最低,上班后递增,下班时达到较高排出。

(3) 接取尿液的标本容器:由于不清洁等原因,可能产生假阴性或假阳性,对不同的检验应按照不同的洗涤程序洗涤容器。

(4) 尿样保存不当:在尿液储放期间,由于防腐和保存不当,细菌的新陈代谢会引起尿样发生许多化学变化。这些变化出现的时间先后不一,变化的程度与排出时该成分的量以及放置时间的长短有关。

(二) 血液样品

1. 血样的采集　毒物无论从何种途径进入体内,都要经吸收后进入血液,经血液循环分布全身,血液中有毒物质的浓度常与体内毒物的含量有一定的相关关系,因而测定血液中的毒物浓度,能代表毒物在体内的近期接触水平,对判断人体受危害情况具有重要意义。由于血液成分比较恒定;个体差异小、采样时污染机会少以及不受肾功能的影响等,测定血中毒物或代谢物更有意义。但由于取血手续较烦,而且会带来疼痛和创伤,不易被受检者所接受。随着现代分析仪器的发展,大大提高了分析方法的灵敏度,使血液用量大为减少,指血和耳垂血现已可用来代替静脉血进行检验。而且,血样贮存条件要求较高,因而在实际工作中远不如尿样应用普遍。另外,供测定的血样应能代表毒物在整个血液中的浓度,所以应在血中毒物浓度比较稳定时检测才有意义。血样的采集时间间隔也应随测定目的不同而异,在进行毒物浓度监测时,由于每种毒物的半衰期不同,因此达到稳态的时间也不同,取样时间也随之不同,血样可用全血或血清。一些毒物及代谢物在全血、血浆、血清和红细胞中分布是不同的,所以取血样时要分别对待。

(1) 全血:采集血样后,立即将其注入有抗凝剂的试管中,轻轻转动试管使血液抗凝剂充分混匀,常用于碳氧血红蛋白、高铁血红蛋白、细胞培养等测定。

(2) 血浆的制备:将采取的血液置于含有抗凝剂(如:肝素、草酸盐、枸橼酸盐 EDTA 和氟化钠等)的试管中,混合后,去除细胞成分后,取上清液即为血浆。血浆比血清分离快,而且制取的量多,其量约为全血的一半。血浆用于血液凝血机制等方面的检验,如游离血红蛋白、变性血红蛋白的测定等。

(3) 血清的制备:血浆除去凝血因子和纤维蛋白原的标本。血液离体后由于激活一系列血浆凝血因子,最终形成纤维蛋白而使血液凝固,析出橙黄色透明液体就是血清。测定血清中有关物质含量,比全血更能反映机体的情况。所以,血清是生物化学分析用得最多的标本。血浆和血清的主要区别是血浆含有纤维蛋白原,而血清不含该物质。

(4) 红细胞的制备:将血液缓慢注入干燥试管中(或放在有抗凝剂的试管中),于室温下放置15~30min,离心后分离出上清液为血清(或血浆),立即转入另一容器中。取出沉淀的红色部分为红细胞。

全血在加肝素或枸橼酸、草酸盐等抗凝剂后,离心分取血浆,其体积约为全血的一半。对大多数毒物来说,血浆浓度与红细胞中的浓度呈正比,测定全血不能比测定血浆提供更多的信息。而全血的净化较血浆与血清复杂,尤其是溶血后,血色素等可能会给色谱测定带来影响,血浆和血清是体内药物分析经常采用的样本,其中尤以血浆最为常用。因为毒物在体内达到平衡状态时,血浆中毒物浓度一般与毒物在作用部位的浓度密切相关,可以反映毒物在靶器官的状况,所以通常采用血浆做样品。但是,一些毒物可与红细胞结合,或毒物在血浆和红细胞的分布比率因人而异。在这些情况下,宜采用全血。

2. 常用的抗凝剂

(1) 肝素是一种含硫酸基的黏多糖,常用其钠、钾、锂盐。它是体内正常的生理成分,因而不会改变血样的化学组成或引起毒物的变化,一般不会干扰测定。这是一种良好的抗凝剂,极少产生溶血,但价格较贵。通常 1ml 血液采用 20 个单位的肝素即可抗凝。可将配制好的肝素溶液均匀地涂布在试管壁上,于 60~70℃烘干备用。现已发现肝素盐抗凝剂中含钡 1.2~2.5mg/ml、钙 200~300mg/ml、锰 3.6mg/ml、硒 5~92mg/ml。因此,当测定血液中上述物质的含量时,以不用肝素盐作抗凝剂为好。

(2) 草酸盐(钾、钠或铵盐)能与血液内的钙离子结合形成不溶性草酸钙,可阻止血液凝团。草酸钾和草酸钠因其溶解度较大,抗凝作用较强。10% 水溶液 0.1ml(相当于 10mg 固体)可抗凝 5ml 血液,烘烤温度 55℃。若超过 80℃,草酸盐可分解成碳酸盐和一氧化碳,而失去抗凝作用。

此外,枸橼酸盐、氟化钠、EDTA 等也可用作抗凝剂,但它们可能引起被测组分发生变化或干扰某些毒物的测定,故较少使用。

3. 采血过程注意事项

(1) 防止溶血:如用注射器采血,在转移血液时应把注射器针头取下,再转移血样;注射器、针头、试管等器具应清洁干燥,不剧烈振摇血样,采血后,立即进行分离(放置时间过长也会出现溶血),溶血现象就可以避免。取末梢血时不得用力挤压采血部位,避免因渗出组织液使血液稀释,要尽量让其自然流出,并弃去第一滴血。

(2) 避免污染:使用不干净的采样器具、皮肤消毒不良、血中加入含杂质的抗凝剂以及使用不适当的容器存放血样,都会造成严重污染。目前国际上要求使用不带颜色的塑料器皿,一般按以下次序选择:聚四氟乙烯、聚乙烯、石英、白金、硼硅玻璃。分析血中金属毒物时,容器应先用洗涤剂洗净,再用稀硝酸浸泡,然后用去离子水反复冲洗,干燥备用。全血血样所用抗凝剂不得干扰被检物分析。

4. 血样的贮存　血样在运输过程中应避免振动和温度改变。采集的血液标本应立即送检,不能立即检验者,必须采取适当方法保存。采取血样后,应及时分离血浆或血清,若不预先分离,血凝后冷冻保存,会因冷冻引起细胞溶解从而妨碍血浆或血清分离,或因溶血影响毒物浓度变化。血浆或血清样品不经蒸发、浓缩,必须置硬质玻璃试管中完全密塞后保存。若血样临时存放过夜,可放在 4℃冰箱保存,否则必须保存在-18℃冷冻箱。测酶活性的血样、须尽快分析,放置时间过长会使酶活性降低。

(三) 头发的收集和保存

随着微量元素与人体健康的研究,发样作为生物材料检测应用越来越广,目前主要用于体内金属和某些非金属元素的测定。头发是机体的一个组成部分,分析头发中微量元素含量,能反映机体相当长时间内元素的积累情况,因而体现了在头发生长期间人体微量元素的摄入与代谢情况。加之头发易采集、便于运送、储存,因此使用发样测定来进行体内微量元素和有毒物质的分析和研究越来越广泛。目前,发铅、发汞、发砷、发锰等作为人体受环境污染影响的监测和职业中毒诊断的参考指标已引起重视。

头发作为活体样品的主要优点是:采样时,受检者无疼痛、无创伤,样品容易贮存和运送,不需要特殊容器;样品不易变质,可长期保存,必要时可重复检验;头发很像录像带,它能反映过去某个时期微量元素吸收和代谢的历史,这是其他生物样品所不能比拟的。在进行职业流行病学调查时,头发是一种合适的分析样品。

1. 发样的采集　研究表明,同一根发样距头皮距离不同的各发段间一些元素的含量是有差别的,有些差别非常显著。因此,在头发取样时应记录下头发剪下的长度和保留在头发根基部的长度,有时需要分段测量,以反映实际情况。推荐头发的采集应取距头皮1~2cm近期生长的发样。取样部位应相对一致,一般固定取枕部头发为样品,在不影响美观的同时,一般男性常剪取发端,女性剪取发端、耳后或颈部发为分析样品,以利于个体和群体的相互比较。此外发样的采集还应尽量考虑受检者的生活环境、年龄、性别等条件的一致,以便比较结果。一些美容处理过的头发对微量元素如铜、铅等的分析结果影响较大,如染发剂中会含有铅。对于经常使用染发剂、发蜡等化妆品的人的发样一般不宜采用。采集好的发样最好存放在干净的纸袋中,写上编号和姓名,不要使用塑料袋,以避免静电作用的影响。由于分析头发中微量元素的方法尚未标准化,因此应该强调分析方法的准确度、精密度和灵敏度,并进行必要的空白实验。

2. 发样清洗　应重视对发样表面污染的清洗。由于头发暴露在环境中,极易受环境中尘埃等物质污染,而且头发表面分泌的油污对分析结果的影响也很大,因此在分析前必须经过认真的洗涤。对头发所用的洗净剂和洗涤程序的不同在一定程度上影响结果。如洗涤程序不同,可使发铜含量波动。目前推荐的洗涤头发的方法是:将头发依次在乙醚、丙酮、中性洗涤剂、蒸馏水、丙酮、乙醚中搅拌清洗,每个程序浸泡10分钟,最后晾干备用。洗涤剂和洗涤方法选用不当,往往造成发样的二次污染。

(四) 唾液样品

1. 唾液样品的采集　由于某些毒物在唾液中的浓度与血浆浓度密切相关,即可利用唾液中的浓度反映血浆中的毒物浓度。由于唾液样品采集时无伤害、无痛苦,取样不受时间、地点限制,故样品容易获得。唾液的采集应尽可能在刺激少的安静状态下进行,采集前应漱口,除去口腔中的食物残渣,唾液自然分泌流入收集管中。采集后离心,分取上清液作为毒物浓度测定的样品。也可采用物理方法(嚼石蜡片等)或化学方法(广泛应用的是枸橼酸或维生素C等,有的将约10mg枸橼酸结晶放在舌尖,或者将10%的枸橼酸溶液喷在舌上,弃去开始时的唾液后再取样)刺激,使在短时间内得到大量的唾液,但这样可能影响唾液中的药物浓度。

2. 唾液样品的贮存　一般成人分泌唾液1~1.5L/d。唾液的比重为1.003~1.008,黏度是水的1.9倍;唾液的pH在6.2~7.6之间变动,分泌量增加时趋向碱性而接近血液的pH,通常得到的唾液含有黏蛋白。唾液中的黏蛋白决定了唾液的黏度,它是在唾液分泌后受唾液中的酶催化而生成的。如果分析时没有影响,则可用碱处理唾液,使黏蛋白溶解而降低黏度。唾液在保存过程中,会放出CO_2,而使pH升高,需要测定唾液pH时,应在取样时测定较好。冷冻保存的唾液解冻后应将样品混匀后使用,以免产生误差。需要指出的是只有知道唾液中毒物浓度与血清中毒物的总浓度有一定的比值时,唾液中毒物浓度的监测才有意义。

(五) 粪便样品

新鲜粪便收集之后应立即冷冻处理。因粪便内含有大量蛋白质,且微量毒物包含在大量固体食物残渣中,对毒物的分离和测定都带来麻烦。因此,必须采取蛋白变性处理及毒物分离、纯化等措施。

(六) 其他样品的收集和保存

1. 呼出气　采集终末呼出气或混合呼出气,气体可收集在采气管,吸收液或装有活性炭、硅胶等固体吸附剂的吸收管中。采集呼出气时必须在清洁的场所进行,当停止接触或接触情况改变时,呼出气中被测物浓度变化很快。因此,尽可能在接触期间或接触后短期内采样,要特别注意采样时机。当停止接触时肺泡气浓度明显下降,血液中的原有气体或以蒸气形态存在的毒物即向肺泡气方向扩散,并随呼气排出。从鼻腔至不参与气体交换的细支气管的容积称为无效腔,这部分的气体组成与肺泡气的组成不完全相同。采集呼出气时收集一次全部的呼出气称为混合呼出气,包括无效腔气体和来自肺泡的气体;如采集末段呼出气则代表肺泡气。在接触毒物时混合呼出气中的毒物浓度高于末段呼出气,在停止接触以后则相反。

2. 乳汁　采样前用去离子水棉球擦洗乳头,然后将乳汁挤入采样容器。采样后样品如不能及时分析,应冷冻保存。

3. 其他　机体的脏器、组织、骨髓、脑等,也可以作为生物样品用于分析目的。不过,这对活体是很难实行的(尽管必要时可以通过穿刺或活检采集样品),但对尸体则容易采集。如测定组织和器官中金属元素的正常值,可采集尸体样品进行分析。通常将采集的组织和脏器切成碎块,烘干,保存于干燥器中。分析时,取一定量的干燥样品经消化处理后即可进行有关物质含量的测定。

目前,以指甲、呼气、乳汁、汗液、唾液、粪便等为样品分析毒物含量还不多见,由于采样和分析方法尚存在一些问题,此类样品的分析还有待于进一步研究。

总之,在生物样品的采集及贮存之前,首先必须了解毒物的毒性和代谢的知识,决定选择何种样品、何种监测指标、在何时采样最具代表性及其测定结果对毒物的真实反映程度。其次,了解毒物的理化性质、生产或使用的工艺过程、现场空气中与毒物共存的干扰物质,了解生物样品本身及可能对分析物产生干扰的物质等也是非常重要的。而且,在开展职业医学检验之前,应对国内外发表文献及标准方法进行调研,了解本监测指标的生物接触限值和本底值,以决定所研制的方法灵敏度要求,写出文献综述并提出评论性意见。在此基础上选定技术路线并论证其理由。只有在职业人群生物样品检验之前做好充分准备,才能真正为职业人群的健康监测提供有力证据。

(张利平)

第三章 环境卫生评价

第一节 大气中二氧化硫的测定

（甲醛溶液吸收-盐酸副玫瑰苯胺分光光度法）

一、目的要求

了解大气中二氧化硫的测定原理和方法。

二、原 理

空气中的二氧化硫被甲醛溶液吸收后，生成稳定的羟基甲基磺酸，加碱后，与盐酸副玫瑰苯胺（简称 PRA）作用，生成紫红色化合物，根据颜色深浅进行比色定量。本法检出下限为 0.3μg/10ml（按与吸光度 0.01 相对应的浓度计）；测定范围为 10ml 样品溶液中含 0.3～20μg 二氧化硫；若采样体积为 20L，可测浓度范围是 0.015～1mg/m^3。

三、仪 器

（1）小流量气体采样器，流量范围 0.1～1L/min。

（2）棕色 U 形多孔玻板吸收管。

（3）25ml 具塞比色管。

（4）分光光度计。

四、试 剂

本法所用试剂纯度除特别注明外均为分析纯，水为重蒸馏水或去离子水；亦可用石英蒸馏器蒸馏的一次水。

1. 吸收贮备液（甲醛-邻苯二甲酸氢钾缓冲液） 称量 2.04g 邻苯二甲酸氢钾和 0.364g 乙二胺四乙酸二钠（简称 EDTA-2Na）溶于水中，移入 1L 容量瓶中，再加入 5.30ml 37% 甲醛溶液，用水稀释至刻度。贮于冰箱，可保存一年。

2. 吸收应用液 临用时，将上述吸收贮备液用水稀释 10 倍。

3. 2mol/L 氢氧化钠溶液 称取 8.0g 氢氧化钠溶于 100ml 水中。

4. 0.3% 氨磺酸钠溶液 称取 0.3g 氨磺酸，加入 3.0ml、2mol/L 氢氧化钠溶液，用水稀释至 100ml。

5. 1mol/L 盐酸溶液 量取浓盐酸（优级纯，ρ_{20}=1.19g/ml）86ml，用水稀释至 1000 ml。

6. 0.25% PRA 溶液贮备液 称取 0.125g PRA（$C_{19}H_{18}N_3Cl \cdot 3HCl$），用 1mol/L 盐酸溶液溶解并稀释至 50ml。

7. 4. 5mol/L 磷酸溶液　量取浓磷酸 307ml,用水稀释至 1L。

8. 0. 025% PRA 工作液　吸取 0. 25% 的贮备液 25ml,移入 250ml 容量瓶中,用 4. 5mol/L 磷酸溶液稀释至刻度,放置 24h 后使用。此溶液避光密封保存,可使用 9 个月。

9. 二氧化硫标准溶液贮备液　称取 0. 2g 亚硫酸钠(Na_2SO_3)及 0. 01g 乙二胺四乙酸二钠盐(EDTA-2Na)溶于 200ml 新煮沸并冷却的水中。此溶液每毫升含有相当于 320~400μg 二氧化硫。溶液需放置 2~3h 后标定其准确浓度。按标定计算的结果,立即用吸收液稀释成每毫升含 25μg 二氧化硫的标准贮备液,于冰箱贮存可保存 3 个月。

10. 二氧化硫标准工作溶液　用吸收液将标准贮备液稀释成每毫升含 5μg 二氧化硫的标准工作液,贮于冰箱可保存 1 个月。25℃以下室温条件可保存 3d。

二氧化硫标准溶液标定方法:吸取 20. 00ml 二氧化硫标准溶液,置于 250ml 碘量瓶中,加入 50ml 新煮沸但已冷却的水,20. 00ml 碘溶液(0. 1mol/L)及 1ml 冰乙酸,盖塞,摇匀。于暗处放置 5min 后,用 0. 1000mol/L 硫代硫酸钠标准溶液滴定至浅黄色,加入 2ml 5g/L 淀粉溶液,继续滴定至蓝色刚好褪去为终点。记录滴定所用硫代硫酸钠的体积,平行 3 次,消耗硫代硫酸钠体积之差不应大于 0. 04ml,取其平均值;另吸取 3 份含 EDTA-2Na 的空白水溶液 20. 00ml,用同法进行空白实验。记录空白滴定硫代硫酸钠溶液的体积,平行滴定所消耗硫代硫酸钠体积之差不应大于 0. 04ml,取其平均值。二氧化硫标准溶液浓度计算:

$$C = \frac{(V_2 - V_1)C \times 32.02}{2000} \times 100$$

式中　C:二氧化硫标准溶液浓度,μg/ml;V_1:空白滴定所耗硫代硫酸钠标准溶液的体积,ml;V_2:二氧化硫滴定所耗硫代硫酸钠标准溶液的体积,ml;C_1:硫代硫酸钠标准溶液的浓度,mol/L;32. 02:二氧化硫标准溶液摩尔质量的 1/2。

五、操 作 步 骤

(一) 采样

用一只内装有 8ml 吸收液的棕色 U 形多孔玻板吸收管安装于气体采样器上,以 0. 5L/min 流量,采样 30~60min。将采样体积换算成标准状况下的采样体积 V_0。

(二) 分析

1. 标准曲线的绘制　用 6 支 25ml 比色管,按表 3-1 制备标准系列。

表 3-1　二氧化硫标准系列

管号	0	1	2	3	4	5
标准工作液(ml)	0	0. 20	1. 00	2. 00	3. 00	4. 00
吸收液(ml)	10. 0	9. 8	9. 0	8. 0	7. 0	6. 0
二氧化硫含量(μg)	0	1	5	10	15	20

各管中分别加入 1. 0ml 0. 3% 氨磺酸钠溶液、0. 5ml 2. 0mol/L 氢氧化钠溶液和 1ml 水,充分混匀后,再加入 2. 5ml 0. 025% PRA 溶液快速射入混合液中,立即盖塞颠倒混匀,放置 5~20min显色。于波长 570nm 处,用 10mm 比色皿,以水为参比,测定各管吸光度。以吸光度值为纵坐标,二氧化硫含量(μg)为横坐标,绘制标准曲线,并计算回归直线的斜率 b。以 b 的倒数作为样品测定的计算因子 Bs(μg/吸光度)。

2. 样品测定　采样后,将吸收管中的吸收液移入 25ml 比色管,用少量吸收液分两次洗涤吸收管,合并洗液于比色管中,使总体积为 10ml。将该管与上述各标准系列管同时操作,测得吸光度为 A。

六、计　算

$$C = \frac{(A-A_0) \times Bs}{V_0}$$

式中　C:空气中二氧化硫的浓度,mg/m^3;A:样品的吸光度;A_0:试剂空白吸光度;Bs:计算因子,μg/吸光度。

(唐云锋)

第二节　室内空气中甲醛的测定

(酚试剂分光光度法)

一、目 的 要 求

了解室内空气中甲醛测定原理与方法。

二、原　　理

空气中的甲醛与酚试剂反应生成嗪,嗪在酸性溶液中被高铁离子氧化形成蓝绿色化合物。根据颜色深浅,比色定量。

三、仪　　器

(1) 大气采样器:流量范围 0~1L/min,流量稳定可调,具有定时装置。

(2) 分光光度计:在 630nm 测定吸光度。

(3) 10ml 大型气泡吸收管。

(4) 10ml 具塞比色管。

(5) 吸管若干支。

(6) 空盒气压计。

四、试　　剂

本法中所用水均为重蒸馏水或去离子交换水;所用的试剂纯度为分析纯。

1. 吸收液原液　称量 0.10g 酚试剂[$C_6H_4SN(CH_3)C:NNH_2 \cdot HCl$,简称 MBTH],加水溶解,倾于 100ml 具塞量筒中,加水到刻度。放冰箱中保存,可稳定 3 天。

2. 吸收液　量取吸收原液 5ml,加 95ml 水。临用前现配。

3. 1%硫酸铁铵溶液　称量 1.0g 硫酸铁铵[$NH_4Fe(SO_4)_2 \cdot 12H_2O$]用 0.1mol/L 盐酸溶解,并稀释至 100ml。

4. 0.1000mol/L 碘溶液　称量 30g 碘化钾,溶于 25ml 水中,加入 12.7g 碘。待碘完全溶解后，用水定容至 1000ml。移入棕色瓶中，暗处贮存。

5. 1mol/L 氢氧化钠溶液　称量 40g 氢氧化钠，溶于水中，并稀释至 1000ml。

6. 0. 5mol/L 硫酸溶液　取 28ml 浓硫酸缓慢加入水中，冷却后，稀释至 1000ml。

7. 0. 1000mol/L 碘酸钾标准溶液　准确称量 3. 5667g 经 105℃烘干 2h 的碘酸钾（优级纯），溶解于水，移入 1L 容量瓶中，再用水定溶至 1000ml。

8. 0. 1mol/L 盐酸溶液　量取 82ml 浓盐酸加水稀释至 1000 ml。

9. 1%淀粉溶液　将 1g 可溶性淀粉，用少量水调成糊状后，再加入 100ml 沸水，并煮沸 2~3min至溶液透明。冷却后，加入 0. 1g 水杨酸或 0. 4g 氯化锌保存。

10. 硫代硫酸钠标准溶液　称量 25g 硫代硫酸钠（$Na_2S_2O_3 \cdot 5H_2O$），溶于 1000ml 新煮沸并已放冷的水中，此溶液浓度约为 0. 1mol/L。加入 0. 2g 无水碳酸钠，贮存于棕色瓶内，放置一周后，再标定其准确浓度。

硫代硫酸钠溶液的标定：精确量取 25. 00ml 0. 1000mol/L 碘酸钾标准溶液，于 250ml 碘量瓶中，加入 75ml 新煮沸后冷却的水，加 3g 碘化钾及 10ml 0. 1mol/L 盐酸溶液，摇匀后放入暗处静置 3min。用硫代硫酸钠标准溶液滴定析出的碘，至淡黄色，加入 1ml 新配制的 1%淀粉溶液呈蓝色。再继续滴定至蓝色刚刚褪去，即为终点，记录所用硫代硫酸钠溶液体积 V(ml)，其准确浓度用下式计算：

$$\text{硫代硫酸钠标准溶液浓度}\ (N) = \frac{0.01 \times 25.0}{V}$$

平行滴定两次，所用硫代硫酸钠溶液相差不能超过 0. 05ml，否则应重新做平行测定。

11. 甲醛标准贮备溶液　取 2. 8ml 含量为 36% ~38% 甲醛溶液，放入 1L 容量瓶中，加水稀释至刻度。此溶液 1ml 约相当于 1mg 甲醛。其准确浓度用下述碘量法标定。

甲醛标准贮备溶液的标定：精确量取 20. 00ml 待标定的甲醛标准贮备溶液，置于 250ml 碘量瓶中。加入 20. 00ml 0. 1000mol/L 碘溶液和 15ml 1mol/L 氢氧化钠溶液，放置 15min，加入 20ml 0. 5mol/L 硫酸溶液，再放置 15min，用标定后的硫代硫酸钠标准溶液滴定，至溶液呈现淡黄色时，加入 1ml 新配制的 1%淀粉溶液，此时呈蓝色，继续滴定至蓝色刚刚褪去为止。记录所用硫代硫酸钠溶液体积 V_2(ml)。同时用水作试剂空白滴定，操作步骤完全同上，记录空白滴定所用硫代硫酸钠溶液的体积 V_1(ml)。甲醛溶液的浓度用公式下述公式计算：

$$\text{甲醛溶液浓度}\ (\text{mg/ml}) = \frac{(V_1 - V_2) \times N \times 15}{20.00}$$

式中　V_1：试剂空白消耗标定后的硫代硫酸钠溶液的体积，ml；V_2：甲醛标准贮备溶液消耗标定后的硫代硫酸钠溶液的体积，ml；N：硫代硫酸钠溶液的准确当量浓度；15：甲醛的当量；20：所取甲醛标准贮备溶液的体积(ml)。

两次平行滴定，误差应小于 0. 05ml，否则重新标定。

12. 甲醛标准溶液　临用时，将甲醛标准贮备溶液用水稀释成 1. 00ml 含 10 μg 甲醛，立即再取此溶液 10. 00ml，加入 100ml 容量瓶中，加入 5ml 吸收原液，用水定容至 100ml，此液 1. 00ml 含 1. 00 μg 甲醛，放置 30min 后，用于配制标准色列管。此标准溶液可稳定 24h。

五、操 作 步 骤

(1) 用一个内装 5ml 吸收液的大型气泡吸收管，以 0. 5L/min 流量，采气 10L。并记录采样点的温度和大气压力。室温下样品应在24h内分析。

(2) 采样后,将样品溶液全部转入比色管中,用少量吸收液洗吸收管,合并使总体积为5ml,混匀。按表3-2配制标准管系列。

表3-2 甲醛溶液标准系列

管号	0	1	2	3	4	5	6	7
标准溶液(ml)	0	0.10	0.20	0.40	0.60	0.80	1.00	1.50
吸收液(ml)	5.0	4.9	4.8	4.6	4.4	4.2	4.0	3.5
甲醛含量(μg)	0	0.1	0.2	0.4	0.6	0.8	1.0	1.5

向样品管及标准管中各加入0.4ml 1%硫酸铁胺溶液,摇匀。放置15min。用1cm比色皿,在波长630nm下,测定各管溶液的光密度,与标准系列比较定量。

六、计 算

(1) 将采样体积换算成标准状态下采样体积

$$V_0 = V_t \times \frac{273 \times P}{(273 + t) \times 760}$$

式中 V_t:采样体积(L);P:采样点的大气压力(mmHg);t:采样点的气温(℃)。

(2) 空气中甲醛浓度计算

$$\text{空气中甲醛浓度}(\mathrm{mg/M^3}) = \frac{\mathrm{C}}{\mathrm{V_0}}$$

式中 C:相当标准系列甲醛的含量(μg);V_0:换算成标准状态下的采样体积(L)。

(唐云锋)

第三节 气象条件的测定

环境中的气象因素包括:气温、气湿、气流、气压及辐射热等。其常用的测定仪器简略介绍如下。

一、气温测定

用水银或酒精温度计。注意应在没有辐射热情况下使用。挂于测定地点待温度稳定后再读数。

二、气湿测定

常用的仪器有普通干湿球温度计和通风温湿度计,有时也可用自记湿度计。

(一) 普通干湿球温度计

1. 原理 利用并列两温度计,在一支的球部用湿润纱布包裹,由于湿纱布上水分蒸发散热，使湿球上温度比干球的温度低，其相差度数与空气中相对湿度成一定比例（图 3-1）。

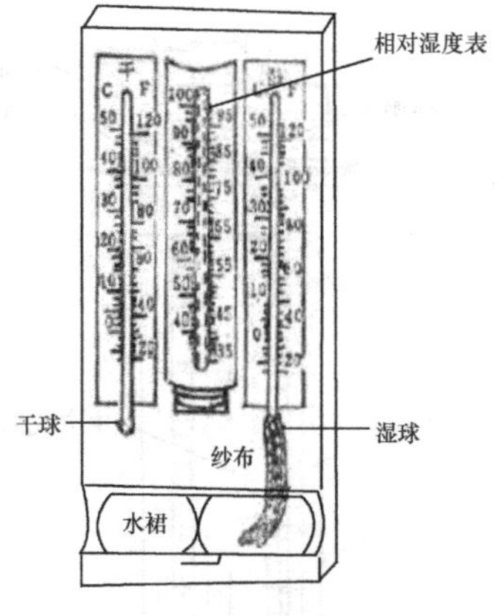

图 3-1　干湿球温度计

2. 使用方法　在向湿球加水（最好蒸馏水）前，应检查纱布是否已太陈旧而影响其吸水性，如需更换时，应采用薄而稀的脱脂白纱布或棉线针织品。纱布应紧贴温度计球部，以一层为宜，不可有皱折，加水后应手压气泡使充分湿润。按规定时间测定后，先记下湿球和干球温度数，查专用表（表 3-4），求得所测的相对湿度。当干、湿球温度计的读数超出专用表的数值时可用计算方法得出相对湿度，公式如下：

$$R = \frac{A}{F} \times 100$$

式中　R：空气的相对湿度（%）；F：干球温度计所示温度时的饱和水蒸气张力 kPa；A：空气的绝对湿度（kPa）。

$$A = F_1 - a(t-t_1)H$$

式中　F_1：湿球温度计所示温度时的饱和水蒸气张力（kPa）（见表 3-5）；a：不同风速时温湿度计系数（1/℃）（表 3-6）；t：干球温度计度数（℃）；t_1：湿球温度计度数（℃）；H：测定时的大气压力（kPa）。

3. 注意事项　①有热辐射存在时，不宜使用本温度计。②使用前须检查水银（酒精）柱有无间断。如有间断，可利用离心力、冷却或加热的方法使之连接起来。③测定时，应将温度计悬挂，不要靠近冷、热物体表面，并避免水滴沾在温度计上，以免影响测定结果；观察时，要避免接触球部和呼气对温度计的影响。④温度计固定在测定地点，5min 后进行读数。读数时，眼必须与液柱顶端成水平位置，先读小数，后读整数。

（二）通风温湿度计

1. 构造原理　两支温度计的球部（一为湿球，另一为干球）分别装在镀镍的双金属风筒内，可反射大部分的热辐射，外管以象牙环扣接温度计，以减少传导热的影响。风筒与仪器上的小风机相连，当小风机开动时，空气以一定的流速（一般为 4m/s）自风筒下端进入，流经干、湿温度计的球部，以消除外界风速变化而产生的影响（图 3-2）。

2. 使用方法

（1）先用橡皮球吸管吸水将湿球纱布湿润。

（2）上足旋转风扇发条（不要太满防止上断发条），风扇开始转动。将仪器悬挂在测定地点。

（3）经 3～5min，读取湿球及干球的读数，查表即可得出相对湿度。

3. 注意事项　除上述注意事项外，应用钥匙将小风机的发条旋紧，小风机开动以后，将仪器悬挂在测定地点，3～5min 后读数。测毕，待风机停止转动后，仪器方能放平。

（三）数位温湿度表

CENTER310 型是一具有温度、湿度测量功能的掌上型电表。

使用方法：①按“1”键开，同时开始测量。②主要结果显示：湿度［0～100% RH］值；温度值。

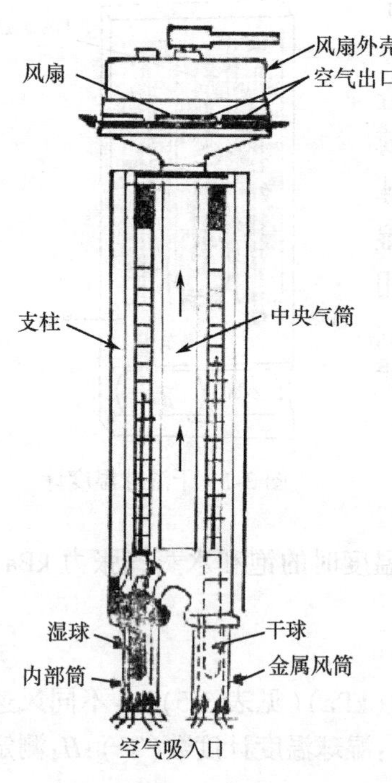

图 3-2 通风温湿度计

三、气流的测定

常用的仪器有杯状风速计、翼状风速计、卡他温度计和热球式电风速计。

（一）杯状风速计（cup anemometer）

1. 原理 利用风力使风杯转动，从指针转动的周数及所用时间算出空气流动的速度。

2. 使用方法

（1）使用前先记下风速计的原始读数。

（2）将风速计放置测定地点，纵轴与空气流动方向垂直，等风杯转动后开动启动开关，并同时用秒表记录时间。

（3）经 100 秒，将风速及秒表同时关闭。记录指针读数和时间，算出风速。

$$风速(m/s)=\frac{测定后读数(m)-原始读数(m)}{测定总时间(s)}$$

（二）翼状风速计（deflecting vane anemometer）

1. 原理 同杯状风速计，只是以翼代替风杯而已。

2. 使用方法

（1）按下风速计上方的“回零”键，使指针回复到零。

（2）将风速计置于测定地点，翼轴对准气流方向。

（3）揿下风速计下方的“计时启动键”，30s 后，指针开始走动，60s 后，当风速指针停止走动时，即可直接读数（m/min），再换算成 m/s。

3. 注意事项

（1）勿用手拨杯（翼），或强迫停止转动。

（2）避免在腐蚀性气体或粉尘多的地方使用，并注意保持清洁。

（3）测定气流时，注意勿使身体或其他物体阻挡气流。

杯状和翼状风速计使用简便，但其惰性和机械摩擦阻力较大，只适用于测定较大的风速。

（三）热球式电风速计

1. 构造原理 热球式电风速计是一种能测低风速的仪器，其测定范围为 0.05～10m/s。它是由热球式测杆探头和测量仪表两部分组成。探头有一个直径 0.6mm 的玻璃球，球内绕有加热玻璃球用的镍铬丝圈和两个串联的热电偶。热电偶的冷端连接在磷铜质的支柱上，直接暴露在气流中。当一定大小的电流通过加热圈后，玻璃球的温度升高。升高的程度和风速有关，风速小时升高的程度大；反之，升高的程度小。升高程度的大小通过热电偶在电表上指示出来。根据电表的读数,查校正曲线,即可查出所测的风速(m/s)。

2. 使用方法　①使用前观察电表的指针是否指于零点,如有偏移,可轻轻调整电表的机械调整螺丝,使指针回到零点;②将校正开关置于断的位置;③将测杆插头插在插座上,测杆垂直向上放置,螺塞压紧使探头密封,"校正开关"置于满度位置,慢慢调整"满度调节"旋钮,使电表指针指在满度位置;④将"校正开关"置于"零位",慢慢调整"粗调"、"细调"两个旋钮,使电表指针指在零点的位置;⑤经以上步骤后,轻轻拉动螺塞,使测杆探头露出(长短可根据需要选择),并使探头上的红点面对着风向,电表度读数即为被测风速;⑥在测定若干分后(10min 左右),必须重复以上③、④步骤一次,使仪表内的电流得到标准化;⑦测毕,应将"校正开关"置于断的位置。

3. 注意事项　①本仪器为一较精密的仪器,严防碰撞振动,不可在含尘量过多或有腐蚀性气体的场所使用。②仪器内装有 4 节电池,分为两组,一组是三节串联的,一组是单节的。在调整"满度调节"旋钮时,如果电表不能达到满刻度,说明单节电池已耗竭;在调整"粗调"、"细调"旋钮时,如果电表指针不能回到零点,说明三节电池已耗尽;更换电池时,将仪器底部的小门打开,按正确的方向接上。③仪器维修后,必须重新校正。

(四) 卡他温度计

1. 构造原理　适用于测定微小风速,其结构分球部、毛细管部、安全球部三部分。毛细管部有两个刻度,常温卡他温度计上部为 38℃、下部为 35℃,高温及高温镀银卡他温度计上下刻度分别为 54.5℃和 51.5℃,背面有卡他系数(F),即管内酒精从上部刻度降至下部刻度时,从球部表面单位面积(cm^2)散发的热量(焦耳)$F=M/S$(M 为总散热量,S 为球部面积),每支温度计系数不同,在出厂时已经标出,系数的大小与温度计球部的物理特性有关。当气温低于 30℃,无辐射热源时用普通卡他温度计,当气温高于 30℃,无辐射热源时用高温卡他温度计,当气温高于 30℃同时伴有热辐射时用高温镀银卡他温度计。

2. 使用方法　使用时先将温度计球部浸入 50~80℃热水中使酒精上升到顶部安全球一半。从水中取出,用纱布擦干,使纵轴与气流方向垂直,固定在测定地点,随即用秒表记录酒精从上部刻度降至下部刻度所需要的时间(秒),在同一地点重复测量四次,第一次舍去,取三次平均时间(T),同时记录测定地点的气温,记录卡他系数代入下列公式计算(表 3-3):

表 3-3　各种卡他温度计计算公式

种类	测定范围	风速<1 米/秒	风速>1 米/秒
常温卡他温度计	<30℃	$V=\{(H/Q-0.2)/0.4\}^2$	$V=\{(H/Q-0.13)/0.47\}^2$
高温卡他温度计	25~50℃	$V=\{(H/Q-0.22)/0.35\}^2$	$V=\{(H/Q-0.11)/0.46\}^2$
高温镀银卡他温度计	25~50℃	$V=\{(H/Q-0.15)/0.63\}^2$	$V=\{(H/Q-0.2)/0.58\}^2$

注:V=风速(m/s);H=冷却率=F/T;F=卡他系数;T=冷却时间(s);t=空气温度(℃);Q=卡他温度计上下两刻度的平均温度-空气温度(t)

四、热辐射强度的测定

热辐射强度是指单位时间内单位面积所受到的热辐射能量,其表示单位 J/(cm^2 · min)。生产场所中的热辐射可能来自一个方向,也可能来自几个方向。因此,热辐射强度有定向辐射强度和平均辐射强度之分。前者用单向热电偶辐射热计测定,后者用黑球温度计测定。

（一）单向热电偶辐射热计

1. 构造原理　单向热电偶辐射热计的正面为棋盘形黑白相间的小方块，即热电堆部分。它是由串联在一起的240对康铜丝热电偶组成。在它们上面贴有一层铝箔，在铝箔上与热电偶热端相应处还涂上一层烟黑，形成黑白相间的小方块。当热辐射作用于热电堆部分时，由于烟黑和铝箔的辐射吸收率不同，就在这240对热电偶上产生一个热电动势，这个热电动势与辐射强度成正比。因此，用毫伏计测出热电动势后，即可求出热辐射强度。仪器上的毫伏计已经过换算、校对，故其读数直接表示热辐射强度。本仪器对热辐射的反应快，受气流的影响不大。测定范围为0~15、0~10或0~2cal/(cm^2·min)(1cal=4.2J)。

2. 使用方法与注意事项　①测定前，调整电表机械零点螺丝，使指针指零，然后按下“调零”开关，旋动“零点调整”旋钮，使指针指零，根据辐射热源的情况，适当按下“2卡”或“10卡”档；②测量时，将敏感元件(热电堆部分)之插头插入仪器面板的插孔内，打开前盖板，对准辐射热源方向，偏差不超过5o，经3~5s，待电表指针稳定后读数；测毕，将前盖关好，拔下插头，放入仪器盒内，按下开关于“断”的位置；③使用时，防止仪器受振和撞击，勿使热电堆表面的铝箔和烟黑受损；④当调整“调整零点”旋钮，指针不能达零点时，则应更换电池，正负极切勿接错。

（二）黑球温度计

1. 构造原理　系由一个空心铜球和一支温度计组成。铜球是用约0.5mm厚的铜皮制成，球直径150mm，上部开孔(16mm)，用软木塞塞好；温度计(0~150℃水银温度计)通过软木塞插入球心。铜球外表面用煤烟熏成黑色。

2. 使用方法与计算　测定时，将黑球温度计悬挂于测定地点，经15min待温度计读数稳定后记录结果。并测定同一地点的气温和风速，在按下式计算平均热辐射强度。

$$E_m = 1.17\left[\left(\frac{t_g + 273}{100}\right)^4 + 2.45v(t_g - t_a)\right] \div 600$$

式中　E_m：平均热辐射强度(cal/cm^2·min)；t_g：黑球温度(℃)；t_a：气温(℃)；v：风速(m/s)。

五、气压的测定

气压计有杯状水银气压计和空盒气压计。杯状水银气压计较为准确，但携带不便，宜放在固定地点和作为空盒气压计校准之用。空盒气压计携带方便，使用简单，适于现场应用。

（一）杯状水银气压计

1. 构造原理　杯状水银气压计为一装有水银的直立玻璃管，其上端封闭并成真空状态，下端插入水银杯中。当大气压升高时，玻璃管上端的水银面随之升高；气压下降时，水银面随之下降。根据水银面的高度，利用固定的刻度尺和游标尺，即可读取所测的气压(图3-3)。

游标尺共刻成10格，其总长度为9mm，固定刻度尺每格的间距为1mm，也即游标尺每一格比固定刻度尺的每一格小0.1mm(图3-4)。

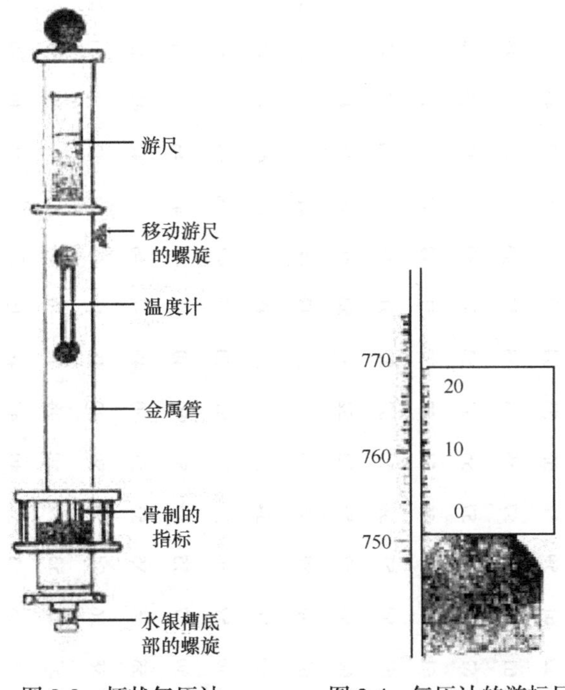

图 3-3　杯状气压计　　图 3-4　气压计的游标尺

2. 使用方法与注意事项　测定时,旋转仪器上调节旋钮,使水银杯内的液面刚好接触象牙指针的针尖。移动游标尺,使其零点的刻度线与水银面相切。由游标尺上零点的刻度线在固定刻度尺上所指的刻度,读出水银高度的整数(mm),再从游标尺上找出一根刻度线与固定刻度线相吻合处,读出一位小数。

如游标尺的零点的刻度线位于固定刻度尺上 754 与 755 刻度之间,而游标尺的第 8 根刻度线恰与固定刻度尺上的一根刻度线吻合,即超出固定刻度尺 754mm 刻线的部分水银柱高 0. 8mm。此时的大气压力为 754+0. 8=754. 8mmHg。

精确测量气压时,读数结果还须进行器差和气温订正。器差订正是校正仪器本身的误差,附在仪器说明书上。

气压计需垂直悬挂,避免摇摆和日光直射,周围应无强大的热源。不观察时,象牙指针应脱离水银面。气压的表示单位用帕(Pa),气象学上也曾用毫巴(mbar)。

(二) 空盒气压计

空盒气压计由具有弹性的波状薄壁金属空盒构成,盒内有极稀薄得空气。当气压增高时,盒壁内凹,气压降低时,盒壁隆起。这种变化借助于杠杆及齿轮的转动以指针传递到刻度盘上即可直接读出大气压力(mmHg)。

使用前,需用水银气压计进行校正。使用时,为防止机械摩擦的误差,须轻轻叩打 2~3 下,待指针稳定后,再记下读数,应精确到 0. 5mmHg。在玻盖中央,有另一可转动的指针,将此指针与气压计指针对准后,可观察一定时间后的气压变化。

附:空气相对湿度(%)计算表、饱和水蒸气分压力表、不同风速时温湿度计系数见表 3-4~表 3-6。

表 3-4 空气相对湿度(%)计算表

湿球温度(℃)	干湿球温度差值(Δt)																													
	0.0	0.5	1.0	1.5	2.0	2.5	3.0	3.5	4.0	4.5	5.0	5.5	6.0	6.5	7.0	7.5	8.0	8.5	9.0	9.5	10.0	10.5	11.0	11.5	12.0	12.5	13.0	13.5	14.0	14.5	15.0
50	100	97	95	92	90	87	85	82	80	78	76	73	72	70	69	67	65	63	62	60	59	67	56	55	53	52	50	49	48	47	45
49	100	97	95	92	89	87	84	82	80	77	75	73	72	70	68	66	64	62	61	59	58	65	55	54	53	51	49	48	47	46	44
48	100	97	95	92	89	87	84	82	80	77	75	73	71	69	67	66	64	62	61	59	58	65	55	54	53	51	49	48	47	46	44
47	100	97	95	92	89	87	84	82	79	77	75	73	71	69	67	66	63	62	61	59	58	65	55	54	52	51	49	47	46	45	44
46	100	97	94	92	89	86	84	82	79	77	75	73	71	69	67	66	63	61	60	58	57	55	54	53	52	50	48	47	46	45	43
45	100	97	94	92	89	86	84	81	79	77	75	72	71	69	67	65	62	61	60	58	57	55	54	53	52	50	48	47	45	44	43
44	100	97	94	92	89	86	84	81	79	76	74	72	70	68	66	65	62	61	59	58	56	54	53	52	51	49	47	46	45	43	42
43	100	97	94	91	89	86	84	81	78	76	74	72	70	68	66	65	62	61	59	57	56	54	53	52	51	49	47	46	44	43	42
42	100	97	94	91	89	86	83	81	78	76	74	72	70	68	66	64	62	60	59	57	55	53	52	51	50	48	46	45	44	42	42
41	100	97	94	91	88	86	83	81	78	76	74	72	69	67	66	64	61	60	58	57	55	53	52	51	49	48	46	45	44	42	41
40	100	97	94	91	88	86	83	81	78	76	73	71	69	67	65	64	61	60	58	56	54	52	51	50	48	47	46	44	43	42	41
39	100	97	94	91	88	85	83	80	78	75	73	71	69	67	65	63	61	59	57	56	54	52	51	50	47	47	45	43	42	41	40
38	100	97	94	91	88	85	83	80	78	75	73	71	68	66	64	62	60	59	57	55	54	51	50	49	47	46	45	43	42	41	39
37	100	97	94	91	88	85	82	80	77	75	72	70	68	66	64	62	60	58	56	55	53	51	50	49	47	46	44	42	41	40	39
36	100	97	94	91	88	85	82	79	77	74	72	70	68	65	63	61	59	58	56	54	53	50	49	48	46	45	44	42	41	40	38
35	100	97	94	90	87	85	82	79	77	74	72	69	47	65	63	61	59	57	55	53	52	50	48	47	46	45	43	41	40	39	38
34	100	97	93	90	87	84	82	79	76	74	72	69	47	64	62	60	58	56	55	53	51	49	47	46	45	44	43	41	40	39	37
33	100	97	93	90	87	84	81	79	76	73	71	68	66	64	62	60	58	56	54	52	50	49	47	46	44	43	42	40	39	38	37
32	100	97	93	90	87	84	81	78	76	73	71	68	66	63	61	59	57	55	53	52	50	48	46	45	43	42	41	39	38	37	36
31	100	96	93	90	87	84	81	78	75	73	70	68	65	63	61	59	57	55	53	51	49	47	46	44	43	41	40	38	37	36	35
30	100	96	93	90	86	83	80	77	75	72	69	67	65	62	60	58	56	54	52	50	48	47	45	43	42	40	39	38	36	35	34
29	100	96	93	89	86	83	80	77	74	72	69	66	64	62	60	57	55	53	51	49	48	46	44	43	41	40	38	37	35	34	33

续表

湿球温	干湿球温度差值(Δt)																													
度(℃)	0.0	0.5	1.0	1.5	2.0	2.5	3.0	3.5	4.0	4.5	5.0	5.5	6.0	6.5	7.0	7.5	8.0	8.5	9.0	9.5	10.0	10.5	11.0	11.5	12.0	12.5	13.0	13.5	14.0	14.5	15.0
28	100	96	93	89	86	83	80	77	74	71	68	66	63	61	59	57	55	53	51	49	47	45	43	42	40	39	37	36	35	33	32
27	100	96	93	89	86	82	79	76	73	71	68	65	63	60	58	56	54	52	50	48	46	44	43	41	39	38	37	35	34	32	31
26	100	96	92	89	85	82	79	76	73	70	67	65	62	60	57	55	53	51	49	47	45	44	42	40	39	37	36	34	33	32	30
25	100	96	92	89	85	82	78	75	72	69	67	64	62	59	57	54	52	50	48	46	44	43	41	39	38	36	35	33	32	31	29
24	100	96	92	88	85	81	78	75	72	69	66	63	61	58	56	54	51	49	47	45	43	42	40	38	37	35	34	32	31	30	28
23	100	96	92	88	84	81	78	74	71	68	65	63	60	58	55	53	51	48	46	44	42	41	39	37	36	34	33	31	30	28	27
22	100	96	92	88	84	81	77	74	71	68	65	62	59	57	54	52	50	47	45	43	41	40	38	36	35	33	31	30	29	27	26
21	100	96	92	88	84	80	77	73	70	67	64	61	58	56	53	51	49	46	44	42	40	39	37	35	33	32	30	29	28	26	25
20	100	96	91	87	83	80	76	73	69	66	63	60	58	55	52	50	48	45	43	41	39	37	36	33	32	31	29	28	26	25	24
19	100	95	91	87	83	79	76	72	69	65	62	59	57	54	51	49	47	44	42	40	38	36	34	33	31	29	28	26	25	24	22
18	100	95	91	87	83	79	75	71	68	65	62	59	56	53	50	48	45	43	41	39	37	35	33	31	38	28	27	25	24	22	21
17	100	95	91	86	82	78	74	71	67	64	61	58	55	52	49	47	44	42	40	38	36	34	32	30	28	27	25	24	22	21	20
16	100	95	90	86	82	78	74	70	66	63	60	57	54	51	48	45	43	41	38	36	34	32	30	29	27	25	24	22	21	19	18
15	100	95	90	85	81	77	73	69	65	62	59	55	52	50	47	44	42	39	37	35	33	31	29	27	25	24	22	21	19	18	16
14	100	95	90	85	81	76	72	68	64	61	57	54	51	48	45	43	40	38	35	33	31	29	27	25	24	22	20	19	17	16	15
13	100	95	90	85	80	76	71	67	63	60	56	53	50	47	44	41	39	36	34	32	29	27	25	24	22	20	19	17	16	14	13
12	100	94	89	84	79	75	70	66	62	59	55	52	48	45	42	40	37	35	32	30	28	26	24	22	20	18	17	15	14	12	11
11	100	94	89	84	79	74	69	65	61	57	54	50	47	44	41	38	35	33	30	28	26	24	22	20	18	16	15	13	12	18	9
10	100	94	88	83	78	73	69	64	60	56	52	49	45	42	39	36	33	31	28	26	24	22	20	18	16	14	13	11	10	8	7
9	100	94	88	82	77	72	68	63	59	55	51	47	44	40	37	34	32	29	26	24	22	20	18	16	14	12	18	9	7	6	5
8	100	94	88	82	76	71	66	62	57	53	49	46	42	39	35	32	29	27	24	22	19	17	15	13	11	18	8	6	5	4	2
7	100	93	87	81	76	70	65	60	56	52	48	44	40	37	33	30	27	24	22	19	17	15	13	11	9	7	6	4	3	1	

续表

湿球温度(℃)	干湿球温度差值(Δt)																														
	0.0	0.5	1.0	1.5	2.0	2.5	3.0	3.5	4.0	4.5	5.0	5.5	6.0	6.5	7.0	7.5	8.0	8.5	9.0	9.5	10.0	10.5	11.0	11.5	12.0	12.5	13.0	13.5	14.0	14.5	15.0
6	100	93	87	81	75	69	64	59	54	50	46	42	38	34	31	28	25	22	19	17	15	12	10	8	6	5	3	1			
5	100	93	86	80	74	68	63	57	53	48	44	40	36	32	29	25	22	19	17	14	12	10	7	5	3	2					
4	100	93	86	79	73	67	61	56	51	46	42	37	33	30	26	23	20	17	14	11	9	7	4	2							
3	100	92	85	78	72	65	60	54	49	44	39	35	31	27	23	20	17	14	11	8	6	3	1								
2	100	92	84	77	70	64	58	52	47	42	37	33	28	24	21	17	14	11	8	5	2										
1	100	91	83	76	69	62	56	50	44	39	34	30	25	21	17	14	10	7	4	1											
0	100	91	83	75	67	61	54	48	42	37	31	27	22	18	14	10	7	4	1												
−1	100	91	82	74	66	59	52	46	39	34	29	24	19	15	10	7															
−2	100	90	81	72	64	57	50	43	37	31	25	28	15	11	7	3															
−3	100	90	80	71	62	55	47	40	34	28	22	16	11	8	2																
−4	100	89	79	70	61	52	45	37	30	24	18	13	7	2																	
−5	100	89	78	68	59	50	42	34	27	20	14	8	3																		
−6	100	88	77	66	56	47	39	30	23	16	10	4																			
−7	100	87	76	64	54	44	35	27	19	12	5																				
−8	100	87	74	62	51	41	32	23	14	7																					
−9	100	86	73	60	48	38	28	18	10	2																					
−10	100	85	71	58	45	34	23	13	4																						

表 3-5　饱和水蒸气分压力表

气　温℃	水蒸气分压力 Pa	气　温℃	水蒸气分压力 Pa	气　温℃	水蒸气分压力 Pa
-20	125.323	+5.0	872.326	+29.0	4005.393
-19	137.322	+6.0	946.986	+30.0	4242.839
-18	149.321	+7.0	1001.648	+31.0	4492.285
-17	162.653	+8.0	1072.575	+32.0	4754.662
-16	175.985	+9.0	1147.789	+33.0	5030.106
-15	191.984	+10.0	1227.762	+34.0	5319.281
-14	207.982	+11.0	1312.422	+35.0	5622.855
-13	225.314	+12.0	1402.281	+36.0	5941.228
-12	245.312	+13.0	1497.339	+37.0	6275.067
-11	265.311	+14.0	1598.131	+38.0	6625.672
-10	286.642	+15.0	1704.922	+39.0	6991.672
-9	310.640	+16.0	1817.712	+40.0	7375.906
-8	334.638	+17.0	1937.169	+41.0	7778.005
-7	362.636	+18.0	2063.425	+42.0	8199.303
-6	390.633	+19.0	2196.747	+43.0	8639.166
-5	421.298	+20.0	2364.466	+44.0	9100.560
-4	454.628	+21.0	2486.455	+45.0	9583.185
-3	489.292	+22.0	2643.375	+50.0	12333.618
-2	526.889	+23.0	2808.828	+55.0	15737.329
-1	567.418	+24.0	2983.346	+60.0	19915.640
-0	610.481	+25.0	3167.197	+65.0	25003.208
+1.0	656.744	+26.0	3360.914	+70.0	31057.351
+2.0	705.807	+27.0	3564.897	+75.0	38543.390
+3.0	757.936	+28.0	3778.879	+80.0	47342.642
+4.0	813.398				

表 3-6　不同风速时温湿度计系数

风速(m/s)	系数值	风速(m/s)	系数值
0.13	0.00130	0.80	0.0080
0.16	0.00120	2.30	0.0070
0.20	0.00110	3.00	0.0069
0.30	0.00100	4.00	0.0067
0.40	0.00090		

（唐云锋）

第四节　饮 水 消 毒

目的要求：熟悉漂白粉中有效氯含量、水的余氯量及漂白粉加入量测定的方法。

一、漂白粉中有效氯含量的测定

（碘量法）

（一）原理

有效氯：含氯化合物中氯的价数大于-1者称为有效氯。

漂白粉中的有效氯在酸性溶液中可氧化碘化钾而析出碘，用硫代硫酸钠标准溶液滴定析出的碘，根据硫代硫酸钠的消耗量即可计算出漂白粉中有效氯的含量。

$$2KI + 2CH_3COOH \rightarrow 2CH_3COOK + 2HI$$

$$2HI + Ca(OCl)Cl \rightarrow CaCl_2 + 2H_2O + I_2$$

$$I_2 + 2Na_2S_2O_3 \rightarrow Na_2S_4O_6 + 2NaI$$

（二）器材

250ml 碘量瓶；500ml 容量瓶；研钵；150ml 烧杯；25ml 移液管；碱性滴定管。

（三）试剂

0.05mol/L 硫代硫酸钠标准溶液；0.5% 淀粉溶液；碘化钾；冰乙酸。

（四）操作步骤

（1）配制漂白粉样品悬液：称取 4g 漂白粉加入烧杯中，用蒸馏水溶解转移入容量瓶中，洗烧杯 3 次，定容至 500ml，制成悬液。

（2）在 250ml 碘量瓶中加入 1g 碘化钾（KI），加 70ml 蒸馏水溶解后加入 2ml 冰乙酸。

（3）用移液管吸取 25ml 样品悬液，加入碘量瓶中。此时立即产生棕色，振荡混匀，置于暗处 5min。

（4）自滴定管中加入 0.05mol/L 硫代硫酸钠标准溶液，不断振摇，直至变成淡黄色，然后加入 1ml 淀粉溶液，溶液即呈蓝色，继续滴定至蓝色刚消失，记录用量 V。

（五）计算

$$\text{有效氯}(CL\%) = \frac{[(V \times 0.05)/(2 \times 1000)] \times 70.91}{4 \times (25/500)}$$

式中　V：0.05mol/L 硫代硫酸钠标准溶液用量，ml。

二、饮用水的消毒

（一）原理

$$2Ca(OCl)Cl + 2H_2O \rightarrow 2HOCl + CaCl_2 + Ca(OH)_2$$

（二）器材

水桶；皮尺。

（三）操作步骤

（1）取一水桶水样，用皮尺测量水桶的直径 d(m)及水深 h(m)，计算水的体积 V(m^3)。

$$V=0.8hd^2(\mathrm{m}^3)$$

（2）按 1mg/L 的有效氯使用量计算漂白粉的用量。

$$M = V / CL\%$$

（3）用天平称 M(g)漂白粉倒入水桶中，搅拌后静置 10min。

三、余氯的测定

（邻联甲苯胺比色法）

（一）原理

在 pH 小于 1.8 的酸性溶液中，水中余氯与邻联甲苯胺（甲土立丁）作用产生黄色的联苯醌化合物，根据其颜色的深浅进行比色定量。

（二）器材

余氯比色测定器 1 个；10ml 比色管。

（三）试剂

邻联甲苯胺溶液：称取甲土立丁 1.35g，溶于 500ml 纯水中，在不停搅拌下加至 150ml 浓盐酸与 350ml 蒸馏水的混合液中，存于棕色试剂瓶中，在室温下保存，可使用半年。

（四）操作步骤

加 1ml 邻联甲苯胺溶液于 25ml 比色管中，加消毒后水样 25ml，混匀，立即进行比色，所得结果为游离性余氯，余氯的浓度为 mg/L。

（唐云锋）

第五节　水中“三氮”的测定

一、水中氨氮的测定

（纳氏直接比色法）

（一）原理

水中氨与纳氏试剂在碱性条件下生成黄至棕色的化合物，其色度与氨氮含量成正比。

（二）仪器

500ml 全玻璃蒸馏器；25ml 具塞比色管；分光光度计。

（三）试剂

本法所有试剂均需用不含氨的纯水配制。无氨水可用一般纯水通过强酸性阳离子交换树脂或加硫酸和高锰酸钾后重蒸馏制得。

1. 氨氮标准贮备溶液　将氯化铵（NH_4CL）置于烘箱内，在 105℃烘烤 1h，冷却后称取 3.8190g，溶于纯水中，顶溶至 1000ml。氨氮（N）的量浓度为 1.0mg/ml 是贮备液。

2. 氨氮标准溶液（临用时配制）　吸取 10.00 ml 氨氮贮备溶液，用纯水定容到 1000ml，氨氮（N）的量浓度为 10.0μg/ml 是标准溶液。

3. 0.35%硫代硫酸钠溶液　称取 0.35g 硫代硫酸钠（$Na_2S_2O_3 \cdot 5H_2O$）溶于纯水中，并稀释至 100 ml。此溶液 0.4 ml 能除去 200 ml 水样中有效氯 1mg/L。使用时可按水样中余氯含量计算加入量。

4. 磷酸盐缓冲溶液　称取 7.15g 无水磷酸二氢钾（KH_2PO_4）及 34.4g 磷酸氢二钾（K_2HPO_4或 45.075g$K_2HPO_43H_2O$）溶于纯水中，并稀释至 500 ml。

5. 2%硼酸溶液　称取 20g 硼酸，溶于纯水中，并稀释至 1000ml。

6. 10%硫酸锌溶液　称取 10g 硫酸锌（$ZnSO_4 \cdot 7H_2O$），溶于少量纯水中，并稀释至 100 ml。

7. 24%氢氧化钠溶液　称取 24g 氢氧化钠，溶于纯水中，并稀释至 100ml。

8. 50%酒石酸钾钠溶液　称取 50g 酒石酸钾钠（$KNaC_4H_4O_64H_2O$），溶于 100ml 纯水中，加热煮沸至不含氨为止，冷却后再用纯水补充至 100ml。

9. 纳氏试剂　称取 100g 碘化汞（HgI_2）及 70g 碘化钾（KI），溶于少量纯水中，将此溶液缓缓倾入已冷却的 500ml 32%氢氧化钠溶液中，并不停搅拌，然后再以纯水稀释至 1000ml，贮于棕色瓶中，用橡皮塞塞紧，避光保存。本试剂有毒，应谨慎使用。

（四）方法

1. 水样预处理　无色澄清的水样可直接测定，色度、浑浊度较高和含干扰物质较多的水样，需经过蒸馏或混凝沉淀等预处理步骤。

混凝沉淀：取 200ml 水样，加入 2ml 硫酸锌溶液，混匀。加入 0.8～1ml 氢氧化钠，使 pH 为 10.5，静置数分钟，上清液过滤供比色用。经硫酸锌和氢氧化钠沉淀的水样，静置后一般均能澄清。如必需过滤时，应注意滤纸中的氨盐对水样的污染，必须预先将滤纸处理后再使用。

2. 测定（分光光度计的使用）

（1）取 25.0ml 澄清水样或经预处理的水样（如氨氮含量大于 0.1mg，则取适量水样加纯水至 50ml）于 25ml 比色管中。

（2）另取 25 ml 比色管 1 支，加入氨氮标准溶液 0.4ml，用纯净水稀释至 25 ml。

（3）向水样及标准溶液管内分别加入 0.5 ml 酒石酸钾钠溶液，混匀，再加 0.5 ml 纳氏试剂，混匀后放置 10min，于 420nm 波长下用 1cm 比色皿，以纯水作参比，测定；单位 μg/ml。

（五）注意事项

配制纳氏试剂时勿使碘化钾过剩。过量的碘离子将影响有色络合物的生成，使颜色变浅。贮存已久的纳氏试剂，使用前应先用已知量的氨氮标准溶液显色，并核对应有的吸光度；加入试剂后 2h 内不得出现浑浊，否则应重新配制。

二、水中亚硝酸盐氮的测定

（重氮化偶合比色法）

（一）原理

水中亚硝酸盐于对氨基苯磺酰胺起重氮作用（pH1.7以下），再与盐酸*N*-（1-萘基）-乙烯二胺产生偶合反应，生成紫色的偶氮染料，比色定量。

（二）仪器

50ml具塞比色管；分光光度计。

（三）试剂

1. 亚硝酸盐氮标准溶液　称取0.2463g在干燥器内放置24h的亚硝酸钠（$NaNO_2$）。溶于纯水中，并定容至1000ml。每升内加2ml氯仿保存。此溶液亚硝酸盐氮量浓度为50μg/mg。该为贮备溶液。取贮备溶液10 ml，用纯水稀释至500 ml，再从中吸取出10.00ml，用纯水定容100ml。此溶液亚硝酸盐氮量浓度为0.1μg/ ml，是标准溶液。

2. 氢氧化铝悬浮　称取125g硫酸铝钾｛$KAl(SO_4)_2 \cdot 12H_2O$｝或硫酸铝铵｛$NH_4Al(SO_4)_2 \cdot 12H_2O$｝，溶于1000 ml纯水中，加热至60℃，慢慢加入55ml浓氨水，使氢氧化铝沉淀。充分搅拌后静置，弃去上清液。反复用纯水洗涤沉淀，至倾出液无氯离子（用硝酸银检定）为止，最后加入300ml纯水成悬浮液。使用前振荡均匀。

3. 1%对氨基苯磺酰胺溶液　称取5g对氨基苯磺酰胺（$NH_2C_6H_4SO_3NH_2$），溶于350ml 1+6盐酸中。用纯水稀释至500ml。此试剂可稳定数日。

4. 1%盐酸*N*-（1-萘基）-乙烯二胺溶液　称取0.5g盐酸*N*-（1-苯基）-乙烯二胺（CHNH-CHCHNH · 2HCl，又名*N*-甲萘基盐酸二氨基乙烯，简称NEDD），溶于500ml纯水中。贮于棕色瓶内，放冰箱内保存，可稳定数周。如变为深棕色，则应重配。

（四）方法

（1）若水样浑浊或色度较深，可先取100ml，加入2ml氢氧化铝悬浮液，搅拌后静置数分钟，过滤。

（2）先将水样或经处理后的水样，取25.0ml，置于比色管中。

（3）另取25ml比色管1支，分别加入亚硝酸盐氮标准溶液1.0ml，用纯水稀释至25.0ml。

（4）向水样及标准色列管中分别加入1ml对氨基苯磺酰胺溶液，摇匀后放置2~8min。再加入1.0ml盐酸*N*-（1-萘基）-乙烯二胺溶液，立即混匀。

（5）在540ml波长下，用1cm比色皿以纯水参比，在10min至2h内，于分光光度计测定。如亚硝酸盐氮浓度低于4μg/L时，改用3cm比色皿。

三、硝酸盐氮

（二磺酸酚比色法）

（一）原理

硝酸盐在无水情况下与二磺酸酚反应，生成硝基二磺酸酚，在碱性溶液中产生分子重排,生成黄色化合物,可以比色定量。

水中含氯化物、亚硝酸盐、铵盐或水样有色,可干扰测定,须作适当的前处理。

（二）仪器

100ml 瓷蒸发皿;50ml 具塞比色管;250ml 三角瓶;分光光度计。

（三）试剂

（1）二磺酸酚:称取 15g 精制苯酚,置于 250ml 三角瓶中,加 105ml 浓硫酸使之溶解,瓶口插一小漏斗,置于沸水浴内加热 6 小时,得淡棕色稠液,密塞贮于棕色瓶中。苯酚的精制:将盛有苯酚的容器于热水中加热,融化后倾出适量置于具有空气冷凝管的蒸馏瓶中,加热蒸馏,收集 182~184℃的蒸出部分,冷却后应为无色纯净的结晶,置于棕色瓶中,冷暗处保存。

（2）硝酸盐氮标准贮备溶液:称取 7.218g 经 105~110℃烘过 1 小时的硝酸钾(KNO_3),溶于纯水中,并定容 1000ml,混匀,加 2ml 氯仿作保存剂,至少可稳定 6 个月。此溶液 1.00ml 含 1.00mg 硝酸盐氮。

（3）硝酸盐氮标准应用溶液:吸取硝酸盐氮标准贮备溶液 5.00ml,置于蒸发皿内,加 0.1mol/L 氢氧化钠溶液,调至 pH8,在水浴上加热蒸干。然后加入二磺酸酚 2ml,迅速用玻璃棒研磨蒸发皿内壁,使残渣与二磺酸酚充分接触,放置 30 分钟,加入少量纯水,移入 500ml 容量瓶中,再用纯水冲洗蒸发皿,合并于容量瓶中,最后用纯水稀释至标线,混匀。此溶液 1.00ml 含 10.0μg 硝酸盐氮。

（4）硫酸银溶液:称取 4.397g 硫酸银(Ag_2SO_4),溶于纯水中,定容至 1000ml。此溶液 1.00ml 可去除 1.00mg 氯离子(Cl^-)。

（5）0.5mol/L 硫酸溶液:取 2.8ml 浓硫酸,加入适量纯水中,并稀释至 100ml。

（6）1mol/L 氢氧化钠溶液:称取 40g 氢氧化钠,溶于适量纯水中,稀释至 1000ml。

（7）0.02mol/L 高锰酸钾溶液:将 0.316g 高锰酸钾溶于纯水中,并稀释至 100ml。

（8）浓氨水。

（9）乙二胺四乙酸二钠溶液:称取 50g 乙二胺四乙酸二钠(EDTA-2Na),用 20ml 纯水调成糊状,加入 60ml 浓氨水,充分混合,使之溶解。

（10）氢氧化铝悬浮液:(见亚硝酸盐测定)。

（四）方法

（1）水样的预处理:计算水样体积时应将预处理所加各种溶液的体积扣除。

1）去除颜色:取 100ml 水样于 100ml 具塞量筒中,加 2ml 氢氧化铝悬浮液,密塞充分振荡,静置数分钟,澄清后过滤,弃去 20ml 最初滤液。

2）去除浊度:如水样有悬浮物,可用 0.45μm 孔径的滤膜过滤除去。

3）去除氯化物:取 100ml 水样于 250ml 三角瓶中,根据已测出的氯化物含量,加入相当量的硫酸银溶液,然后将瓶置于 80℃左右的水浴中加热,用力振摇,使氯化银沉淀充分凝聚,冷却后用慢速滤纸过滤。

4）去除亚硝酸盐氮影响:水样中亚硝酸盐氮含量超过 0.2mg/L,则取 100ml 水样,加 1.0ml 0.5mol/L 硫酸溶液,混匀后滴加 0.02mol/L 高锰酸钾溶液,至淡红色保持 15 分钟不褪为止,使亚硝酸盐氮氧化为硝酸盐,最后从测定结果中减去这一部分亚硝酸盐氮量。

(2) 蒸发:取 25.0ml 原水样或经预处理的澄清水样,置于蒸发皿中,用 pH 试纸检查,必要时用硫酸或氢氧化钠溶液调节至微碱性(pH≈8),置于水浴上蒸发至干。

(3) 硝化:取下蒸发皿,加入 1.0ml 二磺酸酚,用玻璃棒研磨,使二磺酸酚与蒸发皿内残渣充分接触,放置片刻,再研磨一次,静置 10 分钟,加入约 10ml 水。

(4) 显色:在搅拌下向蒸发皿内滴加 3~4ml 浓氨水,使溶液呈现最深的黄色。如有沉淀产生,可过滤;或滴加 EDTA-2Na 溶液至沉淀溶解。将溶液移入 50ml 比色管中,用纯水稀释至标线,混匀。

(5) 另取 10 支 50ml 比色管,分别加入硝酸盐氮标准应用溶液 0ml、0.10ml、0.30ml、0.50ml、0.70ml、1.00ml、3.00ml、5.00ml、7.00ml 和 10.00ml,各加 1.0ml 二磺酸酚,再各加 10ml 纯水,在搅拌下滴加 3~4ml 浓氨水至溶液的颜色最深,加纯水至刻度。

(6) 于 420nm 波长,以纯水为参比,测定样品管和标准管的吸光度。取标准溶液量为 0~1.50ml的标准系列,用 3cm 比色皿,0~10.00ml 的用 1cm 比色皿测定。

(7) 绘制校准曲线,在曲线上查出样品管中硝酸盐氮的含量。

(五) 计算

$$C = \frac{M}{V_1 \times \frac{100}{100 + V_2}}$$

式中　C:水样中硝酸盐氮(N)浓度(mg/L);M:从校准曲线上查得的样品管中硝酸盐氮的含量(μg);V_1:水样体积(ml);V_2:除氯离子时加入硫酸银溶液的体积(ml)。

(唐云锋)

第六节　化学需氧量和五日生化需氧量(BOD_5)的测定

一、化学需氧量的测定

(一) 实验目的

熟练掌握 COD 测定方法。

(二) 实验原理

化学需氧量(COD),是指在一定条件下,用强氧化剂处理水样时所消耗氧化剂的量,以氧的 mg/L 来表示。化学需要量反映了水中受还原性物质污染的程度。水中还原性物质包括有机物、亚硝酸盐、亚铁盐、硫化物等。水被有机物污染是很普遍的,因此,化学需氧量也作为有机物相对含量的指标之一。

COD 的测定是在强酸性溶液中,用一定量的重铬酸钾氧化水样中还原性物质,过量的重铬酸钾以试亚铁灵作指示剂用硫酸亚铁铵溶液回滴。根据硫酸亚铁铵的用量算出水样中还原性物质消耗氧的量。

水样的化学需氧量,受加入氧化剂的种类及浓度、反应溶液的酸度、反应温度和时间,以及催化剂的有无而获得不同的结果,因此,化学需氧量亦是一个条件性指标,必须严格按步骤进行。

酸性重铬酸钾氧化剂很强，可氧化大部分有机物，加入硫酸银作催化剂时，直链脂肪族化合物可完全被氧化，而芳香族有机物却不易被氧化，吡啶不被氧化，挥发性直链脂肪族化合物苯等有机物存在于蒸汽相，不能与氧化剂液体接触，氧化不明显。氯离子能被重铬酸钾盐氧化，并且能与硫酸银作用产生沉淀，影响测定结果，故在回流前向水样中加入硫酸汞，使成为络合物以消除干扰。氯离子含量高于 2000mg/L 的样品应作定量稀释，使含量降低至 2000mg/L 以下，再行测定。

用 0.25mol/l 浓度的重铬酸钾溶液可测定大于 50mg/L 的 COD 值。用 0.025mol/L 浓度的重铬酸钾溶液可测定 5~50mg/L 的 COD 值，但准确度较差。

（三）仪器和试剂

1. 主要仪器

（1）回流装置：带 250ml 锥形瓶回流装置（如取样量在 30ml 以上，采用 500ml 的全玻璃回流装置）。

（2）加热装置：电热板或变阻电炉。

（3）50ml 酸式滴定管。

2. 主要试剂

（1）重铬酸钾标准溶液（$1/6K_2Cr_2O_7=0.2500mol/L$）：称取预先在 120℃烘干 2h 的基准或优级纯重铬酸钾 12.258g 溶于水中，移入 1000ml 容量瓶，稀释至标线，摇匀。

（2）试亚铁灵指示液：称取 1.458g 邻菲啰啉（$C_{12}H_8N_2 \cdot 7H_2O$，1，10-phenanthroline），0.695g 硫酸亚铁（$FeSO_4 \cdot 7H_2O$）溶于水中，稀释至 100ml，贮于棕色瓶内。

（3）硫酸亚铁铵标准溶液[$(NH_4)_2Fe(SO_4)_2 \cdot 6H_2O \approx 0.1mol/L$]：称取 39.5g 硫酸亚铁铵溶于水中，边搅拌边缓慢加入 20ml 浓硫酸，冷却后移入 1000ml 容量瓶中，加水稀释至标线，摇匀。临用前，用重铬酸钾标准溶液标定。

3. 标定方法　准确吸取 10.00ml 重铬酸钾标准溶液于 500ml 锥形瓶中，加水稀释至 110ml 左右，缓慢加入 30ml 浓硫酸，混匀。冷却后，加入 3 滴试亚铁灵指示液（约 0.15ml），用硫酸亚铁铵溶液滴定，溶液的颜色由黄色经蓝绿色至红褐色即为终点。

$$c[(NH_4)_2Fe(SO_4)_2] = \frac{0.2500 \times 10.00}{V}$$

式中　c：硫酸亚铁铵标准溶液的浓度（mol/L）；V：硫酸亚铁铵标准溶液的用量（ml）。

4. 硫酸-硫酸银溶液　于 2500ml 浓硫酸中加入 25g 硫酸银。放置 1~2d，不时摇动使其溶解（如无 2500ml 容器，可在 500ml 浓硫酸中加入 5g 硫酸银）。

5. 硫酸汞　结晶或粉末。

（四）实验步骤

（1）取 20.00 混合均匀的水样（或适量水样稀释至 20.00ml）于 250ml 磨口的回流锥形瓶中，准确加入 10.00ml 重铬酸钾标准溶液及数粒小玻璃珠或沸石，连接磨口回流冷凝管，从冷凝管上口慢慢地加入 30ml 硫酸-硫酸银溶液，轻轻摇动锥形瓶使溶液混匀，加热回流 2h（自开始沸腾时计时）。

（2）冷却后，用 90ml 水冲洗冷凝管壁，取下锥形瓶。溶液总体积不得少于 140ml，否则因酸度太大，滴定终点不明显。

(3) 溶液再度冷却后,加 3 滴试亚铁灵指示液,用硫酸亚铁铵标准溶液滴定,溶液的颜色由黄色经蓝绿色至红褐色即为终点,记录硫酸亚铁铵标准溶液的用量。

(4) 测定水样的同时,以 20.00ml 重蒸馏水,按同样操作步骤作空白试验。记录滴定空白时硫酸亚铁铵标准溶液用量。

(五) 实验结果与数据处理

根据测定空白和样品消耗的硫酸亚铁铵标准溶液体积和水样体积按下式计算水样 COD 值:

$$COD_{cr}(O_2,mg/L)=\frac{(V_0-V_1)\times c\times 8\times 1000}{V}$$

式中　c:硫酸亚铁铵标准溶液的浓度(mol/L);V_0:滴定空白时硫酸亚铁铵标准溶液用量(ml);V_1:滴定水样时硫酸亚铁铵标准溶液的用量(ml);V:水样的体积(ml);8:氧(1/2 O)摩尔质量(g/mol)。

注意事项:

(1) 使用 0.4g 硫酸汞络合氯离子的最高量可达 40mg,如取用 20.00ml 水样,即最高可络合 2000ml/L 氯离子浓度的水样。若氯离子浓度较低,亦可少加硫酸汞,使保持硫酸汞:氯离子=10:1(W/W)。若出现少量氯化汞沉淀,并不影响测定。

(2) 水样取用体积可在 10.00~50.00ml 范围之间,但试剂用量及浓度需按表 3-7 进行相应调整,也可得到满意的结果。

表 3-7　水样取用量和试剂用量表

水样体积(ml)	0.2500mol/L $K_2Cr_2O_7$ 溶液(ml)	H_2SO_4-Ag_2SO_4 溶液(ml)	$HgSO_4$ (g)	$FeSO_4(NH_4)_2SO_4$ (mol/L)	滴定前总体积(ml)
10.0	5.0	15	0.2	0.050	70
20.0	10.0	30	0.4	0.100	140
30.0	15.0	45	0.6	0.150	210
40.0	20.0	60	0.8	0.200	280
50.0	25.0	75	1.0	0.250	350

(3) 对于化学需氧量小于 50mg/L 的水样,应改用 0.0250mol/L 重铬酸钾标准溶液。回滴时用 0.01mol/L 硫酸亚铁铵标准溶液。

(4) 水样加热回流后,溶液中重铬酸钾剩余量应为加入量的 1/5~4/5 为宜。

(5) 用邻苯二甲酸氢钾标准溶液检查试剂的质量和操作技术时,由于每克邻苯二酸氢钾的理论 CODcr 为 1.176g,所以溶解 0.425g 邻苯二酸氢钾($HOOCC_6H_4COOK$)于重蒸馏水中,转入 1000ml 容量瓶,用重蒸馏水稀释至标线,使之成为 500mg/L 的 CODcr 标准溶液。用时新配。

(6) CODcr 的测定结果应保留三位有效数字。

(7) 每次实验时,应对硫酸亚铁铵标准滴定溶液进行标定,室温较高时尤其应注意其浓度的变化。

(六) 讨论

水样测定时,为什么需做空白校正?

二、废水五日生化需氧量(BOD_5)的测定

(一) 实验目的

(1) 掌握BOD_5的测定原理和技巧。

(2) 熟悉DO的测定方法。

(二) 实验原理

生化需氧量是指在规定条件下,微生物分解存在于水中的某些可氧化物质、特别是有机物所进行的生物化学过程中消耗溶解氧的量。目前国内外普遍规定于20±1℃培养5d,分别测定样品培养前后的溶解氧,二者之差即为BOD_5值,以氧的毫克/升(mg/L)表示。对某些地面及大多数工业废水,因含有较多的有机物,需要稀释后再培养测定,以降低其浓度和保证有充足的溶解氧。稀释的程度应使培养中所消耗的溶解氧大于2mg/L,而剩余溶解氧在1mg/L以上。

为了保证水样稀释后有足够的溶解氧,稀释水通常要通入空气进行曝气(或通入氧气),以便稀释水中溶解氧接近饱和。稀释水中还应加入一定量的无机营养盐和缓冲物质(磷酸盐、钙、镁和铁盐等),以保证微生物生长的需要。

对于不含或少含微生物的工业废水,其中包括酸性废水、碱性废水、高温废水或经过氯化处理的废水,在测定BOD_5时应进行接种,以引入能分解废水中有机物的微生物。当废水中存在着难于被一般生活污水中的微生物以正常速度降解的有机物或含有剧毒物质时,应将驯化后的微生物引入水样中进行接种。

(三) 仪器和试剂

1. 主要仪器

(1) 恒温培养箱(20±1℃)。

(2) 5~20L细口玻璃瓶;1000~2000ml量筒。

(3) 玻璃搅棒:棒的长度应比所用量筒长200mm。在棒的底端固定一个直径比量筒底小、并带有几个小孔的硬橡胶板。

(4) 溶解氧瓶:250ml到300ml之间,带有磨口玻璃塞并具有供水封用的钟形口。

(5) 吸管,供分取水样和添加稀释水用。

2. 主要试剂

(1) 磷酸盐缓冲溶液:将8.5g磷酸二氢钾(KH_2PO_4),21.75g磷酸氢二钾(K_2HPO_4),33.4g七水合磷酸氢二钠($Na_2HPO_4 \cdot 7H_2O$)和1.7g氯化铵(NH_4Cl)溶于水中,稀释至1000ml。此溶液的pH应为7.2。

(2) 硫酸镁溶液:将22.5g七水合硫酸镁($MgSO_4 \cdot 7H_2O$)溶于水中,稀释至1000ml。

(3) 氯化钙溶液:将27.5g无水氯化钙溶于水,稀释至1000ml。

(4) 氯化铁溶液:将0.25g六水合氯化铁($FeCl_3 \cdot 6H_2O$)溶于水,稀释至1000ml。

(5) 盐酸溶液(0.5mol/L):将40ml(ρ=1.18g/ml)盐酸溶于水,稀释至1000ml。

(6) 氢氧化钠溶液(0.5mol/L):将20g氢氧化钠溶于水,稀释至1000ml。此溶液不稳定,需每天配制。

(7) 亚硫酸钠溶液($1/2Na_2SO_3=0.025mol/L$):将1.575g亚硫酸钠溶于水,稀释至1000ml。此溶液不稳定,需每天配制。

(8) 葡萄糖-谷氨酸标准溶液:将葡萄糖($C_6H_{12}O_6$)和谷氨酸(HOOC—CH_2—CH_2—$CHNH_2$—COOH)在108℃干燥1h后,各称取150mg溶于水中,移入1000ml容量瓶内并稀释至标线,混合均匀。此标准溶液临用前配制。

(9) 稀释水:在5~20L玻璃瓶内装入一定量的水,控制水温在20℃左右。然后用无油空气压缩机或薄膜泵,将吸入的空气先后经活性炭吸附管及水洗涤管后,导入稀释水内曝气2~8h,使稀释水中的溶解氧接近于饱和。停止曝气亦可导入适量纯氧。瓶口盖以两层经洗涤晾干的纱布,置于20℃培养箱中放置数小时,使水中溶解氧含量达8mg/L左右。临用前每升水中加入氯化钙溶液、氯化铁溶液、硫酸镁溶液、磷酸缓冲溶液各1ml,并混合均匀。稀释水的pH为7.2,其BOD_5应小于0.2mg/L。

(10) 接种液:可选择以下任一方法,以获得适用的接种液。

1) 城市污水,一般采用生活污水,在室温下放置一昼夜,取上清液供用。

2) 表层土壤浸出液,取100g花园或植物生长土壤,加入1L水,混合并静置10min。取上清液供用。

3) 用含城市污水的河水或湖水。

4) 污水处理厂的出水。

5) 当分析含有难于降解物质的废水时,在其排污口下游3~8km处取水样作为废水的驯化接种液。如无此种水源,可取中和或经适当稀释后的废水进行连续曝气,每天加入少量该种废水,同时加入适量表层土壤或生活污水,使能适应该种废水的微生物大量繁殖。当水中出现大量絮状物,或检查其化学需氧量的降低值出现突变时,表明适用的微生物已进行繁殖,可用做接种液。一般驯化过程需要3~8d。

(11) 接种稀释水:分取适量接种液,加于稀释水中,混匀。每升稀释水中接种液加入量为:生活污水1~10ml;或表层土壤浸出液20~30ml;或河水,湖水10~100ml。接种稀释水的pH应为7.2,BOD_5值为0.8~1.0mg/L为宜。接种稀释水配制后应立即使用。

(四) 实验步骤

1. 水样的预处理

(1) 水样的pH若超出6.5~7.5范围时,可用盐酸或氢氧化钠溶液调节近于7,但用量不要超过水样体积的0.5%。若水样的酸度或碱度很高,可改用高浓度的碱或酸液进行中和。

(2) 水样中含有铜、铅、锌、镉、砷、氰等有毒物质时,可使用经驯化的微生物接种液的稀释水进行稀释,或提高稀释倍数以减少毒物的浓度。

(3) 含有少量游离氯的水样,一般放置1~2h,游离氯即可消失。对于游离氯在短时间不能消散的水样,可加入亚硫酸钠溶液,以除去之。其加入量由下述方法决定。取已中和好的水样100ml,加入1+1乙酸10ml,10%(*m/V*)碘化钾溶液1ml,混匀。以淀粉溶液为指示剂,用亚硫酸钠溶液滴定游离碘。有亚硫酸钠溶液消耗的体积,计算出水样中应加入亚硫酸钠溶液的量。

(4) 从水温较低的水域或富营养化的湖泊中采集的水样,可遇到含有过饱和溶解氧,此时应将水样迅速升温至20℃左右,在不使满瓶的情况下,充分振摇,并时时开塞放气,以赶出过饱和的溶解氧。从水温较高的水域或废水排放口取得的水样，则应迅速使其冷却至20℃左右，并充分振摇，使与空气中氧气压接近平衡。

2. 不经稀释水样的测定　溶解氧含量较高、有机物含量较少的地面水，可不经稀释，而直接以虹吸法，将约20±1℃混匀水样转移入两个溶解氧瓶内，转移过程中应注意不使产生气泡。以同样的操作使两个溶解氧瓶充满水样后溢出少许，加塞。瓶内不应留有气泡。其中一瓶随即测定溶解氧，另一瓶的瓶口进行水封后，放入培养箱中，在培养过程中注意添加封口水。

从开始放入培养箱算起，经过五昼夜后，弃去封口水，测定剩余的溶解氧。

3. 需经稀释水样的测定

(1) 稀释倍数的确定：根据实践经验，提出下述计算方法，供稀释时参考。

1) 地面水，由测得的高锰酸钾指数与一定的系数的乘积，即求得稀释倍数，见表3-8。

表3-8　由高锰酸盐指数与一定系数的乘积求得的稀释倍数

高锰酸盐指数(mg/L)	系数
<5	—
5~10	0.2、0.3
10~12	0.4、0.6
>20	0.5、0.7、1.0

2) 工业废水，由重铬酸钾测得的COD值来确定。通常需要三个稀释比。使用稀释水时，由COD值分别乘以系数0.075、0.15、0.225，即获得三个稀释倍数。使用接种稀释水时，则分别乘以0.075、015和0.25三个系数。

注：COD_{cr}值可在测定COD过程中，加热回流至60min时，用由校核实验的苯二甲酸氢钾溶液按COD测定相同操作步骤制备的标准色列进行估测。

(2) 稀释操作：

1) 一般稀释法：按照选定的稀释比例，用虹吸法沿管壁先引入部分稀释水(或接种稀释水)于1000ml量筒中，加入需要量的均匀水样，再引入稀释水(或接种稀释水)至800ml，用带胶板的玻璃棒小心上下搅匀。搅拌时勿使搅棒的胶板露出水面，防止产生气泡。按不经稀释水样的测定相同操作步骤，进行装瓶、测定当天溶解氧和培养5d后的溶解氧。

另取两个溶解氧瓶，用虹吸法装满稀释水(或接种稀释水)作为空白实验。测定5d前后的溶解氧。

2) 直接稀释法：直接稀释法是在溶解氧瓶内直接稀释。在已知两个容积相同(其差<1ml)的溶解氧瓶内，用虹吸法加入部分稀释水(或接种稀释水)，再加入根据瓶容积和稀释比例计算出的水样量，然后用稀释水(或接种稀释水)使刚好充满，加塞，勿留气泡于瓶内。其余操作与上述一般稀释法相同。

BOD_5测定中，一般采用叠氮化钠改良法测定溶解氧。如遇干扰物质，应根据具体情况用其他测定法。

(五) 实验结果与数据处理

记录空白和样品培养前后消耗的硫代硫酸钠溶液的体积，计算培养前后空白和水样的溶解氧，并按下式计算水样的BOD_5。

1. 不经稀释直接培养的水样

$$BOD_5(mg/L)=c_1-c_2$$

式中　c_1：水样在培养前的溶解氧浓度；c_2：水样经5天培养后剩余溶解氧浓度。

2. 经稀释后培养的水样

$$BOD_5(mg/L)=\frac{(c_1-c_2)-(B_1-B_2)f_1}{f_2}$$

式中　B_1：稀释水(或接种稀释水)在培养前的溶解氧(mg/L)；B_2：稀释水(或接种稀释水)在培养后的溶解氧(mg/L)；f_1：稀释水(或接种稀释水)在培养液中所占比例；f_2：水样在培养液中所占比例。

注：f_1、f_2的计算：例如培养液的稀释比例为3%，即三份水样，97份稀释水，则$f_1=0.97$，$f_2=0.03$。

注意事项：

(1) 玻璃器皿应彻底洗净。先用洗涤剂浸泡清洗，然后用稀盐酸浸泡，最后依次用自来水、蒸馏水洗净。

(2) 在两个或三个稀释比的样品中，凡消耗溶解氧大于2mg/L和剩余溶解氧大于1mg/L时，计算结果时应取其平均值。若剩余的溶解氧小于1mg/L，甚至为零时，应加大稀释比。溶解氧消耗量小于2mg/L，有两种可能，一是稀释倍数过大，另一种可能是微生物菌种不适应，活性差，或含毒物质浓度过大。这时可能出现几个稀释比中，稀释倍数大的消耗溶解氧反而较多的现象。

(3) 为检查稀释水和接种液的质量，以及化验人员的操作水平，可将20ml葡萄糖-谷氨酸标准溶液用接种稀释水稀释至1000ml，按测定BOD_5的步骤操作。测得BOD_5的值应在180~230mg/L之间。否则应检查接种液、稀释水的质量或操作技术是否存在问题。

(4) 水样稀释倍数超过100倍时，应预先在容量瓶中用水初步稀释后，再取适量进行最后稀释培养。

(六) 讨论

测定时为什么要用稀释水或接种稀释水稀释样品而不直接用蒸馏水稀释？

(唐云锋)

第七节　水的细菌学检验

一、目的要求

掌握水的细菌学检查方法及原理；熟悉水的细菌学检验的卫生学意义、检验内容及注意事项。

二、内容与方法

(一) 细菌总数

细菌总数是指1ml水样在营养琼脂培养基中，于37℃经24小时培养后，所生长的细菌菌落总数。

1. 仪器　高压蒸气灭菌器；干热灭菌箱；恒温箱；冰箱；放大镜；试管、平皿（直径 9cm）、刻度吸管等，置于干热灭菌箱中 160℃灭菌 2 小时。

2. 培养基　营养琼脂培养基：蛋白胨 10g、牛肉膏 3g、氯化钠 5g、琼脂 10～20g、蒸馏水 1000ml。

制法：将上列成分混合后，加热溶解，调整 pH 为 7.4～7.6，过滤，分装于玻璃容器中，经 121℃（1.05kg/cm^2）高压蒸汽灭菌 20 分钟，储存于冷暗处备用。

3. 步骤

（1）生活饮用水

1）以无菌操作方法用灭菌吸管吸取 1ml 充分混匀的水样，注入灭菌平皿中，倾注约 15ml 已融化并冷却到 45℃左右的营养琼脂培养基，并立即旋动平皿，使水样与培养基充分混匀。每次检验时另用一个平皿中倾注营养培养基作为空白对照。

2）待冷却凝固后，翻转平皿，使底面向上，置于 37℃恒温箱内培养 24 小时，进行菌落计数，即为水样 1ml 中的细菌总数。

（2）水源水

1）以无菌操作方法吸取 10ml 充分混匀的水样，注入盛有 90ml 灭菌水的玻璃瓶中，瓶中放有适量的玻璃球，混合成 1∶10 稀释液。

2）吸取 1∶10 的稀释液 1ml 注入盛有 9ml 灭菌水的试管中，混匀成 1∶100 稀释液。按同法依次稀释成 1∶1000、1∶10000 等稀释液备用。吸取不同浓度的稀释液时必须更换吸管。

3）用灭菌吸管取 2～3 个适宜浓度的稀释液 1ml，分别注入灭菌平皿内。

4. 菌落计数及报告方法　作平皿菌落计数时，可用肉眼观察，必要时用放大镜检查，以防遗漏。在记下各平皿的菌落数后，应求出同稀释度的平均菌落数，供下一步计算时应用。在求同稀释度的平均菌落数时，若其中一个平皿有较大片状菌落生长时，则不宜采用，而应以无片状菌落生长的平皿作为该稀释度的平均菌落数。若片状菌落不到平皿的一半，而其余一半中菌落数分布又很均匀，则可将此半皿计数后乘 2 以代表全皿菌落数，然后再求该稀释度的平均菌落数。

各种不同情况的计算方法如下：

（1）首先选择平均菌落数为 30～300 者进行计算，当只有一个稀释度的平均菌落数符合此范围时，则即以该平均菌落数乘以其稀释倍数报告之（表 3-9 的例 1）。

（2）若有两个稀释度，其平均菌落数均为 30～300，则应按两者菌落总数之比值来决定。若其比值小于 2 应报告两者的平均数，大于 2 则报告其中较小的菌落总数（表 3-9 的例 2 及例 3）。

（3）若所有稀释度的平均菌落数均大于 300，则应按稀释度最高的平均菌落数乘以稀释倍数报告之（表 3-9 的例 4）。

（4）若所有稀释度的平均菌落数均小于 30，则应按稀释度最低的平均菌落数乘以稀释倍数报告之（表 3-9 的例 5）。

（5）若所有稀释度的平均菌落数均不在 30～300 之间，则以最接近 300 或 30 的平均菌落数乘以稀释倍数报告之（表 3-9 的例 6）。

（6）菌落计数的报告：菌落数在 100 以内时按实有数报告，大于 100 时，采用 2 位有效数字，在2位有效数字后面的数值，以四舍五入方法计算，为了缩短数字后面的零数也可用10的指数来表示（见表3-9“报告方式”栏）。在报告菌落数为“无法计数”时，应注明水样的稀释倍数。

（二）总大肠菌群（滤膜法）

总大肠菌群系一群需氧及兼性厌氧的、37℃生长时能使乳糖发酵、在24小时内产酸产气的革兰染色阴性无芽胞杆菌。大肠菌群数系指每升水样中所含有的大肠菌群的数目。总大肠菌群检验可用发酵法或滤膜法，以下主要介绍滤膜法。

滤膜是一种微孔薄膜（孔径0.24~0.65μm）。将水样注入已灭菌的放有滤膜的滤器中，经过抽滤，细菌即被截留在膜上，然后将滤膜贴于品红亚硫酸钠培养基上，进行培养。再计数鉴定滤膜上生长的总大肠菌群菌落，计算出每1L水样中含有的大肠菌群数。

表3-9　稀释度选择及菌落总数报告方式

例次	不同稀释度平均菌落数			两个稀释度	菌落总数	报告方式
	10^{-1}	10^{-2}	10^{-3}	菌落数之比	（个/ml）	（个/ml）
1	1365	164	20	—	16 400	16 400或1.6×10^4
2	2760	295	46	1.6	37 750	38 000或$\times10^4$
3	2890	271	60	2.2	27 100	27 000或$\times10^4$
4	无法计数	4650	513	—	513 000	510 000或$\times10^5$
5	27	11	5	—	270	270或$\times10^2$
6	无法计数	305	12	—	30 500	31 000或$\times10^4$

1. 仪器

（1）滤器，容量500ml。

（2）滤膜：孔径0.45~0.65μm，直径根据滤器规格，目前常用的有3.5cm和4.7cm两种。

（3）抽滤设备。

（4）无齿镊子。

（5）其他仪器同“细菌总数”。

2. 培养基

（1）品红亚硫酸钠培养基：蛋白胨10g、酵母浸膏5g、牛肉膏5g、乳糖10g、琼脂20g、磷酸氢二钾3.5g、无水亚硫酸钠5g左右、50g/L碱性品红乙醇溶液20ml、蒸馏水1000ml。

储备制备：先将琼脂加至900ml蒸馏水中，加热溶解，然后加入磷酸氢二钾及蛋白胨，混匀使之溶解，再以蒸馏水补足至1000ml，调整pH为7.2~7.4，趁热用脱脂棉过滤，再加入乳糖，混匀后定量分装于烧瓶内，置高压蒸汽灭菌器中以115℃灭菌20分钟，贮存于冷暗处备用。

（2）乳糖蛋白胨半固体培养基：蛋白胨10g、牛肉膏5g、酵母浸膏5g、乳糖10g、琼脂5g左右、蒸馏水1000ml。

制法：将上述成分加热溶解于800ml蒸馏水中，调整pH为7.2~7.4，再用蒸馏水补充至1000ml，过滤。分装于小试管中，每管装入的培养基量约为试管容积的1/3。115℃灭菌20分钟，冷却后置于冰箱内保存，以不超过2周为宜。

此培养基制成后,需用已知大肠菌群菌系进行鉴定,应在 6~8 小时产生明显气泡。

3. 步骤

(1) 准备工作

1) 滤膜灭菌:将滤膜放入烧杯中,加入蒸馏水,置于沸水浴中煮沸灭菌 3 次,每次 15min。前 2 次煮沸后需换水洗涤 2~3 次,以除去残留溶剂。

2) 滤器灭菌:用点燃的酒精棉球,火焰灭菌。也可在 121℃灭菌 20min。

(2) 过滤水样

1) 用无菌镊子夹取灭菌滤膜边缘,将粗糙面向上,贴放于已灭菌的滤床上,稳妥地固定好滤器,将 333ml 水样(如水样含菌数较多,可减少过滤水量)注入滤器中,加盖,打开滤器阀门,在负 0.5 大气压下抽滤。

2) 水样滤完后,再抽气约 5s,关上滤器闸门,取下滤器,用灭菌镊子夹取滤膜边缘部分,移放在品红亚硫酸钠培养基上。滤膜截留细菌面向上与培养基完全贴紧,两者间不得留有气泡,然后将培养皿倒置,放入 37℃恒温箱内培养 22~24h。

(3) 观察结果

1) 挑选符合下列特征的菌落进行革兰染色,镜检:①紫红色,具有金属光泽的菌落;②深红色,不带或略带金属光泽的菌落;③淡红色,中心色较深的菌落。

2) 凡系革兰染色阴性无芽胞杆菌,再接种乳糖蛋白胨半固体培养基(接种前应将此培养基放入水浴中煮沸排气,冷却凝固后方能使用),经 37℃培养 6~8 小时,产气者,则判定为大肠菌群阳性。

3) 1L 水样中大肠菌群数等于滤膜上生长的大肠菌群菌落总数乘以 3。

(唐云锋)

第四章　营养与食品卫生

第一节　食物中总氮的测定

微量凯氏定氮法

（一）目的意义

食物中蛋白质含量是计算人体蛋白质摄入量的基础资料。各类食物的蛋白质含量很不均衡，故蛋白质含量测定可作为评价食物营养价值的重要指标。通过本方法的学习要求掌握方法的原理、步骤和了解蛋白质系数在蛋白质含量计算中的应用。

（二）原理

有机物中的氮在强热和浓 H_2SO_4 作用下，生成 $(NH_4)_2SO_4$ 在凯氏定氮器中与碱作用，通过蒸馏释放出氨，用硼酸将氨吸收后以盐酸标准溶液滴定，根据酸的消耗量乘以换算系数，计算蛋白质含量。

（三）仪器与试剂

（1）定氮蒸馏装置（如图 4-1），微量滴定管。

（2）硫酸铜，硫酸钾，硫酸。

（3）2% 硼酸溶液：称取 20g 硼酸溶解在少量蒸馏水中，再稀释至 1000ml。

（4）混合指示剂 1 份：0.1% 甲基红乙醇溶液与 5 份 0.1% 溴甲酚绿乙醇溶液临用时混合。

（5）40% 氢氧化钠溶液：40g 氢氧化钠溶解于蒸馏水中，再稀释至 100ml。

（6）0.01mol/L 盐酸标准溶液。

（四）操作步骤

（1）样品处理：精密称取 0.2~2.0g 固体样品或 2~5g 半固体样品或吸取 10~20ml 液体样品（约相当氮 30~40mg），移入干燥的 100ml 或 500ml 定氮瓶中，加入 0.2g 硫酸铜、6g 硫酸钾及 20ml 硫酸，稍摇匀后于瓶口放一小漏斗，将瓶以 45 度角斜支于有小孔的石棉网上。小心加热，待内容物全部炭化，泡沫完全停止后，加强火力，并保持瓶内液体微沸，至液体呈蓝绿色澄清透明后，再继续加热 0.5h。取下放冷，小心加 20ml 水。放冷，移入 100ml 容量瓶中，并用少量水洗定氮瓶，洗液并入容量瓶中，再加水至刻度，混匀备用。取与处理样品相同量的硫酸铜、硫酸钾、硫酸按同一方法做试剂空白试验。

（2）按图 4-1 装好定氮装置，于水蒸气发生瓶内装水至约 2/3 处，加甲基红指示液数滴及数毫升硫酸，以保持水呈酸性，加入数粒玻璃珠以防暴沸，用调压器控制，加热煮沸水蒸气发生瓶内的水。

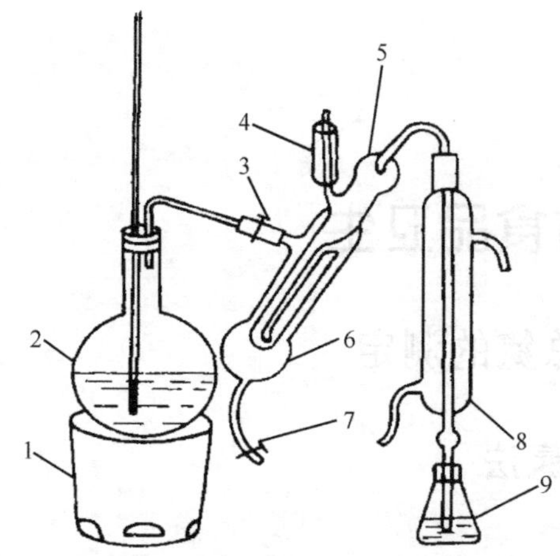

图 4-1 微量凯式定氮蒸馏装置

1. 电炉;2. 水蒸气发生器;3. 螺旋夹;4. 小玻杯及棒状玻塞;5. 反应室;6. 反应室外层;7. 橡皮管及螺旋夹;8. 冷凝管;9. 蒸馏液接收瓶

(3) 向接收瓶内加入 10ml 2% 硼酸溶液及混合指示液1滴,并使冷凝管的下端插入液面下,吸取 10.0ml 样品消化稀释液由小玻杯流入反应室,以 10ml 水洗涤小玻杯并使其流入反应室内,塞紧小玻杯的棒状玻塞。将 10ml 40% 氢氧化钠溶液倒入小玻杯,提起玻塞使其缓缓流入反应室,立即将玻塞盖紧,并加水于小烧杯以防漏气。夹紧螺旋夹,开始蒸馏。蒸气通入反应室使氨通过冷凝管而进入接收瓶内,蒸馏 5min。移动接收瓶,使冷凝管下端离开液面,再蒸馏 1min,然后用少量水冲洗冷凝管下端外部。取下接收瓶,以 0.01mol/L 盐酸标准溶液滴定至灰色或蓝紫色为终点。同时吸取 10.0ml 试剂空白消化液按 3 操作。

(4) 结果计算

$$X = \frac{(V_1 - V_2) \times M \times 0.014}{m \times \frac{10}{100}} \times F \times 100\%$$

式中 X:样品中蛋白质的含量,%;V_1:样品消耗盐酸标准液的体积,ml;V_2:试剂空白消耗盐酸标准液的体积,ml;M:盐酸标准溶液的摩尔浓度,mol/L;m:样品的质量(体积),g(ml);F:氮换算为蛋白质的系数。

注:0.014—1mol/L 盐酸标准溶液 1ml 相当于氮克数

蛋白质中的氮含量一般为 15%~17.6%,按 16% 计算乘以 6.25 即为蛋白质含量,乳制品的蛋白质换算系数为 6.38,面粉为 5.70,玉米、高粱为 6.24,花生为 5.46,米为 5.95,大豆及其制品为 5.71,肉与肉制品为 6.25,大麦、小米、燕麦、裸麦为 5.83,芝麻、向日葵为 5.30。

(五) 注意事项

(1) 消化要在通风橱内进行,消化时要把附在管壁上的食物用少量硫酸冲下,使消化完全。蒸馏时要随时注意防止蒸馏器漏水、漏气等现象的发生。

(2) 蒸馏时向反应室内加 NaOH 动作要快,玻璃塞塞严并立即用少盐水密封,以免氨的逸出。

(3) 严禁酸碱污染硼酸吸收液及冲洗用水。

(4) 测定前应先用标准$(NH_4)_2SO_4$做氮回收率的测定,借以验证所用仪器、试剂及操作等条件的可靠性。氮回收率应在 95% 与 105% 之间。

(秦 浩)

第二节　食物中还原性抗坏血酸的测定

（一）目的意义

新鲜食品中的抗坏血酸主要以还原型的形式存在，测定还原型抗坏血酸可粗略了解该食品中抗坏血酸浓度的高低。

（二）原理

还原型抗坏血酸可将染料2.6-二氯酚靛酚还原。用标准碘酸钾溶液标定抗坏血酸溶液，然后以标定的抗坏血酸溶液标定2.6-二氯酚靛酚染料溶液，再用此染料滴定样品中的抗坏血酸。2.6-二氯酚靛酚在酸性溶液中呈红色，被还原后红色褪去。当被测溶液过量1滴染料时即显红色，以示终点。在无杂质干扰时，被测溶液还原染料的量与其中所含抗坏血酸浓度成正比。

（三）仪器与试剂

（1）组织捣碎机。

（2）微量滴定管，锥形烧瓶。

（3）100ml具塞量筒。

（4）1%草酸，2%草酸。

（5）白陶土。

（6）0.0100mol/L碘酸钾标准储备液：精密称取干燥的碘酸钾（GR或AR级）2.140g，用蒸馏水溶解于100ml容量瓶中并定容至刻度。

（7）0.0010mol/L碘酸钾标准应用液：取碘酸钾标准储备液10ml稀释至100ml。此液1.0ml相当于抗坏血酸0.088mg。

（8）1%淀粉溶液：称取可溶性淀粉0.5g，加水1滴，搅拌成糊状以后倒入50ml沸水中，混匀，冷藏待用。

（9）6%碘酸钾溶液：称取碘酸钾0.6g溶解于10ml蒸馏水中。临用前配制。

（10）抗坏血酸溶液：称取纯抗坏血酸粉末20mg，用1%草酸溶解于100ml容量瓶中并稀释至刻度，摇匀。冷藏保存。

（11）碳酸氢钠溶液：称取碳酸氢钠40.2mg溶解在200ml沸水中。

（12）2,6-二氯酚靛酚溶液：称取2,6-二氯酚靛酚50mg溶解在上述碳酸氢钠热溶液中，冷藏后放冰箱中过夜，次日过滤在250ml容量瓶中，用蒸馏水稀释至刻度，摇匀。贮于棕色瓶中，冷藏保存。

（四）操作步骤

1. 2,6-二氯酚靛酚溶液的标定

（1）抗坏血酸标准溶液的标定：吸取抗坏血酸溶液2ml于锥形瓶中，再加入1%草酸5ml、6%碘化钾溶液0.5ml、1%淀粉溶液2滴，再以0.0010mol/L碘酸钾标准液滴定至终点为淡蓝色。

计算方法：

$$抗坏血酸浓度(mg/ml)=\frac{消耗0.0010mol/L碘酸钾溶液ml数\times 0.088}{所取抗坏血酸ml数}$$

(2) 2,6-二氯酚靛酚溶液的标定:吸取已标定过的抗坏血酸溶液 5ml 及 1% 草酸溶液 5ml 于锥形瓶中,以待标定的 2,6-二氯酚靛酚溶液滴定至溶液呈淡红色,在 15s 内不褪色为止。

$$1ml染料相当于抗坏血酸的mg数=\frac{抗坏血酸浓度(mg/ml)\times 抗坏血酸溶液的ml数}{滴定消耗染料的ml数}$$

2. 样品测定

(1) 取样品 100g 稍加切碎后置捣碎机中,加入等量的 2% 草酸溶液,制成匀浆。

(2) 称取 10g 匀浆于小烧杯中,小心地以 1% 草酸将样品洗入 100ml 量筒内,稀释至刻度,摇匀,静止。

(3) 取上层液滤过。吸取滤液 5ml 于锥形瓶中,以标定过的 2,6-二氯酚靛酚溶液滴定至溶液呈淡红色,15s 内不褪色为止。

(4) 用蒸馏水作空白滴定,如染料浓度过高,应适当稀释。

(五) 结果计算

$$还原性抗坏血酸(mg/100g)=\frac{(V_1-V_2)\times T}{W}\times 100$$

式中 V_1:样品滴定时所用染料量,ml;V_2:空白滴定时所用的染料量,ml;W:滴定时所用样品稀释液中含样品的量,g;T:1ml 染料相当于抗坏血酸 mg 数。

(六) 说明

(1) 操作过程要迅速,因还原型抗坏血酸易被氧化,一般不超过 2min。

(2) 生食物匀浆在量筒内振摇可能会产生泡沫,加数滴异戊醇可除去。

(3) 如样品有色应把样品上层液 20ml 导入锥形瓶中,加入一勺白陶土,振摇数次,使充分脱色。静止后在取上层液测定。同时,取一锥形瓶,加入 1% 草酸 20ml,加入一勺白陶土,振摇数次,作为空白。

(4) 应选择脱色力强,不吸附抗坏血酸的白陶土,每批新的白陶土要测定回收率。

(5) 样品应不易过滤,可离心取上清液测定。

(6) 样品中可能有其他杂质也能还原 2,6-二氯酚靛酚,但还原染料的速度较抗坏血酸慢,所以滴定时以 15s 粉红色不褪去为止。

(秦 浩)

第三节 食物中核黄素的测定

(一) 目的意义

核黄素是机体的物质代谢和能量代谢中不可缺少的物质。通过测定食物中核黄素含量,可了解人体核黄素摄入情况。

（二）原理

核黄素受到波长为440～500nm的光照射后能产生光黄素（lumiflavin），此物质能产生较强的荧光。在稀溶液中其荧光强度与核黄素浓度成正比。试液中再加入低亚硫酸钠（$Na_2S_2O_4$），将荧光素还原为无荧光物质。然后再测定试液中残余荧光物质的荧光强度，两者之差即为食品中核黄素所产生的荧光强度。

（三）仪器与试剂

（1）荧光光度计。

（2）高压消毒锅。

（3）锥形烧瓶，核黄素吸附柱。

（4）1.0mol/L盐酸溶液：吸取分析纯浓盐酸83.3ml于1L容瓶中，加蒸馏水稀释至刻度。

（5）0.1mol/L盐酸溶液：将上液按1∶10稀释。

（6）4%氢氧化钠溶液，0.4%氢氧化钠溶液。

（7）3%高锰酸钾溶液。

（8）3%过氧化氢溶液。

（9）核黄素储备液（25μg/ml）：精确称取已干燥过的核黄素（在干燥器中放置24h）25mg，加少量蒸馏水溶解后倒入1L容量瓶，加蒸馏水500ml，加入2.4ml冰乙酸，将其放在温水中摇动使颗粒完全溶解，冷却后稀释至刻度，加入少量甲苯，避光冷藏备用。

（10）核黄素工作液（0.1ug/ml）：吸取上液1.0ml，加水稀释至250ml，避光，贮于4℃冰箱中可保存1周。

（11）20%低亚硫酸钠溶液：用时现配，保存在冰水浴中，4h内有效。

（12）0.04%溴甲酚绿指示剂：称取0.1g溴甲酚绿于小研钵中，加1.4ml 0.4%氢氧化钠溶液研磨，加少许水继续研磨直至完全溶解，加水稀释至250ml。

（13）2.5mol/L无水乙酸钠溶液：使用时现配制。

（14）10%木瓜蛋白酶溶液：使用前用2.5mol/L无水乙酸钠溶液配制。

（15）10%淀粉酶溶液：使用前用2.5mol/L无水乙酸钠溶液配制。

（16）洗脱液：丙酮∶冰乙酸∶水（5∶2∶9）。

（四）操作步骤

整个操作过程需避光进行。

1. 样品前处理　称取2～10g样品（约含10～200μg核黄素）于100ml锥形瓶中，加入50ml 0.1mol/L盐酸，搅拌使样品颗粒分散均匀后，置于高压锅内，在10.3104Pa高压下水解样品30min。水解液冷却后，加入4%氢氧化钠调pH至4.5（取少许水解液用溴甲酚绿检验呈草绿色，pH即为4.5）。

2. 酶解

（1）含有淀粉样品的水解液加入3ml 10%淀粉酶溶液，于37～40℃保温约16h。

（2）含有高蛋白样品的水解液加入3ml 10%木瓜蛋白酶溶液，于37～40℃保温约16h。上述酶水解液用蒸馏水定容至100ml，过滤。滤液在4℃冰箱可保存1周。

3. 氧化去杂质　取试管2支分别编号A和B，按表4-1操作。

表 4-1 氧化去杂质操作

管号	A(样品管)	B(标准管)
滤液(ml)	10.0	
核黄素工作液(ml)		1.0
蒸馏水(ml)	1.0	
冰乙酸(ml)	1.0	1.0
	混匀	
3%高锰酸钾溶液(ml)	0.5	0.5

混匀后放置2min以氧化样品中的杂质与色素,再滴加3%过氧化氢至溶液退色,以还原高锰酸钾。剧烈摇动试管使多余氧气逸出。

4. 核黄素的吸附与洗脱　吸附柱下端用一小团脱脂棉垫上,然后称取1g硅镁吸附剂湿法装柱(约5cm高)。勿使柱内产生气泡,调节流速为60滴/分钟左右。将A和B管内氧化后的液体通过吸附柱后,用约20ml热蒸馏水洗脱样品中的杂质,再用5.0ml洗脱液将核黄素洗脱,用具塞试管收集洗脱液,再用蒸馏水洗脱吸附柱,收集洗出的液体合并于具塞试管中,定容至10ml时,混匀后留待测荧光强度。

5. 测定荧光强度　选择激发波长为420nm,发射波长为520nm,测定样品管及标准管的荧光强度。然后,在各管的剩余液中加0.1ml 20%低亚硫酸钠溶液,立即混匀,在20s内测出各管的荧光值,作为各自的空白值。

(五) 结果计算

$$样品中的核黄素(mg/100g)=\frac{(A-B)\times S}{(C-D)\times W}\times F\times\frac{100}{1000}$$

式中　A:样品管荧光值;B:样品管空白荧光值;C:标准管荧光值;D:标准管空白荧光值;F:稀释倍数;W:样品重量,g;S:标准管中核黄素含量,μg。

(六) 结果说明

(1) 加入低亚硫酸钠的量不能过多以免影响荧光强度,加入后必须立即读数,否则核黄素又会被空气氧化为荧光型。

(2) 过氧化氢不宜多加,因会产生气泡而影响比色。

(3) 如加入高锰酸钾后有氧化锰细微褐色溶液混浊,可离心使之澄清。

(4) 不能用皂粉洗涤玻璃器材,应用硫酸-重铬酸钾洗液浸洗,再以清水洗净,继以蒸馏水冲洗。

(秦　浩)

第四节　食物中脂肪、脂肪酸的测定

一、食物中粗脂肪的测定

（索氏抽提法）

（一）目的意义

脂肪是人体必需的营养成分，适量摄入脂肪，可保证机体必需脂肪酸的摄入及能量的供给。通过本方法的学习掌握食物中脂肪的测定方法。

（二）原理

食物样品用无水乙醚或石油醚等溶剂抽提后，蒸去抽提液中溶剂所得的物质，在食品分析上称为脂肪或粗脂肪，即总脂肪含量。此法所得的抽提物中除甘油三酯外，还包括能溶于乙醚的类脂、固醇类以及溶于脂肪的色素、维生素等。

（三）仪器和试剂

（1）索氏脂肪提取器。

（2）分析天平。

（3）恒温水浴锅。

（4）干燥器。

（5）乙醚脱脂过的滤纸及白色棉线。

（6）无水乙醚或石油醇。

（7）海砂取用水洗去泥土的海砂或河砂，先用 6mol/L 盐酸煮沸 0.5h，用水洗至中性，再用 6mol/L 氢氧化钠溶液煮沸 0.5h，用水洗至中性，经 105℃ 干燥备用。

（8）接收瓶。

（四）操作步骤

1. 样品处理

（1）固体样品：精密称取 2～5g（可用测定水分后的样品），必要时拌以海砂，全部移入滤纸筒内。

（2）液体或半固体品：称取 5.0～10.0g 置于蒸发皿中，加入海砂约 20g 于沸水浴上蒸干后，再于 95～105℃ 干燥，研细，全部移入滤纸筒内。蒸发皿及附有样品的玻棒均用蘸有乙醚的脱脂棉擦净，并将棉花放入滤纸筒内。

2. 抽提　将滤纸筒放入脂肪抽提器的抽提筒内，连接已干燥至恒量的接收瓶，由提抽器冷凝管上端加入无水乙醚或石油醚至瓶内容积的 2/3 处，于水浴上加热，使乙醚或石油醚不断回流提取，一般抽提 6～12h。

3. 称量　取下接收瓶，回收乙醚或石油醚，待接收瓶内乙醚剩 1～2ml 时在水浴上蒸干，再于 95～105℃ 干燥 2h，放干燥器内冷却 0.5h 后称量。

4. 结果计算

$$X=\frac{M_1-M_2}{M}\times 100$$

式中 X:样品中脂肪的含量,%;M_1:接收瓶和脂肪的质量,g;M:接收瓶的质量,g;M_2:样品的质量(如是测定水分后的样品,按测定水分前的质量计),g。

(五)说明

(1)本法所测得结果为粗脂肪,因为除脂肪外还含有色素及挥发油、蜡、树脂等物质。

(2)本法抽提所得的脂肪为游离脂肪,若测定游离及结合的脂肪总量可采用酸水解法。

(六)注意事项

(1)含糖或糊精较多的食品,应先进行冷水处理,使碳水化合物及糊精溶解,过滤后,将残渣连同滤纸一起烘干,放入索式提取器中。

(2)滤纸带的高度不可超过索式提取器滤筒的虹吸管。

(3)本方法抽提所得的脂肪为游离脂肪,适用于结合态脂肪含量少、能烘干研细、不易吸湿结块的样品。当样品中结合态脂肪含量较高时,可选用酸水解法,将结合态脂肪转变为游离态脂肪后测定总脂肪含量。

(4)抽提是否完全可凭经验,也可用滤纸或毛玻璃检查。由抽提管下口滴下的乙醚滴在滤纸或毛玻璃上,挥发后不留下油迹表明已抽提完全,若留下油迹说明抽提不完全。

二、食物中脂肪酸的测定

(气相色谱法)

(一)目的意义

饱和脂肪酸、单不饱和脂肪酸和多不饱和脂肪酸的营养和保健作用越来越受到人们的重视。通过本方法学习掌握测定多种脂肪酸的气相色谱方法。

(二)原理

抽提出样品的脂肪经甲酯化后,可以气相色谱火焰离子化检测器分离测定多种脂肪酸。

(三)仪器和试剂

(1)离心机;振摇器;气相色谱仪;火焰离子化检测器;色谱柱:长 2m;内径 4mm;不锈钢柱。

(2)乙醇(体积分数≥95%)。

(3)乙醚。

(4)石油醚(沸程 30~60℃)。

(5)正已烷(色谱纯)。

(6)0.4mol/L 氢氧化钾甲醇溶液(使用无水甲醇)。

(7)脂肪酸甲酯标准物(色谱纯,美国 Sigma 公司产品)。

以上所有试剂如未注明规格,均指分析纯;所有实验用水均指三级水。

(四)操作步骤

1. 脂肪酸甲酯的制备 取约 40mg 脂肪放入 10ml 离心管中,加入 1ml 正已烷使脂肪溶解,加入 2ml 0.4mol/L 氢氧化钾甲醇溶液,振摇 1min 以上,在室温下放置 10min,再沿管壁加入去离子水 6ml,旋转离心管使正己烷与水分层,放置 10min。若分层不好,可离心 1700r/min,10min,有机层即为样品待测液。

2. 测定　气相色谱仪:带有程序升温装置、氢火焰离子检测器及积分仪。色谱柱:内涂以 10%聚二乙醇丁二酸醋(DEGS)/chromsorbW(100~200 目)。温度程序:130℃为起点,以每分钟 2℃升至 200℃为恒温。

在相同条件下注入脂肪酸甲酯(FAME)标准物,根据各自保留时间来鉴定各种脂肪酸。

若要定量测定,则用积分仪求出峰面积,相对于峰面积总和的各个面积的百分率即为脂肪酸组成(归一化法)。

(五) 说明

(1) 脂肪酸的碳原子数越少,峰出现越早,碳原子数相同时,有双键的脂肪酸出峰较迟。可根据需测定的脂肪酸种类、数量不同,适当调整温度程序。

(2) 若只想测定样品中各脂肪酸占脂肪的百分比,则不必完全抽提样品中的脂肪,这样能缩短实验时间。

(秦　浩)

第五节　食物中钙、铁、锌、铅、砷的测定

一、食品中钙的测定

(一) 目的

掌握用湿法消化技术制备食品中钙的分析试样及火焰原子吸收法测定食品中的钙含量。

(二) 原理

样品经湿法消化后,导入原子吸收分光光度计中,经火焰原子化后,吸收 422.7nm 的共振线,其吸收量与含量成正比,可与标准系列比较定量。

(三) 仪器与试剂

(1) 原子吸收分光光度计。

(2) 盐酸,硝酸,高氯酸。

(3) 混合酸消化液:硝酸与高氯酸比为 4∶1。

(4) 0.5mol/L 硝酸溶液:量取 45ml 硝酸,加去离子水稀释至 1000ml。

(5) 2%氧化镧溶液:称取 20g 氧化镧(纯度大于 99.99%),加 75ml 盐酸于 1000ml 容量瓶中,加去离子水稀释至刻度。

(6) 钙标准溶液:精确称取 1.2486g 碳酸钙(纯度大于 99.99%),加 50ml 去离子水,加盐酸溶解,移入 1000ml 容量瓶中,加 2%氧化镧稀释至刻度,贮存于聚乙烯瓶内 4℃保存,此溶液每毫升相当于 500μg 钙。

(7) 钙标准使用液:取钙标准液 5ml 于 100ml 容量瓶中,用 2%氧化镧稀释至刻度,贮存于聚乙烯瓶中,4℃保存,此溶液每毫升相当于 25μg 钙。

（四）操作步骤

1. 样品制备　湿样（如蔬菜、水果、鲜鱼、鲜肉等）用水清洗干净后，要用去离子水充分洗净。干粉类样品（如面粉、奶粉等）取样后立即装容器密封保存，防止空气中的灰尘和水分污染。

2. 样品消化　精确称取均匀样品干样 0.5～1.5g（湿样 2.0～4.0g，饮料等液体样品 5.0～10.0g）于 250ml 高型烧杯内，加混合酸消化液 20～30ml。上盖表面皿。置于电热板或电沙浴上加热消化。如未消化好而酸液过少时，再补加几毫升混合酸消化液，继续加热消化，直至无色透明为止。加几毫升去离子水，加热以除去多余的硝酸。待烧杯中的液体接近2～3ml时，取下冷却。用去离子水洗并转移于 10ml 刻度试管中，加 2% 氧化镧溶液定容至刻度。

取与消化样品相同量的混合酸消化液，按上述操作做试剂空白试验测定。

3. 测定

（1）标准曲线制备：分别取钙标准使用液 1、2、3、4、6ml，用氧化镧定容至 50ml，即相当于 0.5、1、1.5、2、3μg/ml。

（2）测定条件：仪器狭缝、空气及乙烯的流量、灯头高度、元素灯电流等均按使用的仪器说明调至最佳状态。

（3）将消化好的样液、试剂空白液和钙的系列标准浓度液分别导入火焰进行测定。

（五）结果计算

以各浓度标准溶液与对应的吸光度绘制标准曲线，测定用样品液及试剂空白液由标准曲线查出浓度值（C 及 C_0），再按下式计算：

$$X=\frac{(C-C_0)\times V\times f\times 100}{m\times 1000}$$

式中　X：样品中钙的含量，mg/100g；C：测定用样品中钙的浓度（由标准曲线查出），μg/ml；C_0：试剂空白液中钙的浓度（由标准曲线查出），μg/ml；V：样品定容体积，ml；f：稀释倍数；m：样品质量，g；$\frac{100}{1000}$：折算成每百克样品中钙的含量，以 mg 计。

（六）注意事项

（1）所用玻璃仪器均以硫酸-重铬酸钾洗液浸泡数小时，再用洗衣粉充分洗刷后用水反复冲洗，最后用去离子水冲洗晒干或烘干，方可使用。

（2）干燥样品在加浓 H_2SO_4 消化前先加少量水湿润，防止浓 H_2SO_4 加入后立即炭化结块而延长消化时间。

二、食品中铁、锌的测定

（一）目的

掌握湿法消化技术及用火焰原子吸收法测定食品中的铁、锌含量。

（二）原理

样品经湿消化法处理后、导入原子吸收分光光度计中，经火焰原子化后，锌、铁分别吸收 248.3nm、213.8nm 的共振线，其吸收量与它们的含量成正比，可与标准系列比较定量。

（三）仪器与试剂

（1）原子吸收分光光度计。

（2）硝酸，高氯酸（要求使用去离子水，优级纯或高级纯试剂）。

（3）混合酸消化液：硝酸与高氯酸比为 4∶1。

（4）0.5mol/L 硝酸溶液：量取 45ml 硝酸，加去离子水并稀释至 1000ml。

（5）标准溶液：精确称取金属铁、金属锌（纯度大于 99.9%）各 1.000g 或含 1.000g 纯金属的氧化物，分别加硝酸溶解，移入两个 1000ml 容量瓶中，加 0.5mol/L 硝酸溶液稀释至刻度贮存于聚乙烯瓶内，4℃保存，此两种溶液每毫升各相当于 1mg 铁、锌。

（6）标准应用液：分别取铁、锌标准溶液各 10ml，置 100ml 容量瓶中，用 0.5mol/L 硝酸溶液定容至刻度，贮存于聚乙烯瓶内，4℃保存，此溶液每毫升相当于 100μg 铁或锌。

（四）操作步骤

1. 样品制备　湿样（如蔬菜、水果、鲜鱼、鲜肉等）用水冲洗干净后，要用去离子水充分洗净。干粉类样品（如面粉，奶粉等）取样后立即装容器密封保存，防止空气中灰尘和水分污染。

2. 样品消化　精确称取均匀样品干样 0.5～1.5g（湿样 2.0～4.0g，饮料等液体样品 5.0～10.0g）于 250ml 锥形瓶中，加混合酸消化液 20ml，上放一小漏斗，置于电沙浴上加热消化。如未消化好而酸液过少时，再补加 5～10ml 混合酸消化液，继续加热消化，直至无色透明为止，加几毫升去离子水，加热以除去多余的硝酸，待锥形瓶中的液体接近 2～3ml 时取下冷却，用去离子水洗并移入 10ml 刻度试管中，加去离子水定容到刻度。

取与消化样品相同量混合酸消化液，按上述操作做试剂空白试验测定。

3. 测定

（1）铁、锌标准曲线制备：分别取铁、锌标准使用液 0.5、1、2、3、4ml 置于 100ml 容量瓶中，用 0.5mol/L 硝酸溶液定容至刻度，其铁、锌浓度分别相当于 0.5、1、2、3、4μg/ml。

（2）测定条件：仪器狭缝、空气及乙烯的流量、灯头高度、元素灯电流等均按使用的仪器说明调至最佳状态。

（3）将消化好的样液、试剂空白液和铁、锌的标准浓度系列分别导入火焰进行测定。

（五）结果计算

以各浓度系列标准溶液与对应的吸光度绘制标准曲线，测定用样品液及试剂空白液由标准曲线查出浓度值（C 及 C_0）按下式计算：

$$X = \frac{(C - C_0) \times V \times f \times 1000}{m \times 1000}$$

式中　X：样品中铁或锌的含量，mg/100g；C：测定用样品中铁或锌的浓度（由标准曲线查出），μg/ml；V：样品定容体积，ml；m：样品质量，g；f：稀释倍数；C_0：试剂空白液中铁或锌的浓度（由标准曲线查出），μg/ml；$\frac{100}{1000}$：折算成每百克样品中铁或锌的含量，mg。

（六）注意事项

（1）样品制备过程中应特别注意防止各种污染。所用设备，如电磨、绞肉机、匀浆器、打碎机等必须是不锈钢制品,所有容器必须使用玻璃或聚乙烯制品。

(2) 所用玻璃仪器均以硫酸-重铬酸钾洗液浸泡数小时,再用洗衣粉充分洗刷,后用水反复冲洗,最后用去离子水冲洗晒干或烘干,方可使用。

(3) 避免使用橡皮膏等含锌的用品,注意避免外环境的污染。

三、食品中铅测定

(一) 目的意义

通过本方法的学习掌握该测定方法的原理、步骤并根据测定结果判定受检样品是否符合国家规定的卫生标准。

(二) 原理

样品经过处理后,导入原子吸收分光光度计中,经原子化以后,吸收 283. 3nm 共振线,其吸收量与铅量成正比,可与标准系列比较定量。

(三) 仪器与试剂

(1) 吸收分光光度计。

(2) 硝酸,过硫酸铵,石油醚。

(3) 6mol/L 硝酸:量取 38ml 硝酸,加水稀释至 100ml。

(4) 0. 5% 硝酸:量取 1ml 硝酸,加水稀释至 200ml。

(5) 10% 硝酸:量取 10. 0ml 硝酸,加水稀释至 100ml。

(6) 0. 5% 硫酸钠:称 0. 5g 无水硫酸钠,加水至 100ml 溶解。

(7) 铅标准溶液:准确称取 1. 000g 金属铅(99. 99%),分次加入 6mol/L 硝酸溶解,总量不超过 37ml,移入 1000ml 容量瓶中加水稀释至刻度。此溶液每毫升相当于 1mg 铅。

(8) 铅标准使用液:吸取 10. 0ml 铅标准溶液,置于 100ml 容量瓶中,加 0. 5% 硝酸稀释至刻度,如此多次稀释至每毫升相当于 1μg 铅。

(四) 操作步骤

1. 样品处理　下述样品可以根据仪器灵敏度增减样品量。

(1) 谷类:除去外壳,磨碎,过 20 目筛,混匀。称取 1. 0~5. 0g 样品,置于石英或瓷坩埚中,加 5ml 硝酸,放置 0. 5h,小火蒸干,继续加热炭化,移入高温炉中,500℃ 灰化 1h,取出放冷,再加 1ml 硝酸浸湿灰分,小火蒸干。称取 2g 过硫酸铵,覆盖灰分,再移入高温炉中,800℃ 灰化 20min,冷却后取出,以 0. 5% 硝酸溶液少量多次洗入 10ml 容量瓶中,稀释至刻度,备用。

取与消化样品相同量的硝酸、过硫酸铵,按同一方法做试剂空白试验。

(2) 水产类:取可食部分捣成匀浆。称取 1. 0~5. 0g。以下按(1)自“置于石英或瓷坩埚中”起依法操作。

(3) 乳、炼乳、乳粉、茶、咖啡:称取 2g 混匀或磨碎样品,置于瓷坩埚中,加热炭化后,置高温炉,420℃ 灰化 3h,放冷后加水少许,稍加热,然后加 1ml 1 : 1 硝酸,加热溶解后,移入 10ml 容量瓶中,加水稀释至刻度,备用。

(4) 油脂类:称取 2. 0g 混匀样品,固体油脂先加热融成液体,置于 100ml 锥形瓶中,加

10ml 石油醋,用 10% 硝酸提取 2 次,每次 5ml,振摇 1min,合并硝酸液于 10ml 容量瓶中,加水稀释至刻度,混匀,备用。

(5) 饮料、酒、醋等:吸取 2. 0ml 样品,置于 10ml 容量瓶中,加 0. 5% 硝酸至刻度,混匀,备用。

2. 测定

(1) 标准曲线制备:吸取 0、0. 5、1. 0、2. 0、3. 0、4. 0ml 铅标准使用液,分别置于 100ml 容量瓶中,加 0. 5% 硝酸稀释至刻度,混匀即相当于 0、5、10、20、30、40ng/ml。

(2) 测定条件:仪器狭缝、空气及乙烯的流量,灯头高度,元素灯电流等均按使用的仪器说明调至最佳状态。

(3) 将处理后的样液、试剂空白液和各容量瓶中铅标准稀释液分别导入火焰进行测定。

(五) 结果计算

以各浓度系列标准溶液与对应的吸光度绘制标准曲线,测定用样品液及试剂空白液由标准曲线查出浓度值 A_3 及 A_4,再按下式计算:

$$X_2 = \frac{(A_3 - A_4) \times V_3 \times 1000}{m_2 \times 1000 \times 1000}$$

式中　X_2:样品铅的含量,mg/kg;A_3:测定用样品中铅的含量,ng;A_4:试剂空白液中铅的含量,ng;V_3:样品处理后的总体积,ml;m_2:样品质量(体积),g(ml)。

(六) 注意事项

(1) 所用玻璃仪器均以 10%~20% 硝酸浸泡 24h 以上,用水反复冲洗,最后用去离子水冲洗晾干后,方可使用。

(2) 所用试剂应使用优级纯,水应使用去离子水。

四、食物中砷的测定

(一) 目的意义

通过本方法的学习掌握银盐法的原理、步骤、并根据测定结果判定受检样品是否符合国家规定的卫生标准。

(二) 原理

样品经消化后,以碘化钾、氯化亚锡将高价砷还原为三价砷,然后与锌粒和酸所产生的新生态氢生成砷化氧,经银盐溶液吸收后,形成红色胶态物,可与标准系列比较定量。

(三) 仪器与试剂

(1) 测砷装置(如图 4-2),分光光度计。

(2) 硝酸,硫酸,盐酸,无砷锌粒。

(3) 混合酸:硝酸高氯酸混合液(4 : 1),量取 80ml 硝酸,加 20ml 高氯酸混匀。

(4) 15% 碘化钾溶液:称 15g 碘化钾用水稀释至 100ml,贮存于棕色瓶中。

(5) 酸性氯化亚锡溶液:称取 40g $SnCl_2 \cdot 2H_2O$ 加盐酸溶解并稀释 100ml,加入数颗金属锡粒。

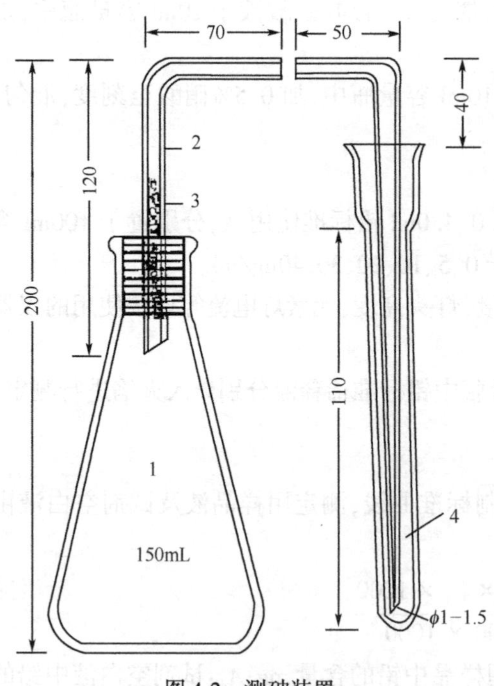

图 4-2 测砷装置

1. 150ml 锥形瓶;2. 导气管;3. 乙酸铅棉花;4. 10ml 刻度离心管

(6) 乙酸铅棉花:用 10% 乙酸铅溶液浸透脱脂棉后、压除多余溶液并使疏松,在 100℃ 以下干燥后,贮存于玻璃瓶中。

(7) 20% 氢氧化钠溶液:称 20g 氢氧化钠,用水稀释至 100ml。

(8) 10% 硫酸:量取 5.7ml 硫酸加于 80ml 水中,冷后再加水稀释至 100ml。

(9) 二乙氨基二硫代甲酸银-三乙醇胺-三氯甲皖溶液:称取 0.25g 二乙氨基二硫代甲酸银[$(C_2H_5)_2NCS_2Ag$]置于乳钵中,加少量三氯甲烷研磨,移入 100ml 量筒中,加入 1.8ml 三乙醇胺,再用三氯甲烷分次洗涤乳钵,洗液一并移入量筒中,再用三氯甲烷稀释至 100ml,放置过夜。滤入棕色瓶中贮存。

(10) 砷标准溶液:精密称取 0.132g 在硫酸干燥器中干燥过的或在 100℃ 干燥 2h 的三氧化二砷,加 5ml 20% 氢氧化钠溶液,溶解后加 25ml 10% 硫酸。移入 1000ml 容量瓶中,加新煮沸冷却的水稀释至刻度,贮存于棕色玻塞瓶中。此溶液每毫升相当于 0.1mg 砷。

(11) 砷标准使用液:吸取 1.0ml 砷标准溶液,置于 100ml 容量瓶中,加 1ml 10% 硫酸,加水稀释至刻度,此溶液每毫升相当于 1μg 砷。

(四) 操作步骤

1. 样品消化

(1) 粮食、粉丝、粉条、豆干制品、糕点、茶叶等及其他含水分少的固体食品:称取 5.0g 或 10.0g 的粉碎样品,置于 250~500ml 定氮瓶中,先加水少许使湿润,加数粒玻璃珠、10~15ml 硝酸-高氯酸混合液,放置片刻,小火缓缓加热,待作用缓和,放冷。沿瓶壁加入 5ml 或 10ml 硫酸,再加热至瓶中液体开始变成棕色时,不断沿瓶壁滴加硝酸-高氯酸混合液至有机质分解完全。加大火力,至产生白烟,溶液应澄明无色或微带黄色,放冷。在操作过程中应注意防止爆炸。

加 20ml 水煮沸,除去残余的硝酸至产生白烟为止,如此处理两次,放冷。将冷后的溶液移入 50ml 或 100ml 容量瓶中,用水洗涤定氮瓶,洗液并入容量瓶中,放冷,加水至刻度,混匀。定容后的溶液每 10ml 相当于 1g 样品,相当加入硫酸量 1ml。

取与消化样品相同量的硝酸-高氯酸混合液和硫酸,按同一方法做试剂空白试验。

(2) 蔬菜、水果:称取 25.0g 或 50.0g 洗净打成匀浆的样品,置于 250~500ml 定氮瓶中,加数粒玻璃珠、10~15ml 硝酸-高氯酸混合液,以下按(1)自"放置片刻"起依法操作但定容后的溶液每 10ml 相当于 5g 样品,相当加入硫酸量 1ml。

(3) 酱、酱油、醋、冷饮、豆腐、腐乳、酱腊菜等:称取 10.0g 或 20.0g 样品(或吸取 10.0ml 或 20.0ml 液体样品),置于 250~500ml 定氮瓶中,加数粒玻璃珠、5~15ml 硝酸-高氯酸混合液,以下按(1)自“放置片刻”起依法操作,但定容后的溶液每10.0ml相当于2g或2ml样品。

(4)含酒精性饮料或含二氧化碳饮料:吸取10.0ml或20.0ml样品,置于250~500ml定氮瓶中,加数粒玻璃珠,先用小火加热除去乙醇或二氧化碳,再加5~10ml硝酸-高氯酸混合液,混匀后,以下按(1)自“放置片刻”起依法操作,但定容后的溶液每10ml相当于2ml样品。

吸取5~10ml水代替样品,加与消化样品相同量的硝酸-高氯酸混合液和硫酸,按相同操作方法做试剂空白试验。

(5)含糖量高的食品:称取5.0g或10.0g样品,置于250~500ml定氮瓶中,先加少许水使湿润,加数粒玻璃珠、5~10ml硝酸-高氯酸混合后,摇匀。缓缓加入5ml或10ml硫酸,待作用缓和停止起泡沫后,先用小火缓缓加热(糖分易炭化),不断沿瓶壁补加硝酸-高氯酸混合液,待泡沫全部消失后,再加大火力,至有机质分解完全,发生白烟,溶液应澄明无色或微带黄色,放冷。以下按(1)自“加20ml水煮沸”起依法操作。

(6)水产品:取可食部分样品捣成匀浆,称取5.0g或10.0g(海产藻类、贝类可适当减少取样量),置于250~500ml定氮瓶中,加数粒玻璃珠、5~10ml硝酸-高氯酸混合液,混匀后,以下按(1)自“沿瓶壁加入5或10ml硫酸”起依法操作。

2. 测定　吸取一定量的消化后的定容溶液(相当于5g样品)及同量的试剂空白液,分别置于150ml锥形瓶中,补加硫酸至总量为5ml,加水至50~55ml。

吸取0.0、2.0、4.0、6.0、8.0、10.0ml砷标准使用液(分别相当于0、2、4、6、8、10μg砷),分别置于150ml锥形瓶中,加水至40ml,再加10ml 1∶1硫酸。

取与消化样品相同量的硝酸-高氯酸混合液和硫酸,按同一方法做试剂空白试验。于样品消化液、试剂空白液及砷标准液中各加3m115%碘化钾溶液、0.5ml酸性氯化亚锡溶液,混匀,静置15min。各加入3g锌粒,立即分别塞上装有乙酸铅棉花的导气管,并使管尖端插入盛有4ml银盐溶液的离心管中的液面下,在常温下反应45min后,取下离心管,加三氯甲烷补足4ml。用1cm比色杯,以零管调节零点,于波长520nm处测吸光度,绘制标准曲线比较。

(五)结果计算

$$X = \frac{(A_1 - A_2) \times 1000}{m \times \frac{V_2}{V_1} \times 1000}$$

式中　X:样品中砷的含量,mg/kg或mg/L;A_1:测定用样品消化液中砷的含量,μg;A_2:试剂空白液中砷的含量,μg;m:样品质量(体积),g(ml);V_1:样品消化液的总体积,ml;V_2:测定用样品消化液的体积,ml。

(六)注意事项

(1)不同形状和规格的无砷锌粒,因其表面积不同而与酸反应的速度不同,这样生成的氢气气体流速就不同,最终将直接影响吸收效率及测定结果。一般确定标准曲线与试样均用同一规格的锌粒为宜。

（2）测砷装置中的锥形瓶与橡皮塞密合时应密封不应漏气。

（秦　浩）

第六节　食品中合成色素的测定

（一）目的

了解食品中合成色素卫生检验的基本内容和方法，熟悉食用合成色素的国家卫生标准，掌握纸色谱法的基本原理和操作方法。

（二）原理

水溶性酸性合成色素在酸性条件下被聚酰胺吸附，而在碱性条件下解吸附。再用纸层析法或薄层层析法进行分离鉴别后，与标准比较进行定性、定量。

（三）仪器

（1）721 型分光光度计。
（2）微量注射器。
（3）展开槽（25cm×6cm×4cm），层析缸。
（4）中性层析滤纸（勿皱折）。
（5）吹风机。
（6）水泵。
（7）具塞刻度试管，量筒，吸管，研钵，白瓷蒸发皿。
（8）G_3 耐酸漏斗或普通漏斗。
（9）恒温水浴箱。

（四）试剂

（1）石油醚（沸程 60~90℃）。
（2）甲醇。
（3）聚酰胺粉（60~80 目）供吸附色素用。
（4）硅胶 G。
（5）10% 硫酸：取分析纯硫酸 10ml，缓慢加入 100ml 蒸馏水中，自然冷却备用。
（6）甲醇-甲酸溶液（6∶4）。
（7）5% 氢氧化钠溶液（50g/L）。
（8）海砂过 20 目筛，经酸碱处理和漂洗。
（9）50% 乙醇溶液。
（10）乙醇-氨水溶液：取 1ml 氨水，加 70% 乙醇溶液至 100ml。
（11）pH6 的水：用 20% 枸橼酸溶液调节至 pH6。
（12）10% 盐酸：取盐酸 10ml，加蒸馏水稀释至 100ml。
（13）20% 枸橼酸溶液：取分析纯枸橼酸 20g 加蒸馏水溶解，并稀释至 100ml。
（14）10% 钨酸钠溶液：取分析纯钨酸钠 10g 加蒸馏水溶解，并稀释至 100ml。
（15）展开剂：①正丁醇∶无水乙醇∶1% 氨水（6∶2∶3）；②正丁醇∶吡啶∶1% 氨水

(6：3：4)；③甲乙酮：丙酮：水(7：3：3)；④甲醇：氨水：乙醇(5：1：10)(适用于靛蓝,亮蓝)；⑤2.5%枸橼酸钠溶液：氨水：乙醇(8：1：2)(适用于柠檬黄及其他色素)。

(16) 0.1%色素标准贮备溶液:精确称取商品色素 0.1g,溶于蒸馏水,并稀释至 100ml。

(17) 0.01%色素标准应用液:临时用吸取色素标准贮备液 10ml,置于 100ml 容量瓶中,定容至刻度。

(五) 操作步骤

1. 样品前处理

(1) 果味水、果子露、汽水类样品:精确取样品 25g 或 25ml,溶于 100ml 小烧杯中,汽水需在小火上加热去除二氧化碳。

(2) 配制酒:精确取样品 25g 或 25ml,溶于 100ml 小烧杯中,在小火上加热去除乙醇。

(3) 硬糖、蜜饯、淀粉软糖类:精确称取粉碎均匀样品 10g,加水 30ml 温热溶解,若样液 pH 较高,则用 20%枸橼酸溶液调节至 pH4 左右。

(4) 奶糖、蛋糕类:精确称取粉碎均匀样品 10g,加海砂少许用热吹风吹干。加石油醚 30ml 搅拌,放置片刻,倒出石油醚,以除去脂肪,重复处理 3 次,再用吹风机吹干,研成细粉,全部移入耐酸漏斗或普通漏斗中,通过缓慢抽滤,用乙醇氨提取色素,用玻璃棒搅拌漏斗中内容物,直至色素全部提取完毕。立即用 10%硫酸调至微酸性后,多加 1ml,并置于水浴上浓缩至 20ml,加 10%钨酸钠溶液 1ml,使蛋白质沉淀。用 G_3 漏斗慢慢抽滤,最后用少量水洗涤并收集洗滤液。

2. 吸附分离　将处理后得到的溶液加热至 70℃,加入 0.5~1.0g 聚酰胺粉充分搅拌,用 20%枸橼酸钠溶液调节至 pH 为 4,使色素完全被吸附,如溶液还有颜色,可以再加一些聚酰胺粉。将吸附色素的聚酰胺全部移入 G_3 耐酸漏斗中,用 pH4 的 70℃水反复洗涤,每次 20ml,边洗边搅拌。如含有天然色素,则用甲醇-甲酸溶液洗涤 1~3 次,每次 20ml,直至洗液无色。再用 70℃水多次洗涤至流出的溶液为中性(洗涤过程必须充分搅拌)。

3. 解吸附　用乙醇-氨溶液分次解吸全部色素,解吸过程时时搅拌,直至滤出液无色为止,并收集全部解吸液。

4. 浓缩　将上述解吸液放置于水浴浓缩至 2ml 后,移入 5ml 容量瓶中,用 50%乙醇洗涤容器,洗液并入容量瓶中,最后稀释至刻度。如果为单色,则用水准确稀释至 50ml,用分光光度法进行测定。如果为多种色素混合液,则进行纸色谱或薄层色谱法分离后测定。

5. 定性、定量

(1) 纸色谱定性法:取色谱用纸,在距底边 2cm 的起始线上分别点 3~10μl 样品溶液、1~2μl色素标准溶液。将点好的滤纸挂于分别装有展开剂①和②的展开槽中进行展开(展开前层析缸及滤纸先用相应的溶剂系统平衡 10min 后再展开)。待溶剂前沿到达 15cm 处,将滤纸取出于空气中晾干,与标准色素斑点比较定性。也可以取 0.5ml 样液,在起始线上从左到右点成条状,纸的左边点色素标准溶液,依法展开,晾干后先定性,再供定量。靛蓝在碱性条件下易褪色,可用展开剂③。

(2) 纸色谱定量法

1) 将纸色谱的条状色斑剪下,用少量热水洗涤数次,洗液移入 10ml 比色管中,分别加水稀释至刻度,供比色测定用。

2) 分别吸收 0.0、0.5、1.0、2.0、3.0、4.0ml 胭脂红、苋菜红、柠檬黄、日落黄色素标准应用溶液或 0.0、0.2、0.4、0.6、0.8、1.0ml 亮蓝、靛蓝色素标准应用溶液,置于 10ml 比色管中,各加水稀释至刻度。

3) 标准系列与样品在一定波长下(胭脂红 510nm、苋莱红 520nm、柠檬黄 430nm、日落黄 482nm、亮蓝 627nm、靛蓝 620nm)测定吸光度,并分别绘制标准曲线,查出测定样液中色素的含量(m_1),计算样品色素含量(X)。

(六) 结果计算

$$X = \frac{m_1 \times 1000}{m_2 \times \frac{V_2}{V_1} \times 1000}$$

式中 X:样品中色素的含量,g/kg 或 g/L;m_1:测定样液中色素的含量,mg;m_2:样品质量或体积,g 或 ml;V_1:样品解吸后总体积,ml;V_2:样液点纸体积,ml;

(七) 说明

(1) 结果表述,报告算术平均值的 2 位有效数。

(2) 聚酰胺吸附酸性色素的条件是温度 70~80℃,pH4 左右,作用时间 5~10min。聚酰胺粉在样品中吸附色素后需 70~80℃ 热蒸馏水洗涤,以除去可溶性杂质,蒸馏水保持酸性(pH 为 4),防止部分色素解吸附。

(3) 样品前处理及提纯过程应充分去除杂质,如油脂、蛋白、糖、酸类(脂酸)、醇类(乙醇、甘油等),以免影响吸附及层析分离效果。如水溶性成分(糖、盐、甜味剂、香精等)可以在吸附色素后抽滤时,用酸性热水洗涤去除。明胶、果胶也可通过大量热水洗去。油脂类用丙酮或石油醚冲洗脱脂,油脂含量高者,可在研钵中加丙酮等研磨或用索式脂肪提取器除去。蛋白质及淀粉可用 10% 钨酸钠及淀粉酶水解后除去。天然色素可用甲醇-甲酸洗去。

(4) 层析用纸不可折皱,应顺纹上行展开。

(5) G_3 耐酸漏斗用完后立即冲洗,可先用 10~20ml 盐酸少量多次冲洗几遍,再用清水及蒸馏水洗净。

(秦 浩)

第七节 食品中亚硝酸盐的测定(可见分光光度法)

一、亚硝酸盐的测定

(一) 实验目的

熟悉食品中亚硝酸盐的卫生标准,掌握食品中亚硝酸盐含量测定的基本方法。

(二) 实验原理

样品经沉淀蛋白质、除去脂肪后,在弱酸性条件下亚硝酸盐与对氨基苯磺酸重氮化后,在与 N-1-萘基乙二胺偶合形成紫红色染料后,与标准比较定量。

（三）实验试剂

实验用水为蒸馏水，试剂不加说明者，均为分析纯试剂。

1. 氯化铵缓冲液　1L 容量瓶中加入 500ml 水，准确加入 20.0ml 盐酸，振荡混匀，准确加入 50ml 氢氧化铵，用水稀释至刻度。必要时用稀盐酸和稀氢氧化铵调试至 pH9.6~9.7。

2. 0.42mol/L 硫酸锌溶液　称取 120g 硫酸锌（$ZnSO_4 \cdot 7H_2O$），用水溶解，并稀释至 1000ml。

3. 20g/L 氢氧化钠溶液　称取 20g 氢氧化钠用水溶解，稀释至 1L。

4. 对氨基苯磺酸溶液　称取 10g 对氨基苯磺酸，溶于 700ml 水和 300ml 冰乙酸中，置棕色瓶中混匀，室温保存。

5. 0.1% *N*-1-萘基乙二胺溶液　称取 0.1g *N*-1-萘基乙二胺，加 60% 乙酸溶解并稀释至 100ml 混匀后，置棕色瓶中，在冰箱中保存，一周内稳定。

6. 显色剂　临用前将 0.1% *N*-1-萘基乙二胺溶液和对氨基苯磺酸溶液等体积混合。

7. 亚硝酸钠标准溶液　准确称取 250.0mg 于硅胶干燥器中干燥 24h 的亚硝酸钠，加水溶解移入 500ml 容量瓶中，加 100ml 氯化铵缓冲液，加水稀释至刻度，混匀，在 4℃ 避光保存。此溶液每毫升相当于 500μg 的亚硝酸钠。

8. 亚硝酸钠标准使用液　临用前，吸取亚硝酸钠标准溶液 1.00ml，置于 100ml 容量瓶中，加水稀释至刻度，此溶液每毫升相当于 5.0μg 亚硝酸钠。

（四）实验仪器

（1）小型粉碎机。

（2）分光光度计。

（五）操作方法

1. 样品处理　称取约 10.00g（粮食取 5g）经绞碎混匀样品，置于打碎机中，加 70ml 水和 12ml 2% 氢氧化钠溶液，混匀，用 2% 氢氧化钠溶液调样品至 pH8，定量转移至 200ml 容量瓶中加 10ml 硫酸锌溶液，混匀，如不产生白色沉淀，再补加 2~5ml 氢氧化钠，混匀。置 60℃ 水浴中加热 10min，取出后冷却至室温，加水至刻度，混匀。放置 0.5h，用滤纸过滤，弃去初滤液 20ml，收集滤液备用。

2. 亚硝酸盐标准曲线的制备　吸取 0，0.5，1.0，2.0，3.0，4.0，5.0ml 亚硝酸钠标准使用液（相当于 0，2.5，5，10，15，20，25μg 亚硝酸钠），分别置于 25ml 带塞比色管中。于标准管中分别加入 4.5ml 氯化铵缓冲液，加 2.5ml 60% 乙酸后立即加入 5.0ml 显色剂，加水至刻度，混匀，在暗处静置 25min，用 1cm 比色杯（灵敏度低时可换 2cm 比色杯），以零管调零点，于波长 550nm 处测吸光度，绘制标准曲线。

低含量样品以制备低含量标准曲线计算，标准系列为：吸取 0，0.4，0.8，1.2，1.6，2.0ml 亚硝酸钠标准使用液（分别相当于 0，2，4，6，8，10μg 亚硝酸钠）。

3. 样品测定　吸取 10.0ml 上述滤液（样品处理滤液）于 25ml 带塞比色管中，其他操作同上。

(六) 结果计算

$$X_1 = \frac{m_2 \times 1000}{m_1 \times \frac{V_2}{V_1} \times 1000}$$

式中 X_1:样品中亚硝酸盐的含盐,mg/kg;m_1:样品质量,g;m_2:测定用样液中亚硝酸盐的质量,μg;V_1:样品处理液总体积,ml;V_2:测定用样液体积,ml;结果的表述应报告算术均数的二位有效数。

二、硝酸盐测定

(一) 实验目的

熟悉食品中硝酸盐的卫生标准,掌握食品中硝酸盐含量测定的基本方法。

(二) 实验原理

样品经沉淀蛋白质除去脂肪后,溶液通过镉柱或加入镉粉,使其中的硝酸根离子还原成亚硝酸根离子,在弱酸性条件下,亚硝酸根与对氨基苯磺酸重氮化后,再与 *N*-1-萘基乙二胺偶合形成红色染料,测得亚硝酸盐总量,由总量减去亚硝酸盐含量即得硝酸盐含量。

(三) 实验试剂

1. 硫酸镉溶液(0.14mol/L) 称取 37g 硫酸镉($CdSO_4 \cdot 8H_2O$),用水溶解,定容至 1L。

2. 0.1mol/L 盐酸溶液 吸取 8.4ml 盐酸,用水稀释至 1L。

3. 硝酸钠标准溶液 准确称取 500.0mg 于 110~120℃干燥恒重的硝酸钠,加水溶解,移入 500ml 容量瓶中,加 50ml 氯化铵缓冲液,用水稀释至刻度,混匀,在 4℃冰箱中避光保存。此溶液每毫升相当于 1mg 的亚硝酸钠。

4. 硝酸钠标准使用液 吸取硝酸钠标准溶液 1.00ml,置于 100ml 容量瓶中,加水稀释至刻度,混匀,临用时现配。此溶液每毫升相当于 10μg 硝酸钠。

5. 氯化铵缓冲液、亚硝酸钠标准使用液、显色剂 配制方法见亚硝酸盐测定。

6. 镉柱(镉粉)海绵状镉粉的制备 于 500ml 硫酸镉溶液中,投入足够的锌棒,经 3~4h,当其中的镉全部被锌置换后,用玻璃棒轻轻刮下,取出残余锌棒,使镉沉底,倾去上层清液,用水以倾斜法多次洗涤,然后移入粉碎机中加 500ml 水,捣碎约 2s,用水将金属细粒洗至标准筛上,取 20~40 目之间的部分,置试剂瓶中,用水封盖保存备用。

(1) 镉柱还原效率的测定:取 25ml 酸式滴定管数支,向柱底压入 1cm 高的玻璃棉作垫,上置一小漏斗,将新配制的镉粉带水加入柱内,边装边轻轻敲击柱排出柱内空气;加镉粉至 8~10cm 高,上面用 1cm 高的玻璃棉覆盖,上置一储液漏斗。

当镉柱填装好后,先用 25ml 0.1mol/L 盐酸洗涤,再以水洗两次,每次 25ml,调节柱流速至 3~5ml/min。镉柱不用时用水封盖,随时都要保持水平面在镉层之上,不得使镉层有气泡。

镉柱每次使用完毕后,应先以 25ml 0.1mol/L 盐酸洗涤,再以水洗两次,每次 25ml,最后用水覆盖镉柱。

柱先加 25ml 氯化铵缓冲液,至液面接近海绵镉时,吸取 2.0ml 硝酸钠标准使用液。经柱还原,控制流速 3~5ml/min,用 50ml 容量瓶接收。加入 5ml 氯化铵缓冲溶液,液面接近海绵镉时,加入 15ml 水洗柱,还原液和洗液一并流入 50ml 容量瓶中。加 60% 5ml 乙酸,显色剂 10ml,加水稀释至刻度,混匀,暗处放置 25min。用 1cm 比色杯,以标准零管调节零点,于波长 550nm 处测吸光度,根据亚硝酸钠标准曲线计算还原效率(如镉柱还原率小于 95%,应经盐酸浸泡活化处理)。

(2) 镉粉还原效率的测定:镉粉使用前经盐酸浸泡活化处理,再以水洗两次,用水浸没待用。用牛角勺将镉粉加入 25ml 带塞刻度试管中,至 5ml 刻度,用少量水封住。吸取 2.0ml 硝酸钠标准使用液,加入 5ml 氯化铵缓冲液。盖上试管塞,振摇 2min,静止 5min,用漏斗颈部塞有少量脱脂棉的小漏斗过滤,滤液定量收集于 50ml 容量瓶中,用 15ml 水少量多次洗涤镉粉,洗液与滤液合并。加 5ml 60% 乙酸后,立即加显色剂 10ml,加水稀释至刻度,混匀,暗处放置 25min。用 lcm 比色杯,以标准零管调节零点,于 550nm 波长处测吸光度,根据亚硝酸盐标准曲线计算还原效率。

(3) 结果计算:

$$X_2=\frac{m_3\times1.232}{20}\times100$$

式中　X_2:还原效率,%;20:硝酸盐的质量,μg;m_3:20μg 硝酸盐还原后测得亚硝酸盐的质量,μg;1.232:亚硝酸盐换算成硝酸盐的系数。

(四) 操作方法

(1) 样品处理:硝酸盐测定。

(2) 用镉柱法或镉粉法还原硝酸盐为亚硝酸盐。

1) 镉柱法:经活化的镉柱先加 25ml 氯化铵缓冲液,至液面接近海绵镉时,准确吸取上述的样品滤液 10.0ml,加入镉柱还原。以下按上述 6(1)中自"控制流速 3~5ml/min"起依法操作。

2) 镉粉法:准确吸取样品滤液 10.0ml,置于盛有高度至刻度为 5ml 处镉粉的 25ml 带塞刻度试管中。以下按上述 6(2)中自"加入 5ml 氧化胺缓冲液…"按上述依法操作。

注:蔬菜、腌菜类食品中硝酸盐含量较高,可根据样品中硝酸盐的实际含量,将样品溶液稀释至适当浓度。

(五) 结果计算

$$X_3=\frac{(m_5-m_6)\times1.232\times1000}{m_4\times(V_4/V_3)\times1000}$$

式中　X_3:样品中硝酸盐的含量,mg/kg;m_4:样品的质量,g;m_5:经镉粉还原后测得亚硝酸盐的含量,μg;m_6:直接测得亚硝酸盐的含量,μg;1.232:亚硝酸盐钠换算成硝酸盐钠的系数;V_3:样品处理液总体积,ml;V_4:测定用样液体积,ml。

结果的表述应报告算术平均值的两位有效数。

(秦　浩)

第八节 食品中有机磷农药残留量的测定

(一) 实验目的

掌握用气相色谱测定食品中有机磷农药残留量的原理及方法,并根据测定结果判定受检样品是否符合国家规定的卫生标准。

(二) 实验原理

含有机磷的样品在富氢焰上燃烧,以 HPO 碎片的形式,放射出波长 526nm 的特征光,这种特征光通过滤光片选择后,由光电倍增管接收,转换成电信号,经微电流放大器放大后,被记录下来,样品的峰面积与标准品的峰面积相比,计算出样品相当的含量。

(三) 仪器与试剂

(1) 气相色谱仪(具有火焰光度检测器),电动振荡器,组织捣碎机,粉碎机。

(2) 二氯甲烷。

(3) 无水硫酸钠。

(4) 中性氧化铝:经 300℃活化 4h 后备用。

(5) 活性炭:称取 20g 活性炭用 3mol/L 盐酸浸泡过夜,抽滤后,用水洗至无氯离子,在 120℃烘干备用。

(6) 农药标准品:敌敌畏、乐果、马拉硫磷、对硫磷、甲拌磷、虫螨磷、稻瘟净、倍硫磷和杀螟硫磷。

(7) 农药标准溶液:精密称取适量有机磷农药标准品,用苯(或三氯甲烷)先配成贮备液,放在冰箱中保存。

(8) 农药标准使用液:临用时用二氯甲烷稀释为使用液,使其浓度为敌敌畏、乐果、马拉硫磷、对硫磷和甲拌磷每毫升各相当于 1μg,稻瘟净、倍硫磷、杀螟硫磷和虫螨磷每毫升各相当于 2μg。

(四) 操作步骤

1. 提取与净化

(1) 蔬菜、水果:将蔬菜、水果切碎混匀后,称取 10g 混匀的样品,置于 250ml 具塞锥形瓶中,加 30~100g 无水硫酸钠(根据样品含水量)脱水,剧烈振摇后如有固体硫酸钠存在,说明样品无水硫酸钠饱和。加 0.2~0.8g 活性炭(根据色素含量而定),脱色。加 70ml 二氯甲烷,在振荡器上振荡 0.5h,经滤纸过滤,量取 35ml 滤液,在通风橱中室温下自然挥发近干,用二氯甲烷少量多次研洗残渣,加入 5ml 具塞刻度试管中,定容至 2ml 备用。

(2) 谷物:将样品磨粉过 20 目筛、混匀。称取 10g 置于具塞锥形瓶中,加入 0.5g 中性氧化铝,0.2g 活性炭及 20ml 二氯甲烷,振摇 0.5h,过滤,滤液直接进样。如农药残留量过低,则加 30ml 二氯甲烷,振摇过滤,量取 15ml 滤液浓缩,并定容至 2ml,备用。

2. 色谱条件

(1) 色谱柱

1) 玻璃柱,内径 3mm,长 2.0m,内装涂以 2.5% SE-30 和 3% QF-1 混合固定液的 60~80 目 chromosorb W AW DMCS,用以分离敌敌畏、乐果、马拉硫磷和对硫磷。

2）玻璃柱，内径3mm，长2.0m，内装涂以3% PEGA和5% QF-1混合固定液的60～80目chromosorb W AW DMCS，用以分离甲拌磷、虫螨磷、稻瘟净、倍硫磷和杀螟硫磷。

(2) 气体速度：载气为氮气50ml/min，空气为50ml/min，氢气为150ml/min（氮气和空气、氢气之比按各仪器型号不同选择各自的最佳比例条件）。

(3) 温度：进样口为220℃，检测器为240℃，柱温180℃（敌敌畏为130℃）。

3. 测定　根据仪器灵敏度配制一系列不同浓度的标准溶液。

将各浓度的标准液2～5μl分别注入气相色谱仪中，可测得不同浓度有机磷标准溶液的峰面积。绘制有机磷标准曲线。同时取样品溶液2～5μl注入气相色谱仪中、测得的峰面积从标准曲线图中查出相应的含量。

（五）结果计算

$$X = \frac{A \times 1000}{M \times 1000 \times 1000}$$

式中　X：样品中有机磷农药的含量，mg/kg；A：进样体积中有机磷农药的含量，ng；M：进样体积（μl）相当于样品的质量，g。

（秦　浩）

第九节　白酒中甲醇和杂醇油的测定

一、气相色谱法测定酒中的甲醇和高级醇类

（一）实验目的

本实验通过对白酒中甲醇和高级醇的测定，一方面掌握白酒中甲醇和高级醇测定的气相色谱法，另一方面熟悉卫生标准，进一步学习白酒中甲醇和高级醇的来源和危害。

（二）实验原理

利用不同醇类在氢火焰中的化学电离反应进行检测，根据样品色谱峰的保留时间与标准品相比较定性，以峰高相比较定量。检出限：正丁醇0.20ng、正丙醇0.20ng、异戊醇0.15ng、正戊醇0.15ng、仲丁醇0.22ng、异丁醇0.22ng。

（三）仪器和试剂

1. 气相色谱仪　具有氢火焰离子化检测器。

2. 微量进样注射器　1μl、50μl，或配置自动进样器的气相色谱仪。

3. 载体　GDX-102（60～80目），气相色谱用。

4. 标准物　甲醇、正丙醇、仲丁醇、异丁醇、正丁醇、异戊醇、乙酸乙酯，以上均为色谱纯试剂。

5. 60%乙醇（无甲醇、无杂醇油）　取0.5μl进样气相色谱仪，无杂峰出现即可。

6. 标准溶液　分别准确称取甲醇、正丙醇、仲丁醇、异丁醇、正丁醇、异戊醇各600mg及800mg乙酸乙酯，以少量蒸馏水洗入100ml容量瓶中，并加水稀释至刻度，置冰箱保存。

7. 标准使用液　吸取10.0ml标准溶液于100ml容量瓶中，加入60%乙醇（无甲醇、无

杂醇油),定容。此溶液含甲醇、正丙醇、仲丁醇、异丁醇、正丁醇、异戊醇各 600μg/ml,乙酸乙酯 800μg/ml。置于冰箱保存备用。

(四) 实验步骤

1. 色谱参考条件

(1) 色谱柱:长 2m,内径 4mm,玻璃柱或不锈钢柱。

(2) 固定相:GDX-102(60~80 目)。

(3) 汽化室温度:190℃。

(4) 检测器温度:190℃。

(5) 柱温:170℃。

(6) 载气(N_2)流速:40ml/min。

(7) 氢气(H_2)流速:40ml/min。

(8) 空气流速:450 ml/min。

(9) 进样量:0.5μl。

2. 样品测定

(1) 定性测定:以各成分保留时间定性,进标准使用液和样液各 0.5μl,分别测得保留时间,样品与标准出峰时间对照而定性。

(2) 定量测定:进 0.5μl 标准使用液,制得色谱图,分别量取各成分峰高;进 0.5μl 样品,制得色谱图,分别量取峰高,与标准峰高比较计算定量。

(五) 结果计算

$$X = \frac{h_x \times V_s \times c_s}{h_s \times V_x \times 1000} \times 100$$

式中 X:样品中某成分的含量,g/100ml;h_x:样品中某成分的峰高;h_s:标准品中某成分的峰高;V_x:样品溶液进样体积,μl;V_s:标准品溶液进样体积,μl;C_s:注入标准使用液的浓度,mg/ml。

取 2 次测定的算术平均值作为测定结果,报告算术平均值的 2 位有效数字。在重复性条件下获得的 2 次独立测定结果的绝对差值不得超过算术平均值的 20%。

二、白酒中甲醇的测定

(品红-亚硫酸比色法)

(一) 实验目的

白酒中的甲醇来自酿酒原辅料(薯干、马铃薯、水果、糠麸等)中的果胶,在蒸煮过程中果胶中的半乳糖醛酸甲酯分子中的甲氧基分解成甲醇。本实验通过对白酒中甲醇的测定,一方面掌握白酒中甲醇测定的基本方法,另一方面熟悉白酒中甲醇的卫生标准,进一步学习白酒中甲醇的来源和危害。

(二) 实验原理

酒中甲醇在磷酸溶液中被高锰酸钾氧化成甲醛,过量的高锰酸钾及在反应中产生的二氧化锰用草酸-硫酸溶液除去，甲醛与品红-亚硫酸作用生成蓝紫色醌型色素，与标准系列比较定量。

1. 氧化

$$5CH_3OH+2KMnO_4+3H_2SO_4 = 2MnSO_4+5CH_2O+K_2SO_4+8H_2O$$

2. 去除有色物质

$$5H_2C_2O_4+2KMnO_4+3H_2SO_4 = 10CO_2\uparrow+2MnSO_4+K_2SO_4+8H_2O$$

$$MnO_2+H_2C_2O_4+H_2SO_4 = MnSO_4+2CO_2\uparrow+4H_2O$$

3. 显色反应　品红与亚硫酸加成后形成非醌型无色化合物，即品红-亚硫酸。品红-亚硫酸与甲醛作用后，生成无色的中间产物，中间产物不稳定，失去硫磺基后形成醌型结构的化合物，呈蓝紫色。

（三）仪器和试剂

1. 仪器　分光光度计。

2. 试剂

（1）高锰酸钾-磷酸溶液：称取3g高锰酸钾，加入15ml 85%磷酸与70ml水的混合液中，溶解后加水至100ml。贮于棕色瓶内，防止氧化力下降，保存时间不宜过长。

（2）草酸-硫酸溶液：称取5g无水草酸或7g含2个结晶水的草酸，溶于1∶1冷硫酸中，并用1∶1冷硫酸定容至100ml，混匀后贮于棕色瓶中备用。

（3）品红-亚硫酸溶液：称取0.1g碱性品红研细后，分次加入共60ml 80℃的水，边加入水边研磨使其溶解，用滴管吸取上层溶液滤于100ml容量瓶中，冷却后加10ml 100g/L的亚硫酸钠溶液、1ml盐酸，再加水至刻度，充分混匀，放置过夜，如溶液有颜色，可加少量活性炭搅拌后过滤，贮于棕色瓶中，置暗处保存。溶液呈红色时应弃去重新配制。

（4）甲醇标准溶液：准确称取1.000g甲醇（相当于1.27ml）置于预先装有少量蒸馏水的100ml容量瓶中，加水稀释至刻度，混匀。此溶液甲醇浓度10mg/ml，置低温保存。

（5）甲醇标准使用液：吸取10.0ml甲醇标准溶液，置于100ml容量瓶中，加水稀释至刻度。再取25.0ml稀释液置于50ml容量瓶中，加水至刻度，该溶液甲醇浓度0.5 mg/ml。

（6）60%无甲醇的乙醇溶液：取300ml无水乙醇，加水稀释至500ml。吸取0.3ml此溶液，按下述“（四）的主要实验步骤”检查，不应显色。如显色需进行处理。取300ml无水乙醇，加高锰酸钾少许，振摇后放置24小时后蒸馏。弃去最初50ml馏出液，收集中间馏出液约200ml，用乙醇比重计测其浓度，然后加水配成60%无甲醇的乙醇溶液。

（7）100g/L亚硫酸钠溶液，存于冰箱中，一周内可用。

（四）实验步骤

（1）根据待测白酒中含乙醇浓度适当取样（含乙醇30%取1.0ml；40%取0.8ml；50%取0.6ml；60%取0.5ml）于25ml具塞比色管中。

（2）分别吸取0、0.10、0.20、0.40、0.60、0.80、1.00ml甲醇标准使用液（相当于0、0.05、0.10、0.20、0.30、0.40、0.50 mg甲醇）分别置于25ml具塞比色管中，并加入0.5ml无甲醇的乙醇（体积分数为60%）。

（3）于样品管及标准管中各加水至5ml，混匀，各管加入2ml高锰酸钾-磷酸溶液，混匀，放置10分钟。

（4）各管加2ml草酸-硫酸溶液，混匀后静置，使溶液退色。然后各管再加入5ml品红-

亚硫酸溶液,混匀,于 20~30℃静置 30min。

(5) 用 2cm 比色杯以 0 管调零点,于 590nm 波长处测各管吸光度,以标准管吸光度值绘制标准曲线,样品管吸光度值与标准曲线比较定量。

(6) 同一试样平行做 2 次测定。

(五) 结果计算

$$X = \frac{m}{V \times 1000} \times 10$$

式中 X:样品中甲醇的含量,g/100ml;m:测定样品中所含的甲醇相当于标准的毫克数,mg;V:样品取样体积,ml。

取两次测定的算术平均值作为测定结果,报告算术平均值的 2 位有效数字。在含量≥0.10g/100ml 时,重复性条件下获得的 2 次独立测定结果的绝对差值不得超过算术平均值的 15%;含量<0.10g/100ml 时,在重复性条件下获得的 2 次独立测定结果的绝对差值不得超过算术平均值的 20%。

(六) 注意事项

(1) 品红-亚硫酸溶液呈红色时应重新配制,新配制的品红-亚硫酸溶液放冰箱中 24~48h 后再用为好。

(2) 甲醇显色反应的灵敏度与溶液中乙醇的浓度相关,以 4%~5% 为宜,测定时样品与标准管中乙醇浓度要保持相近。

(3) 白酒中其他醛类以及经高锰酸钾氧化后由醇类变成的醛类(如乙醛、丙醛等),与品红亚硫酸作用也显色,但在一定浓度的硫酸酸性溶液中,除甲醛可形成经久不褪的紫色外,其他醛类则历时不久即行消退或不显色,故无干扰。因此操作中时间条件必须严格控制。

(4) 加入草酸-硫酸溶液后,溶液中产生热量,此时应适当冷却,待溶液降温后再加入品红-亚硫酸溶液,以免显色剂分解。

三、白酒中杂醇油的测定

(变色酸法)

(一) 实验目的

杂醇油是酒的芳香成分之一,当过量时则对机体产生毒害作用,其毒害和麻醉作用比乙醇强,其毒性随醇类分子量的增大而加剧。酒中的杂醇油成分复杂,是一组混合物的总称,主要成分是异戊醇、戊醇、异丁醇、丁醇、庚醇、丙醇等高级醇类,其中以异戊醇、异丁醇的毒性较大。

本实验通过对白酒中杂醇油的测定,一方面掌握白酒中杂醇油测定的基本方法,另一方面熟悉白酒中杂醇油的卫生标准,进一步学习白酒中杂醇油的来源和危害。

(二) 实验原理

本测定方法以异戊醇和异丁醇表示,异戊醇和异丁醇在浓硫酸作用下脱水生成戊烯和丁烯,再与对二甲氨基苯甲醛作用显橙黄色,与标准系列比较定量。

（三）仪器与试剂

1. 仪器　分光光度计。

2. 试剂

(1) 0.5%对二甲氨基苯甲醛-硫酸溶液：称取 0.5g 对二甲氨基苯甲醛，加浓硫酸溶解至 100ml，贮于棕色瓶中，如有色应重新配制。

(2) 无杂醇油的乙醇：取 0.1ml 分析纯无水乙醇，按"白酒中甲醇的测定(四)的主要实验步骤"检查，不得显色。如显色取分析纯无水乙醇 200ml，加 0.25g 盐酸间苯二胺，加热回流 2h，蒸馏，收集中间馏出液 100ml。再取 0.1ml 馏出液按本操作方法测定不显色即可使用。

(3) 杂醇油(异戊醇、异丁醇)标准溶液：准确称取 0.080g 异戊醇和 0.020g 异丁醇加入 100ml 容量瓶中，加无杂醇油乙醇 50ml，再加水稀释至刻度。此溶液每毫升相当于 1mg 杂醇油，置低温保存。

(4)杂醇油(异戊醇、异丁醇)标准使用液：吸取杂醇油标准溶液 5.0ml 于 50ml 容量瓶中，加水稀释至刻度。此使用液即为每毫升相当于杂醇油 0.10 mg 的标准溶液。

（四）实验步骤

(1) 将样品酒稀释 10 倍后再准确吸取 0.30ml 置于 10ml 比色管中，若酒中含糖色、沉淀、混浊，应先取样品 50ml，加水 10ml，进行蒸馏，收集馏出液 50ml，取蒸馏液作为样品。

(2) 分别准确吸取 0、0.10、0.20、0.30、0.40、0.50ml 杂醇油标准使用液(相当于 0、0.01、0.02、0.03、0.04、0.05 mg 杂醇油)于 10ml 比色管中。

(3) 于样品管和标准管中准确加水至 1ml，混匀后放入冰水浴中。

(4) 沿管壁各加入 2ml 0.5%对二甲氨基苯甲醛-硫酸溶液，使其流至管底，再将各管同时摇匀，置于沸水浴中加热 15min，取出，立即放入冰水中冷却，并立即各加 2ml 水，混匀，冷却，放置 10min。

(5) 以 0 管调零点，于 520nm 波长处测各管吸光度，以标准管吸光度值绘制标准曲线，样品管吸光度值与标准曲线比较定量。

(6) 同一试样平行做 2 次测定。

（五）结果计算

$$X = \frac{m}{V_1/10 \times V_2 \times 1000} \times 100$$

式中　X：样品中杂醇油的含量，g/100ml；m：测定样品管中杂醇油的质量，mg；V_2：样品体积，ml；V_1：测定用样品稀释体积。

取 2 次测定的算术平均值作为测定结果，报告算术平均值的 2 位有效数字。

（六）注意事项

(1) 对二甲氨基苯甲醛显色剂应临用前新配，不宜放置时间过久，如变为杏黄色即不可使用。

(2) 加试剂时，宜缓慢沿壁加入，否则产热太快，影响显色。加入显色剂后应摇匀，若不经摇匀久置于水浴中显色，其结果偏低。

（3）如样品有色，则精密称取样品 50ml，加蒸馏水 10ml，进行蒸馏，收集馏出液 50ml，取蒸馏液作为样品。

（4）对某些含有精等有机物而又无色的酒样品，本法测定时显色较深或与标准色调不一致，杂醇油的测定结果偏高，此时可用浓硫酸检验是有糖比色干扰，如有则应进行蒸馏再测定。

（七）思考题

1. 各检测管加入品红-亚硫酸溶液后，为何要静置 30min？
2. 如何消除个别酒类样品中糖类物质对检测结果的影响？
3. 采用气相色谱法检测白酒中甲醇、杂醇油，是否有必要对样品进行蒸馏处理？

（秦　浩）

第五章　职业卫生评价

第一节　尿铅含量的测定(二硫腙分光光度法)

一、目 的 要 求

学习及掌握尿铅含量的测定方法,为铅中毒的诊断及疗效判断提供依据。

二、实 验 原 理

用硝酸和高锰酸钾破坏尿中的有机物质,使铅成离子状态。在弱碱条件下(pH=8.5~11.0)与二硫腙反应,生成红色络合物,根据颜色的深浅进行比色定量。

三、实验器材及试剂

(一) 实验器材

(1) 吸管:1ml、2ml、5ml 吸管各 1 支,10ml 2 支。
(2) 量筒:25ml 2 个、50ml 1 个。
(3) 三角瓶:250ml 2 个。
(4) 分液漏斗:150ml 分液漏斗。
(5) 恒温箱。
(6) 分光光度计。

(二) 实验试剂

(1) 硝酸、氨水。
(2) 5% 高锰酸钾溶液:称取 5g 高锰酸钾溶于蒸馏水中,加水至 100ml。
(3) 20% 盐酸羟胺溶液:称取 20g 盐酸羟胺溶于蒸馏水中,加水至 100ml。
(4) 二硫腙氯仿应用液(透光率 42%):临用前取二硫腙氯仿贮备液用氯仿稀释。在波长 510nm 下,用 1cm 比色杯,使透光率达 42%。
(5) 缓冲液:称取 100g 枸橼酸溶于 70ml 蒸馏水中,置于冷水浴上,加 100ml 氨水,冷却后加氯化钾 5g,无水亚硫酸钠 3g,溶解后加氨水至 250ml,转入分液漏斗中,用二硫腙氯仿贮备液提取铅,至氯仿液绿色不变,再用纯氯仿适量将溶液内残留二硫腙洗去,至氯仿液层无色透明,再加氨水 500ml 混匀,转入聚乙烯塑料瓶中,储于冰箱内。
(6) 铅标准储备液:称取硝酸铅(优级纯,105℃干燥 2h)1.598g 用少量无铅水溶解并加 10ml 硝酸,在 1000ml 量瓶用无铅水定容,此液为 1mg/ml 铅溶液。
(7) 铅标准应用液:将铅标准储备液用 1+99 硝酸稀释 100 倍,配成 10μg/ml 铅的标准溶液。

四、实验步骤

（1）样品处理：取25ml混匀尿于250ml三角瓶中，加2ml浓硝酸和25m 15%高锰酸钾溶液，混匀，35~37℃放置20~24h，取10ml处理过的尿样转入25ml的试管中，即为样品管溶液。

（2）标准曲线的制备：取6个25ml试管，按表5-1配置标准色列。

表5-1 标准曲线的制备

管号	0	1	2	3	4	5
铅标准应用液(ml)	0.0	0.1	0.3	0.5	0.7	0.9
水(ml)	2.5	2.4	2.2	2.0	1.8	1.6
浓硝酸(ml)	0.2	0.2	0.2	0.2	0.2	0.2
5%高锰酸钾溶液(ml)	2.5	2.5	2.5	2.5	2.5	2.5
铅含量(μg)	0.0	1.0	3.0	5.0	7.0	9.0

（3）向样品管、标准管分别加入20%盐酸羟胺溶液0.7ml，使高锰酸钾红色完全褪尽。

（4）向各管中加入3.0ml缓冲液，摇匀，放冷。

（5）向各管中加入4.0ml二硫腙氯仿应用液，振摇1min（注意放气）。静置分层后，弃上清液，取下层氯仿层在波长510nm下，用1cm比色杯，零管调零，测定吸光度。

（6）以标准色列吸光度对铅含量（μg），绘制标准曲线。

（7）将测得样品管吸光度，通过查标准曲线得样品中铅含量（μg）。

五、结果与评价

1. 计算尿铅的含量

$$尿铅含量(mg/L)=\frac{C}{5}$$

式中　C：样品管中的铅含量，μg。

2. 评价及结论。

根据《职业性慢性铅中毒诊断标准》（GB237-2002）进行评价。

六、注意事项

（1）本法最适宜的pH为8.5~11.0，否则影响测定结果的准确性。

（2）二硫腙应做质量检查：取二硫腙储备液稀释1倍，4℃冰箱放置1天后应保持绿色。

（邢　杰）

第二节　生产环境空气中苯系物的测定

（活性炭吸附/二硫化碳解吸-气相色谱法）

一、实验原理

用活性炭采样管富集环境空气、室内空气或工业废气中苯系物，二硫化碳（CS_2）萃取，解吸后用带有氢焰离子化检测器(FID)的气相色谱仪测定。

二、试剂和材料

除非另有说明,分析时均使用符合国家标准的分析纯试剂。

1. 载气　氮气,纯度99.999%,用装5A分子筛和活性炭净化管净化。

2. 燃烧气　氢气,纯度99.99%。

3. 助燃气　空气,用装5A分子筛和活性炭净化管净化。

4. 二硫化碳　分析纯,经色谱鉴定无干扰峰。如有干扰峰则需用全玻璃蒸馏器重新蒸馏,收集46℃的馏分。

5. 标准贮备溶液　取适量色谱纯的苯、甲苯、乙苯、邻二甲苯、间二甲苯、对二甲苯、异丙苯和苯乙烯配制于一定体积的二硫化碳中。也可使用有证标准溶液。

三、仪器和设备

除非另有说明,分析时均适用符合国家标准的A级玻璃仪器。

(1) 气相色谱仪:配有氢焰离子化检测器。

(2) 色谱柱

1) 填充柱:材质为硬质玻璃或不锈钢,长2m,内径3~4mm,内填充涂附2.5%邻苯二甲酸二壬酯(DNP)和2.5%有机皂土-34(bentane)的Chromsorb G,DMCS(80~100目)。

填充柱制备方法:称取有机皂土0.525g和DNP0.378g,置入圆底烧瓶中,加入60ml苯,于90℃水浴中回流3h,再加入Chromsorb G·DMCS载体15g继续回流2h后,将固定相转移至培养皿中,在红外灯下边烘烤边摇动至松散状态,再静置烘烤2h后即可装柱。

将色谱柱的尾端(接检测器一端)用石英棉塞住,接真空泵,柱的另一端通过软管接一漏斗,开动真空泵后,使固定相慢慢通过漏斗装入色谱柱内,边装边轻敲色谱柱使填充均匀,填充完毕后,用石英棉塞住色谱柱另一端。

填充好的色谱柱需在150℃下,以低流速20~30ml/min通载气,连续老化24h。

2) 毛细管柱:DB-WAX 30m×0.32mm×1.00μm或等效毛细管柱。

(3) 采样装置:无油采样泵,能在0~1.5L/min内精确保持流量。

(4) 活性炭采样管(见图5-1):采样管内装有两段特制的活性炭,A段100mg,B段50mg。A段为采样段,B段为指示段。如果B段活性炭所收集的组分达到A段的25%以上,则应调整流量或采样时间,重新采样。

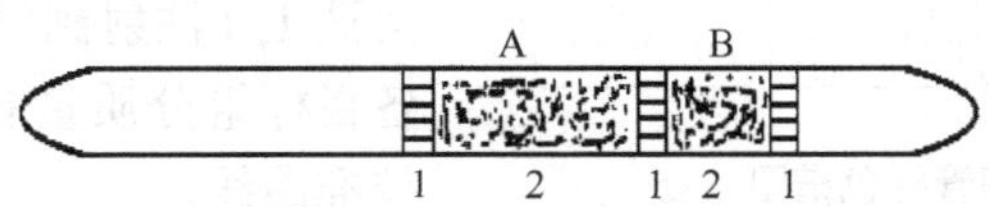

图5-1　活性炭采样管

1. 玻璃棉;2. 活性炭;A. 100mg活性炭;B. 50mg活性炭

(5) 温度计。

(6) 气压计。

(7) 微量进样器:1~5μl。

（8）移液管：1ml。

（9）磨口具塞试管：5ml。

（10）一般实验室常用仪器。

四、样 品

1. 样品采集 敲开活性炭采样管的两侧，与采样器相连（A 段为气体入口），检查采样系统的气密性。以 0.2～0.6L/min 的流量采气 5～10min（大气采样时间 1～2h）。若现场大气中含有较多颗粒物，可在采样管前连接过滤头。同时记录采样器流量、当前温度、气压及采样时间和地点。

2. 现场空白样品的采集 将活性炭管运输到采样现场，敲开两端后立即用聚四氟乙烯帽密封，不参与样品采集，并同已采集样品的活性炭管一同存放。每次采集样品，都应采集至少一个现场空白样品。

3. 样品保存 采集好的样品，即用聚四氟乙烯帽将活性炭采样管的两端密封，8h 内测定。否则-20℃保存，尽快分析。

五、分析步骤

1. 试样的制备 将活性炭采样管中 A 段和 B 段取出，分别放入磨口具塞试管中，每个试管中各加入 1.00ml 二硫化碳，轻轻振动，在室温下萃取 1h 后，待测。

2. 分析条件

（1）填充柱气相色谱法参考参数：①载气流速：50ml/min；②进样口温度：150℃；③检测器温度：150℃；④柱温：65℃；⑤氢气流量：40ml/min；⑥空气流量：400ml/min。

（2）毛细管柱气相色谱法参考参数：①进样方式：不分流；②柱箱温度：65℃保持 10min，以 5℃/min 速率升温到 90℃保持 2min；③柱流量：2.6ml/min；④进样口温度：150℃；⑤检测器温度：250℃；⑥尾吹气流量：30ml/min；⑦氢气流量：40ml/min；⑧空气流量：400ml/min。

3. 校准

（1）校准曲线绘制：分别取适量的标准贮备溶液，稀释到 1ml 的二硫化碳中，配制浓度依次为 0.5、1.0、10.0、20.0 和 50.0μg/ml 的校准系列。取上述标准系列溶液 1μl 注射到气相色谱仪进样口，根据各目标组分质量和峰面积（或峰高）绘制校准曲线。

（2）标准色谱图

1）毛细管柱参考色谱图，见图 5-2。

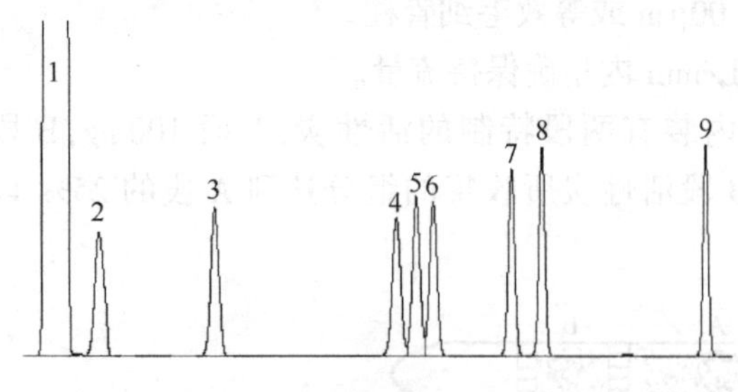

图 5-2 毛细管柱色谱图

1. 二硫化碳；2. 苯；3. 甲苯；4. 乙苯；5. 对二甲苯；6. 间二甲苯；7. 异丙苯；8. 邻二甲苯；9. 苯乙烯

2）填充柱参考色谱图，见图 5-3。

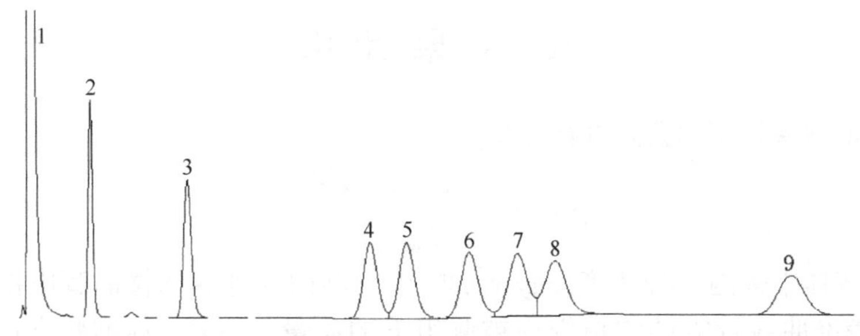

图 5-3　填充柱色谱图

1. 二硫化碳;2. 苯;3. 甲苯;4. 乙苯;5. 对二甲苯;6. 间二甲苯;7. 邻二甲苯;8. 异丙苯;9. 苯乙烯

(3) 仪器的稳定性检查:当温度、气体流量稳定正常,连续两次进与试样被测成分含量相近的标准样品(标准溶液)1μl,其峰面积(或峰高)相对标准偏差不大于5%,即认为仪器处于稳定状态。

(4) 测定校正因子:当仪器稳定性差时,可采用单点校正法求校正因子。校准周期需视仪器稳定性而定,一般可在测定5个样品后校准一次。在样品测定同时,分别分析现场空白样品管和与样品浓度相近的标准溶液,测定现场空白样品和标准溶液的色谱峰面积(或峰高)。用下式计算出相应的校正因子。

$$f = \frac{C_s}{A_s - A_0}$$

式中　f:相应浓度的校正因子;C_s:标准样品中被测组分的加入量,ng;A_s:标准样品的平均峰面积(或峰高);A_0:现场空白样品的平均峰面积(或峰高)。

4. 样品分析　取制备好的试样 1.0μl,注射到气相色谱仪中,目标组分经色谱柱分离后,由 FID 检测。

(1) 定性分析:根据保留时间定性。苯系物各组分的保留时间见表 5-2。

表 5-2　各组分保留时间

组分	保留时间(min)	
	毛细管柱	填充柱
苯	4.1	2.6
甲苯	6.4	4.6
乙苯	10.1	8.3
对二甲苯	10.5	9.1
间二甲苯	10.9	10.4
异丙苯	12.4	12.2
邻二甲苯	13.1	11.4
苯乙烯	16.4	17.0

(2) 定量分析:根据校准曲线或校正因子计算目标组分含量。

5. 空白试验　现场空白活性炭管与已采样的样品管同批分析,测定步骤同样品分析。

六、结果计算

(1) 校准曲线法按下列公式进行计算。

$$\rho = \frac{(w - w_0) \times 1000}{V_{nd}}$$

式中 ρ:气体中被测组分浓度,mg/m³;W:由校准曲线计算的样品管中被测组分的质量,ng;W_0:由校准曲线计算的空白管中被测组分的质量,ng;V_{nd}:标准状态(101.325kPa,273K)下的采样体积,L。

(2) 单点校正法按下列公式进行计算。

$$\rho = \frac{(A - A_0) \times f}{V_{nd} \times 1000}$$

式中 A:被测样品的峰面积(或峰高);A_0:现场空白样品的峰面积(或峰高);f:校正因子;V_{nd}:标准状态(101.325kPa,273K)下的采样体积,L。

(3) 采样吸附效率按下列公式进行计算。

$$K = \frac{M_1}{M_1 + M_2} \times 100$$

式中 K:采样吸附效率,%;M_1:A段采样量,ng;M_2:B段采样量,ng。

(4) 结果的表示:当测定结果小于0.100mg/m³时,保留到小数点后四位;大于等于0.100mg/m³时,保留三位有效数字。

七、质量保证和质量控制

(1) 当空气中水蒸气或水雾太大,以致在活性炭管中凝结时,影响活性炭管的穿透体积及采样效率,空气湿度应小于90%。

(2) 每批样品应带一个校核点,其相对误差要在30%以内。若超出允许范围,应重新配制中间浓度点标准溶液,若还不能满足要求,应重新绘制校准曲线。

(邢　杰)

第三节　粉尘浓度及分散度测定

一、粉尘浓度测定

粉尘浓度是指单位体积空气中所含粉尘的质量或数量,我国卫生标准中,粉尘最高容许浓度采用质量浓度来表示。

(一) 总粉尘浓度的测定(滤膜质量法)

1. 目的要求

(1) 掌握现场粉尘采样的基本方法。

(2) 熟悉粉尘采样器的基本工作原理。

2. 实验原理　抽取一定体积的含尘空气，将粉尘阻留在已知质量的滤膜上，由采样后滤膜的增量，求出单位体积空气中粉尘的质量。

3. 实验器材　粉尘采样器（在需要防爆的作业场所，用防爆型采样器）；滤膜（用过氯乙烯纤维滤膜）、滤膜夹、样品盒、镊子；分析天平；秒表；干燥器（内盛变色硅胶）。

4. 操作步骤

（1）滤膜准备：用镊子取下滤膜两面的夹衬纸，将滤膜放在分析天平上称量，编号和质量记录在衬纸上。打开滤膜夹，将直径40mm的滤膜毛面向上平铺于锥型杯上，旋紧固定环，使滤膜无褶皱或裂隙。直径75mm的滤膜折叠成漏斗状，装入滤膜夹。

（2）采样

1）采样器架设于接尘作业人员经常活动的范围内，粉尘分布较均匀的呼吸带。有分流影响时，一般应选择在作业地点下风侧或回风侧；在移动的扬尘点，应位于作业人员活动中有代表性的地点，或架于移动杆上。

2）先用一个装有滤膜（未称量滤膜即可）的滤膜夹装入采样头中旋紧，开动采样器调节至所需流量，然后将已称量滤膜换入采样头，使滤膜受尘面迎向含尘气流。当迎向含尘气流无法避免飞溅的泥浆、砂粒对样品污染时，受尘面可侧向。

3）采样流量，用40mm滤膜时为15~40L/min，用漏斗状滤膜时，可适当加大流量，但不得超过80L/min。

4）根据采样点的粉尘浓度估计值及滤膜上所需粉尘增量（直径40mm平面滤膜，不得少于1mg，但不得多于10mg。直径75mm的漏斗状滤膜粉尘增量不受此限制）确定采样持续时间，但一般不得小于10min（当粉尘浓度高于10mg/m^{3}时，采气量不得少于0.2m^3；低于2 mg/m^{3}时。采气量应为0.5~1m^3）。记录滤膜编号、采样时间、气体流量和采样点生产工作情况。

5）采样结束后，用镊子将滤膜从滤膜夹上取下，受尘面向内折叠几次，用衬纸包好，贮于样品盒中，或装入自备的样品夹中，带回实验室。

6）已采样滤膜，一般情况下不需干燥处理，即可称量。如果采样时现场空气相对湿度在90%以上或有水雾时，应将滤膜放在干燥器2h后称量，然后再放入干燥器中30min，再次称量。当相邻两次的称量结果之差小于0.1mg时，取其最小值。

5. 结果计算

$$C = (m_2 - m_1)/(Qt) \times 1000$$

式中　C：粉尘浓度，mg/m^3；m_1：采样前滤膜质量，mg；m_2：采样后滤膜质量，mg；t：采样时间，min；Q：采气流量，L/min。

6. 注意事项

（1）本方法为我国现行卫生标准采用的基本方法。如果使用其他仪器或方法测定粉尘质量浓度时，必须以本方法为基准。

（2）过氯乙烯纤维滤膜表面呈细绒毛状，不易脆裂，具有明显的静电性和憎水性，能牢固地吸附粉尘，但不耐高温，易溶于有机溶剂。已采样滤膜可留测定粉尘分散度或作为碱熔钼蓝比色法测定游离二氧化硅的材料。在55℃以上现场采样测定粉尘浓度时不宜应用，可改为玻璃纤维滤膜。

（3）采样现场空气中有油物时，可用石油醚或航空汽油浸洗，晾干后再称量。

（二）呼吸性粉尘浓度测定方法

1. 实验目的

（1）掌握现场呼吸性粉尘采样的基本方法及注意事项。

（2）熟悉呼吸性粉尘采样器的基本工作原理。

2. 实验原理　采集一定体积的含尘空气，使之通过分级预选器后，将呼吸性粉尘阻留在已知质量的滤膜上，由采尘后滤膜的增量，求出单位体积空气中呼吸性粉尘的质量（mg/m^3）。

3. 实验器材　呼吸性粉尘采样器（在需要防爆的场所，采用防爆型呼吸性粉尘采样器，采用恒定流量，采样头对粉尘粒子的分离性能应符合国家呼吸性粉尘标准提出的要求），直径40mm的过氯乙烯纤维滤膜、滤膜夹、样品盒、镊子；分析天平；秒表；干燥器（内盛变色硅胶）；硅油。

4. 操作步骤

（1）滤膜的准备：用镊子取下滤膜两面的衬纸，置于天平上称量，记录初始质量，然后将滤膜装入滤膜夹中，确认滤膜无褶皱和裂隙后，放入带编号的样品盒备用。如用冲击式呼吸性粉尘采样器（T. R 粉尘采样器）时，需将硅油或黏着剂涂在冲击片上，涂片时应把黏着剂涂均匀，量不宜过多，以5~8mg为宜。涂后在天平上称量，记录初始质量，然后将冲击片编号，放在存储盒中备用。

（2）采样

1）采样器架设原则同总粉尘采样。

2）用一个装有未称量过的滤膜的滤膜夹装入采样头拧紧，开动采样器调节至20L/min，然后将已称量滤膜换入采样头，如用T. R 采样头时，同样先用一个未称量过的冲击片装入采样头拧紧，开动采样器调至20L/min，然后将已称量冲击片换入采样头。采样头的入口可侧向含尘气流。

3）采样开始的时间：连续性产尘作业点，应在作业开始30min后采样，非连续性产尘作点，应在工人工作时采样。

4）采样流量：在整个采样过程中，必须保持在20L/min，流量应稳定。

5）采样的持续时间应根据测尘点粉尘浓度的估计值及滤膜上所需粉尘增量而定（不应少于0.5mg，不得多于10mg），但采样的时间不得少于10min。采样结束后，记录滤膜编号、采样时间和采样点生产工作情况。

6）将采集有呼吸性粉尘的滤膜或冲击片取出，滤膜受尘面向内折叠几次，用衬纸包好，放入样品盒中，冲击片直接放入样品盒中，带回实验室。

7）采样后的滤膜一般情况下不需干燥处理，可直接放在天平上称量，并记录其质量。如果采样现场的相对湿度在90%以上时，应将滤膜放在干燥器内干燥2h后称量，并记录结果，然后放在干燥器中干燥30min，再次称量，如滤膜上有雾滴存在时，应先放在干燥器内干燥12h后称量，记录结果，再放在干燥器内干燥2h，再称量。当相邻两次的质量差不超过0.1mg时取其最小值。

5. 结果计算

$$R = \frac{m_2 - m_1}{Qt \times 1000}$$

式中　R：呼吸性粉尘浓度，mg/m^3；m_1：采样前滤膜的质量，mg；m_2：采样后滤膜的质量，

mg；t：采样时间，min；Q：采样流量，L/min。

6. 注意事项

（1）须采用经过国家技术监督局指定的或委托的单位检验合格的呼吸性粉尘采样器。

（2）本方法为测定呼吸性粉尘的基本方法，如果使用其他仪器或方法测定呼吸性粉尘浓度时，其呼吸性粉尘采样器的采样性能必须符合本标准中提出的要求。

（3）在高温、可溶解滤膜的有机溶剂存在的条件下采样，可改用玻璃纤维滤膜。

（4）流量计和分析天平均应按国家规定的时间检定和校验。

（三）粉尘中游离二氧化硅含量的测定（焦磷酸质量法）

游离二氧化硅是指未与金属氧化物结合的二氧化硅（石英），常以结晶形态存在。其化学式为 SiO_2。目前测定粉尘中游离二氧化硅含量的方法有多种，比较传统的有质量法，较新的有 X 线衍射法和红外线测定法，其方法较质量法简单，灵敏度高。各实验室可根据具体情况加以选择。

1. 实验原理　在 245～250℃温度下，焦磷酸能溶解硅酸盐及金属氧化物等，而游离二氧化硅几乎不溶。用热焦磷酸处理含硅酸盐和游离二氧化硅等的粉尘，以质量法测定游离二氧化硅含量。

2. 实验器材　25ml 锥形瓶或烧杯；25ml 带盖瓷坩埚；增埚钳或铀尖捕埚钳；25ml 量筒；250ml 烧杯；玻璃漏斗和漏斗架；慢速定量滤纸；pH 试纸；小玻棒和 300℃温度计；可调电炉；可控温高温电炉；干燥器（内盛变色硅胶）；1/万分析天平；玛瑙乳钵；粉尘采样器；测尘滤膜（75mm）。

3. 实验试剂　焦磷酸；硝酸铵；0. 1mol/L 盐酸溶液；氢氟酸。以上试剂均为化学纯。

4. 采样

（1）空气中悬浮粉尘：用直径 75mm 滤膜的采样方法，采集 0. 2g 左右的粉尘。

（2）沉积尘：在采样地点，生产设备或其他物体上相当于呼吸带高度处采集沉降积尘约 1. 0g。

5. 实验步骤

（1）将已采集的粉尘样品放在 105±3℃烘箱中干燥 2h，稍冷，贮于干燥器中备用。如粉尘粒子较大，需用玛瑙乳钵研磨至手捻有滑感为止。

（2）准确称取 0. 1000～0. 2000g 粉尘样品于 25ml 锥形瓶或小烧杯中，加入焦磷酸 15ml 及硝酸铵数毫克，搅拌，使样品全部湿润，置可调电炉上，插好带有玻棒的 300℃温度计，迅速加热到 245～250℃，并不断搅拌，保持 15min。

（3）样品中如果含有煤、其他碳素及有机物时，应在瓷坩埚中称量，置高温炉中，800～900℃灼烧 30min 以上，使碳及有机物完全灰化，冷却后用 15ml 焦磷酸分次将残渣洗入 25ml 锥形瓶或小烧杯中，再进行步骤 2。

（4）加热 15min 后，由电炉上取下锥形瓶，在室温下冷却至 40～50℃，将内容物缓慢倾倒入盛有 40～50ml 热蒸馏水（约 80℃）的 250ml 烧杯中，一面倾斜倒一面搅拌，充分混匀，用热蒸馏水冲洗温度计、玻棒及锥形瓶或小烧杯数次，洗液一并倒入烧杯中，使最后体积为 150～200ml。

（5）取慢速定量滤纸折叠成漏斗状，放于漏斗中用蒸馏水湿润。取上液于电炉上煮沸，稍静置，待混悬物略沉降，趁热过滤，倾入漏斗中的滤液应倒至不超过滤纸 2/3 处。

（6）过滤后，用 0.1mol/L 盐酸洗涤烧杯移入漏斗中，并将滤纸上沉渣冲洗 3~5 次，再用热蒸馏水洗至滤出液无酸性反应（用 pH 试纸检验）。如用坩埚时，要洗至无磷酸根反应后再洗三次。上述过程应在当日完成。

（7）将带有沉渣的滤纸折叠数次，放于已恒重的瓷坩埚中，在 80℃烘箱中烘干，再放在电炉上炭化，炭化时加盖，稍留一条小缝隙，然后放入高温炉（800~900℃）中灼烧 30min，取出，室温下稍冷后，放入干燥器中冷却 1h，称至恒重并记录。

6. 结果计算

粉尘中游离二氧化硅含量：

$$SiO_2(F)=(m_2-m_1)/G\times100$$

式中 $SiO_2(F)$：游离二氧化硅含量，%；m_1：坩埚质量，g；m_2：坩埚加残渣质量，g；G：粉尘样品质量，g。

当粉尘中含有难以被焦磷酸溶解的物质时（碳化硅、绿柱石、电气石、黄玉等），需用氢氟酸处理。将带有沉渣的滤纸放入铂坩埚内，如步骤 7 灼烧至恒重，加入数滴 1∶1 硫酸，使残渣全部湿润。然后加 40% 氢氟酸 5~10ml（在通风柜内），稍加热，使残渣中游离二氧化硅溶解，继续加热至不冒白烟为止（防止沸腾）。再于 900℃温度下灼烧，称至恒重。

氢氟酸处理后游离二氧化硅含量计算：

$$SiO_2(F)=(m_2-m_1)/G\times 100$$

式中 m_2：氢氟酸处理前坩埚加残渣质量，g；m_3：经氢氟酸处理后坩埚加残渣质量，g；G：粉尘样品质量，g。

7. 注意事项

（1）焦磷酸溶解硅酸盐时温度不得超过 250℃，否则易形成胶状物。

（2）酸与水混合时应缓慢并充分搅拌，避免形成胶状物。

（3）样品中含有碳酸盐时，遇酸产生气泡，宜缓慢加热，以免样品溅失。

（4）用氢氟酸处理时必须在通风柜内操作，密切注意防止污染皮肤和吸入氢氟酸蒸气造成中毒。

（5）用铂坩埚处理样品时，过滤沉渣必须洗至无磷酸根反应，否则损坏铂坩埚。磷酸根检验方法如下：

1）原理：磷酸根与钼酸铵在 pH4.1 时，用抗坏血酸还原生成蓝色。

2）试剂：①乙酸盐缓冲溶液（pH=4.1）：0.025mol/L 乙酸钠溶液与 0.1mol/L 乙酸溶液等体积混合。②1% 抗坏血酸溶液（保存于冰箱中）。③钼酸铵溶液：取钼酸铵 2.5g 溶于 100ml 的 0.05mol/L 硫酸中（临用时配制）。

3）检验方法：分别将试剂②和③用试剂①稀释 10 倍，取滤过液 1ml 加上述稀释试剂各 4.5ml 混匀，放置 20min，如有磷酸根离子则显蓝色。

（6）本法为基本方法（检出限为 0.018mg），采用其他方法时，必须以本法为基准。

二、粉尘分散度测定

（滤膜溶解涂片法）

粉尘分散度是指空气中不同直径大小粉尘颗粒的分布程度，用数量或质量百分构成表示。前者称数量分散度，后者称质量分散度，我国现行卫生标准采用数量分散度。

为了评价作业场所空气中粉尘的危害程度,加强防尘措施的科学管理,粉尘分散度指标至关重要。

(一) 实验目的

(1) 掌握空气中粉尘分散度的测定方法。

(2) 了解空气中粉尘分散度测定的卫生学意义。

(二) 实验原理

采样后滤膜溶解于有机溶剂中,形成粉尘粒子的混悬液,制成涂片标本,在显微镜下测定。

(三) 实验试剂及器材

乙酸丁酯;小烧杯或小试管;玻璃棒;玻璃滴管或吸管;载玻片;生物显微镜;目镜测微尺;物镜测微尺。

(四) 操作步骤

(1) 将采有粉尘的过氯乙烯纤维滤膜放入小烧杯或试管中,用吸管或滴管加入乙酸丁酯1~2ml,用玻璃棒充分搅拌,制成均匀的粉尘悬液,立即用滴管吸取一滴置玻璃片上,均匀涂布,待自然挥发成透明膜,贴上标签,注明编号、采样地点、日期。

(2) 物镜测微尺是一标准尺度,其总长为1mm,分为100等分刻度,每一分度值为0.01mm,即10μm(图5-4)。

(3) 目镜测微尺是一个放在目镜像平面上的玻璃圆片,中央刻有一条直线,此线被等分为若干格,每格代表的长度随不同物镜的放大倍数而异,在测量标本的长度之前,必须首先对目微尺在不同物镜的放大倍数下进行标定。(见图5-5)

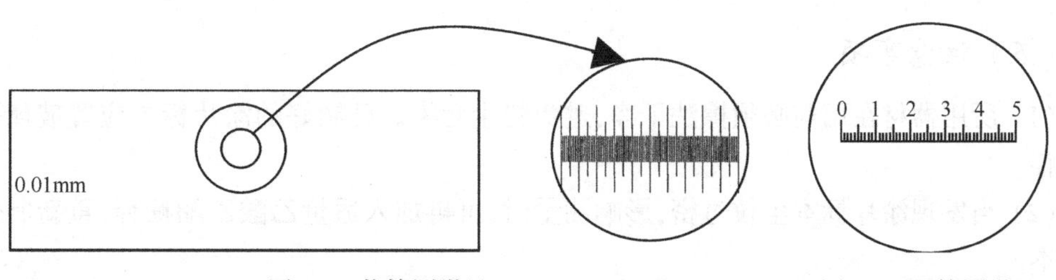

图5-4　物镜测微尺　　　　图5-5　目镜测微尺

(4) 目镜测微尺的标定:将待定的目镜测微尺放入目镜镜筒内,物镜测微尺置于载物台上,先在低倍镜下找到物镜测微尺的刻度线,移至视野中央,小心转动目镜测微尺和物镜测微尺使两尺平行,然后换成40~60倍放大倍率,调至刻度线清晰,移动载物台,使物镜测微尺的任一刻度线与目镜测微尺的任一刻度线相重合,然后找出两尺另外一条重合的刻度线,分别数出两条重合刻度线间物镜测微尺和目镜测微尺的刻度数(图5-6)。

计算目镜测微尺每刻度的间距(μm):

$$目镜测微尺每刻度间距(\mu m) = a/b \times 10(\mu m)$$

式中　a:物镜测微尺刻度数;b:目镜测微尺刻度数;10:物镜测微尺每刻度间距,μm。

如图5-6中,目镜测微尺45个刻度相当于物镜测微尺10个刻度,则目镜测微尺1个刻度相当于:

$$10/45 \times 10(\mu m) = 2.2\mu m$$

(5) 取下物镜测微尺,将粉尘标本片放在载物台上,先用低倍镜找到粉尘粒子,然后在标定目镜测微尺时所用的放大倍率下,用目镜测微尺测量每个粉尘粒子的大小,见图 5-7,移动标本,使粉尘粒子依次进入目镜测微尺范围,遇长径量长径,遇短径量短径,测量每个尘粒。每个标本至少测量 200 个尘粒,按表 5-3 分组记录,算出百分数。

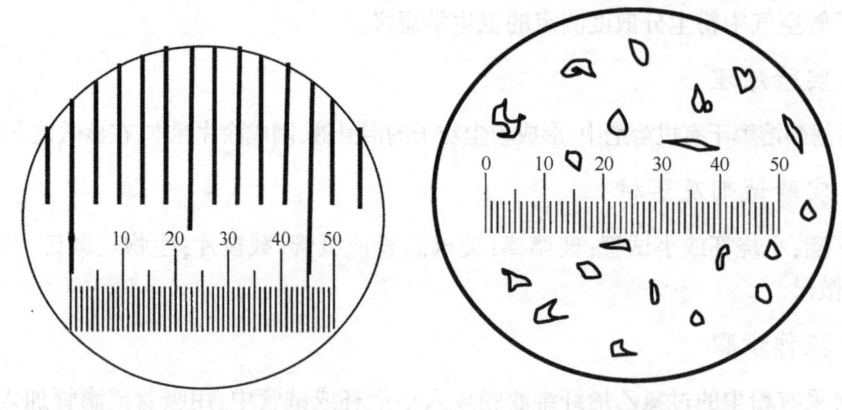

图 5-6 目镜测微尺的标定图　　图 5-7 粉尘分散度的测量

表 5-3 粉尘数量分散度测量记录表

单位________ 采样地点________ 采样时间________ 滤膜编号________

粒径(μm)	<2	2~	5~	≥10	总计
尘粒数(个)					
百分数(%)					100%

测量者________

(五) 注意事项

(1) 所用器材在用前必须擦洗干净,避免粉尘污染。已制好的涂片标本应置玻璃平皿内保存。

(2) 当发现涂片标本尘粒过密,影响测量时,可再加入适量乙酸乙酯稀释,重新制作涂片标本。

(3) 已标定的目镜测微尺,只能在标定时所用的目镜和物镜放大倍率下应用。

(4) 应选择涂片标本中粉尘分布较均匀的部位进行测量,以减少误差。

(5) 本法不适用于可溶于有机溶剂中的粉尘和纤维状粉尘,此粉尘应改用自然沉降法。

(邢　杰)

第四节　尘肺 X 线胸片阅读

尘肺病的诊断应按照国家《尘肺病诊断标准》(GBZ70—2009)进行,此诊断标准适用于我国卫生部和劳动保障部 2009 年颁布的《职业病目录》中所列的 12 种尘肺。尘肺诊断应根据可靠的生产性粉尘接触史和生产场所职业卫生调查资料,以技术质量合格的 X 线后前位胸片表现为主要依据,在排除其他肺部类似疾病后,对照尘肺诊断标准片作出分期诊断。

一、目 的 要 求

（1）掌握尘肺的诊断标准，尘肺 X 线胸片的分级标准。

（2）熟悉尘肺 X 线胸片阅读方法。

二、读 片 要 求

阅片时应取坐位，观片灯箱的位置要适当，一般置于读片者眼前 25cm（利于观察小阴影）至 50cm（利于观察全胸片）处；读片时应以胸片拍摄时间先后顺序观察比较影像学的动态变化，仅有一张胸片不宜做出确诊；读片时必须参照标准片，一般应将需诊断的胸片放在灯箱的中央，标准片放置两旁；观片灯至少为 3 联灯箱，最好为 5 联。读片时最低亮度不低于 3000CD，亮度均匀度（亮度差）小于 15%；读片室内应安静，无直接的其他光线照射到观片灯上。

三、胸 片 质 量

1. 基本要求

（1）必须包括两侧肺尖和肋膈角，胸锁关节基本对称，肩胛骨阴影不与肺野重叠。

（2）日期、片号及其他标志应分别置于两肩上方，排列整齐，清晰可见，不与肺野重叠。

（3）X 线胸片无伪影、漏光、划痕、水渍、污染及体外物影像。

2. 解剖标志显示

（1）两肺纹理清晰、边缘锐利并延伸到肺野外带。

（2）心缘及横膈面成像锐利。

（3）两侧侧胸壁从肺尖至肋膈角显示良好。

（4）气管、隆突及两侧主支气管轮廓可见，并可显示出胸椎轮廓。

（5）心后区肺纹理可以显示。

（6）右侧膈顶一般位于第 10 后肋水平。

3. 光密度　上中肺野最高密度应在 1.45～1.75；膈下光密度<0.28；直接曝光区光密度>2.50。

四、胸片质量分级

1. 一级片（优片）　完全符合胸片质量要求。

2. 二级片（良片）　不完全符合胸片质量要求，但尚未降到三级片。

3. 三级片（差片）　有下列情况之一者，均属三级片，不能用于尘肺的初诊。

（1）不完全符合胸片基本要求，其缺陷影响诊断区域面积之和在半个肺区至 1 个肺区之间。

（2）两侧肺纹理不够清晰锐利，或局部肺纹理模糊，其影响诊断区域面积之和在半个肺区至 1 个肺区之间。

（3）两侧肺尖至肋膈角的侧胸壁显示不佳，气管轮廓模糊，心后区肺纹理难以辨认。

（4）吸气不足，右侧膈顶位于第 8 后肋水平。

（5）胸片偏黑，上中肺区最高光密度在 1.85～1.90 之间；或胸片偏白，上中肺区最高光密度为 1.30～1.40；或灰雾度偏高，膈下光密度为 0.40～0.50；或直接曝光区光密度为 2.20～2.30。

4. 四级片（废片）胸片质量达不到三级片者为四级片，不能用于尘肺诊断。

五、尘肺 X 线胸片分级

（一）肺区划分方法

将肺尖至膈顶的垂直距离等分为三，用等分点的水平线把每侧肺野各分为上、中、下三个肺区。

（二）小阴影

指肺野内直径或宽度不超过 10mm 的阴影。

1. 形态和大小　小阴影的形态可分为圆形和不规则形两类，按其大小各分为三种；小阴影的形态及大小以标准片所示为准。

（1）圆形小阴影以字母 p、q、r 表示：①p：直径最大不超过 1.5mm；②q：直径大于 1.5mm，不超过 3mm；③r：直径大于 3mm，不超过 10mm。

（2）不规则形小阴影以字母 s、t、u 表示：①s：宽度最大不超过 1.5mm；②t：宽度大于 1.5mm，不超过 3mm；③u：宽度大于 3mm，不超过 10mm。

（3）记录方法：阅读胸片时应记录小阴影的形态和大小。胸片上的小阴影几乎全部为同一形态和大小时，将其字母符号分别写在斜线的上面和下面，例如：p/p、s/s 等；胸片上出现两种以上形态和大小的小阴影时，将主要的小阴影的字母符号写在斜线上面，次要的且有相当数量的另一种写在斜线下面，例如：p/q、s/p、q/t 等。

2. 密集度　指一定范围内小阴影的数量。小阴影密集度的判定应以标准片为准。读片时应首先判定各肺区的密集度，然后确定全肺的总体密集度。

（1）四大级分级：密集度可简单地划分为四级，即 0、1、2、3 级。0 级：无小阴影或甚少，不足 1 级的下限；1 级：有一定量的小阴影；2 级：有多量的小阴影；3 级：有很多量的小阴影。

（2）十二小级分级：小阴影密集度是一个连续的渐变的过程，为客观地反映这种改变，在四大级的基础上再把每级划分为三小级，即 0/-、0/0、0/1、1/0、1/1、1/2、2/1、2/2、2/3、3/2、3/3、3/+。记录方法如下：将胸片与标准片比较，若其小阴影密集度与标准片相似，则记录为 1/1、2/2、3/3。若其小阴影密集度较标准片所示稍多或稍少，则按实际表现记录，例如：2/1 或 2/3，前者含义是密集度属 2 级，但其密集度较标准片 2/2 所示小阴影稍少，故 1 级也应认真考虑；后者含义是密集度属 2 级，但较标准片 2/2 所示的小阴影稍多，因此，3 级也应认真考虑。

（3）分布范围及总体密集度判定方法：①判定肺区密集度要求小阴影分布至少占该区面积的三分之二；②小阴影分布范围是指出现有 1 级密集度（含 1 级）以上的小阴影的肺区数。③总体密集度是指全肺内密集度最高的肺区的密集度。

（三）大阴影

指肺野内直径或宽度大于 10mm 以上的阴影。

（四）小阴影聚集

指局部小阴影明显增多聚集，但尚未形成大阴影。

（五）胸膜斑

胸膜斑系指除肺尖部和肋膈角区以外的厚度大于5mm的局限性胸膜增厚，或局限性钙化胸膜斑块。

接触石棉粉尘，胸片表现有总体密集度1级的小阴影，分布范围达到1个肺区或小阴影密集度达到0/1，分布范围至少达到2个肺区，如出现胸膜斑，可诊断为石棉肺1期；胸片表现有总体密集度1级的小阴影，分布范围超过4个肺区，或有总体密集度2级的小阴影，分布范围达到4个肺区，如胸膜斑已累及部分心缘或膈面，可诊断为石棉肺2期；胸片表现有总体密集度3级的小阴影，分布范围超过4个肺区者，如单个或两侧多个胸膜斑长度之和超过单侧胸壁长度的二分之一，或累及心缘使其部分显示蓬乱，可诊断为石棉肺3期。

（六）附加符号

①bu（肺大泡）；②ca（肺癌和胸膜间皮瘤）；③cn（小阴影钙化）；④cp（肺心病）；⑤cv（空洞）；⑥ef（胸腔积液）；⑦em（肺气肿）；⑧es（淋巴结蛋壳样钙化）；⑨ho（蜂窝肺）；⑩pc（胸膜钙化）；⑪pt（胸膜增厚）；⑫px（气胸）；⑬rp（类风湿性尘肺）；⑭tb（活动性肺结核）。

附：胸片读片记录表（表5-4）

表5-4　胸片读片记录表

单位：＿＿＿＿＿＿　姓名：＿＿＿＿＿＿男　女

读片日期					
累计工龄					
摄片日期					
片号					
胸片质量					
小阴影	形态大小				
	总体密集度				
	范围				
小阴影聚集					
大阴影	小于右上肺区				
	大于右上肺区				
胸膜病变	局部增厚				
	弥漫增厚				
	胸膜钙化				
	心缘蓬乱				
附加符号					
诊断					
读片人签字					

（邢　杰）

第五节 噪声测量及听力测定

一、噪声测量

测定作业环境噪声最常用的仪器为声级计和频率分析仪。声级计有多种类型，大致分为普通声级计和精密声级计。

（一）仪器构造及原理

声级计主要由传声器、放大器、指示器（或显示器）及计权网络等部分组成。

1. 传声器 是将声能（声压）转变为电能的换能器。通常用的有晶体式、电容式及动圈式换能器。

2. 放大器 将传声器输出的信号经一级或多级放大，转换成可以显示的信号。

3. 衰减器 将放大后的信号精确地按照每档 10dB 衰减，以便读数。仪器面板上输出衰减器由旋钮、按钮或移动键控制。

4. 指示器 用以显示所测噪声强度的大小，指针式指示器需与衰减器配合读数，指示器量程为-10dB～10dB，并附有“快”、“慢”二档控制键，一般情况下，如果所测噪声比较稳定，可使用“快”档测量，以便节省测量时间，如果所测噪声稳定性不好，使用“慢”档能够读出比较准确的读数。液晶数字显示器使用按键控制衰减器，用起来比较方便。指针式指示器需与衰减器配合读数。

5. 计权网络 常用的有 A、B、C 三种滤波器，是根据不同频率声音的响应曲线而设计的计权网络，用计权网络测出的声级必须注明该计权网络的代号，如 dB(A)、dB(B)、dB(C)。

6. 频率分析仪 用来分析噪声的频率组成。通过接口与声级计连接，可以测量各频带声压级的大小。噪声测量通常按照 1/1 倍频程测量其中心频率。有的频率分析仪具有测量 1/2 倍频程、1/3 倍频程的功能，使用时可根据需要加以选择。倍频程滤波器是一种频谱分析仪，可用以测量各频带声压级的大小，倍频程滤波器有的与主机组装在一起，有的是与主机分离的，使用时需与主机配套使用。

（二）测量方法

1. 使用前准备 以指针式声级计为例，装好电池，将开关置于“电池检查”位置，正常情况下，指示灯亮后，指针在红线范围内，否则表示电压不足，应更换电池。电池检查后将开关放置在“快”或“慢”档的位置（根据需要而定），此时指示器的指针应回到“-”处。

2. 校正 声级计使用前需经过校正，以保证测量数据准确可靠。具体方法可以直接送计量部门或单位进行校正，也可使用活塞发声器按照要求予以校正。如无活塞发生器，也可使用仪器内部电器校正信号进行校正。

3. 声压级测量 两手平握声级计，使传声器指向被测声源，计权网络开关置于“线性”位置，透明输出旋钮顺时针旋转到底，再调节黑色输入旋钮使指针有适当偏转，由透明输出旋钮两条红线所指的量程加上指示器指针的读数，即为所测声压级。当所测声压级小，黑色输入旋钮置于 70dB 位置而指针仍无反应时，可按逆时针方向转动透明输出旋钮，待指针有适当偏转时，即可读数。

4. 声级测量 按照“3”的方法进行声压级测量后，黑色及透明旋钮保持原位置不动，将计权网络开关置于“A”、“B”、“C”或“D”的位置,测得的值即声级,读数方法同“3”。测定结果应根据使用的计权网络加以注明,如 85dB(A)。

5. 频谱分析 按照“3”的方法进行声压级测量后,将开关置于“滤波器”位置,滤波器开关按照顺序旋转到相应的中心频率的位置,再按“3”的操作及读数方法,依次测得各中心频率的声压级并做好记录,按倍频程中心频率的大小顺序以及相应的声压级,可绘制出该声音的频谱曲线。

(三) 注意事项

(1) 电池极性或外接电源极性切勿接反,以免损坏仪器。

(2) 使用完毕或长期不使用时,应将电池取出。

(3) 装卸电容传声器时,必须将电源关闭,勿随意打开传声器前面的护栅,勿用力触碰内部膜片。

(4) 转动衰减器时,勿用力过猛,以免造成错位或损坏仪器。

(5) 测声仪器和活塞发生器应定期送交计量单位校准。

(四) 现场噪声测定

(1) 现场噪声测定应在生产正常的情况下进行。

(2) 测点应选在工人生产操作经常停留的地点,测点位置高度以人的耳高为准。测点数目根据目的要求和噪声源分布情况确定。如果声源比较多且很分散,则应将现场划分若干个小区,每一小区内各处声级的差别不应大于 3dB。测点附近避免有物体遮挡,以免影响噪声测量结果。

(3) 一个生产日内如果噪声呈周期性变化,则应根据变化规律安排测定时间,否则测定时间视目的和要求而定。

(4) 如果需要了解背景噪声情况,在条件允许的情况下,测定时应将声源关闭。

(5) 测定时应同时对现场有关情况进行详细记录。

(6) 如果被测噪声为波动声或工人在工作中间断接触不同声级的声音,则应测定并计算等效连续 A 声级,如果是稳态噪声则所测的 A 声级也即等效连续 A 声级。如果有条件,也可使用个体噪声计量仪测量 8 小时工作中噪声的累积暴露量或等效连续 A 声级。

(7) 现场测量时应注意减少和避免其他环境因素的干扰,如强气流(避开气流或在传声器上加装防风罩)、电磁场、高温、高湿。

(8) 脉冲噪声的测量,应选用脉冲声级计。测量的项目主要包括:峰值声压级(dB),有效声压级(rms,dB),脉冲持续时间(ms)。

(五) 等效连续 A 声级的测量和计算

如果在一个工作日内接触不同强度的噪声,应计算等效连续 A 声级进行评价。根据能量平均的原则,把一个工作日内各段时间所接触的不同水平噪声,经过测量和计算,用平均的 A 声级来表示,称等效连续 A 声级(equivalent continuous A-weighted sound pressure level),以 L_{Aeq} 表示。

首先测量各个时间段的 A 声级并记录接触时间,测量数据按声级大小由小到大分段进行排列,按 5dB 分段,以中心声级表示,如 85dB(A)表示由 83~87dB(A),90dB(A)表示由 88~92dB(A),计算出各段声级在一个工作日中总的接触时间,填入相应的记录表中。

以每个工作日 8 小时计算，小于 80 dB(A)不记入，一个工作日接触的等效连续 A 声级按下列公式进行计算：

$$L_{Aeq}=80+10\log[(\Sigma 10^{(i-1)/2}T_i)/480]$$

式中 L_{Aeq}：等效连续 A 声级，dB(A)；i：中心声级分段序号；T_i：第 i 段中心声级(L_i)在一个工作日内累积接触时间，min。

举例：某纺织厂送料工，每天工作 8 小时，其中 4 小时接触 100dB(A)、2 小时接触 90dB(A)、2 小时接触 80dB(A)的噪声，按上式计算其接触的等效连续 A 声级为：

$$\begin{aligned}L_{Aeq}&=80+10\log[(10^{(5-1)/2}\times 240+10^{(3-1)/2}\times 120+10^{(1-1)/2}\times 120)/480]\\&=80+10\log(25320/480)\\&=80+17.2\\&\approx 97\text{dB(A)}\end{aligned}$$

二、噪声作业人员听力测定

通常使用的测听仪器为纯音电测听仪，不同型号的测听仪器外形可有较大差别，但其基本构造和工作原理大致相同。

(一) 仪器构造及原理

1. 仪器主要部件包括　音频振荡器，也称纯音发生器，可发出不同频率的纯音，是经多级放大达到测试要求；噪声发生器，用以测听时作掩蔽声；耳机，分为气导和骨导两种耳机；衰减器，即声音强度调节器，用以控制耳机输出的纯音和噪声的强度。此外，还设有送话和回话装置。

2. 频率选则开关　频率设置多为 125、250、500、1k、2k、3k、4k、6k、8k、10k(Hz)，气导测试范围 125~10k(Hz)，骨导测试范围 250~8k(Hz)。

3. 纯音或语音信号功率衰减器　一般按 5dB 分档，衰减范围从 -10~100dB，0dB 为听力零级。

4. “纯音-语言”信号输出开关　分左、右两档，以纯音或语言信号输出给左耳或右耳的装置。

5. “掩蔽-平衡”信号输出开关　分左、右及平衡各档，用以将噪声信号输出给左耳或右耳或作两耳交替平衡实验用。

6. “断续-阻断-连续”开关　为纯音信号输出方式选择开关，置于“断续”位置时，纯音信号周期性自动输出；置于“阻断”位置则无纯音信号输出；置于“连续”位置时，则有连续信号输出。

(二) 操作方法

1. 准备　听力测定应在隔声室内进行，隔声室本底噪声应低于 30dB。听力计应经过校准。测试前向被试者说明测试要求及注意事项，并进行预试，待反应正确后再进行正式测听。听力测定记录表见表 5-5。

表 5-5　听力测定记录表

姓名______　性别___　年龄___岁　工种_____　工龄___　单位______　__年__月

日期	测前接触时间	停止接触时间	右耳	左耳
	时 分	时 分	250 500 1k 2k 3k 4k 6k 8k 10k	250 500 1k 2k 3k 4k 6k 8k 10k
	听力损失情况			

2\. 听阈测定　采用断续纯音测定听阈，两耳分别进行，如两耳听力接近，一般先测左耳，后测右耳；如两耳听力相差较大，则应先测听力较好的一侧。

(1) 气导听阈测定：通常从 1kHz 纯音开始，按下 1kHz 纯音按键，调节听力衰减器旋钮或按键，增加 dB 值，当被试者在某一 dB 值下听到声音信号后，便将信号强度降直至听不到为止，然后再以 5dB 为一档上下推动数次，最后确定刚刚听到声音的听阈值。以后用同样方法测 1kHz 以上的高频听力和 1kHz 以下的低频听力。由高频回测低频听力时仍从 1kHz 开始，即重测一次 1kHz 的听力，如前后两次基本一致（或相差不超过 5dB），则表示测试准确，否则需要重复高频听力测试，再依次测试低频部分听力。测完一耳再测另一耳。如果两耳听力相差较大时，则测听力较差耳时应同时对较好耳进行噪声掩蔽。测试时纯音衰减器的调节时间不宜太快，声音刺激的停留时间不宜短于 2s。

(2) 骨导听阈测定：如气导听阈正常，则骨导测听可以免测。如气导听阈不正常，特别是低频听阈明显提高时，需进行骨导测听。测听时将骨导耳机置放于乳突处，其他操作方法同气导测听。

(3) 掩蔽：因为给予被测耳的信号可以绕过头顶或通过头颅传到对侧耳，造成测试误差，所以需对好耳用一定强度的噪声进行掩蔽。如测左耳气导听力时将“掩蔽-平衡”开关置于“右”的位置，则右耳机即有噪声输出，掩蔽用的声级一般采用 60~70dB。

(4) 听阈测试记录：一般用符号“0”表示右耳，“×”表示左耳；实线“－”表示气导，虚线“……”表示骨导。测试时如衰减器已调到最大值而被试者仍无反应时，则以“+”符号表示之。

(5) 测试时间：每人每次测试一般不超过 10min。TTS 测试时间应在停止噪声接触后 2min 内进行；PTS 测定应在停止噪声接触 12h 以后进行。

（三）注意事项

(1) 职业性噪声聋的听力评定以纯音的气导结果为依据，纯音测听结果为感音性听力损失。

(2) 鉴于职业性噪声听力损失有暂时性听阈位移，故应将受试者脱离噪声环境 12~48h 作为测定听力的筛选时间。若筛选测听所得的结果已达听力损伤及噪声聋水平者，应进行复查，复查时间定为脱离噪声环境一周。测试人员应经过专门培训并达到合格水平。

(3) 纯音气导的年龄修正值：确定职业性噪声聋时，应考虑年龄因素，按 GB7582 耳科正常人（18~70 岁）听阈偏差的中值（50%）进行修正。

(4) 如某一频率纯音气导听阈提高至 100dB 或听力计最大声输出受检查者仍无反应时，以 100dB 计算。

(5) 诊断原则中所述的排除其他致聋原因，主要包括：伪聋、外伤性聋、药物中毒耳聋、传染中毒耳聋、家族性聋、老年性聋、梅尼埃病、突发耳聋、迷路炎、听神经瘤、各种中耳疾患等。

(6) 若出现语频听力损失大于高频听力损失或双耳听力损失分级相差为 3 级或 3 级以上者(职业性噪声聋分级),均应请耳科医生复查,以排除其他致聋原因。若听力较差耳的致聋原因与职业性噪声无关,则不记入,只可以较好耳听阈值进行听力损失分级。

(7) 当一侧耳为混合性聋,若骨导听阈提高符合职业性噪声聋的特点,并且与传导性聋不为同一病因,可按骨导听阈进行评定;若骨导听阈提高可能与传导性聋是同一病因,则按对侧耳分级。同时,应结合以前定期体检的结果综合分析。

(四) 职业性噪声聋诊断及分级

符合双耳高频(3000Hz、4000Hz、6000Hz)平均听阈≥40dB(HL)者,根据较好耳语频(500Hz、1000Hz、2000Hz)和高频 4000Hz 听阈加权值进行诊断及分级。

(1) 轻度噪声聋:26~40dB(HL)。

(2) 中度噪声聋:41~55dB(HL)。

(3) 重度噪声聋:≥56dB(HL)。

【平均听阈计算】

1. 单耳听阈加权值

$$\text{单耳语频平均听阈(dB)} = \frac{HL_{500\text{Hz}} + HL_{1000\text{Hz}} + HL_{2000\text{Hz}}}{3} \times 0.9 + HL_{4000\text{Hz}} \times 0.1$$

2. 双耳高频平均听阈

$$\text{双耳高频平均听阈(dB)} = \frac{\text{左耳}(HL_{3000\text{Hz}} + HL_{4000\text{Hz}} + HL_{6000\text{Hz}}) + \text{右耳}(HL_{3000\text{Hz}} + HL_{4000\text{Hz}} + HL_{6000\text{Hz}})}{6}$$

(五) 诊断证明

由省级及省级以上卫生主管部门所认定认可的专业机构开具的诊断证明方为有效。

(邢　杰)

第六节　振动的测量及评价

一、振动的测量

(一) 实验目的

(1) 熟悉振动测定仪的基本原理。

(2) 掌握振动测定仪的基本操作方法。

(3) 掌握振动污染职业环境的评价方法。

(二) 仪器构造及原理

振动的测量是研究和评价振动对人体影响的基础,主要是测量振动的强度,并对振动进行频谱分析。现在多是测量振动物体不同振动频率下的加速度。目前国内普遍使用的是电子测振仪，一般由传感器（加速度计）、放大器、滤波器（频率计权网络）和指示器几部分构成。其测定原理是将振动的机械能经换能器转换成电能，通过测量电信号取得振动的主要参数，再经过计算或利用仪器中的计权网络，获得频率计权振动加速度有效值。

1. ZDJ-1 型人体振动计

（1）仪器性能：该仪器由我国自行研制，携带方便，适于在现场应用，可直接读取计权加速度或计权加速度级。实用的振动频率测量范围为 0.3～10 000Hz，仪器内设能反映人体对振动感觉特性的频率计权网络，可读取三个轴向的频率计权振动加速度有效值。配用电荷灵敏度 10～100pC/($m \cdot s^{-2}$)、1～10pC/($m \cdot s^{-2}$) 和 0.1～1pC/($m \cdot s^{-2}$) 的三种压电式加速度计，可测加速度有效值范围分别为 0.01～100($m \cdot s^{-2}$)、0.1～1000($m \cdot s^{-2}$) 和 1～10 000($m \cdot s^{-2}$)。所谓电荷灵敏度是指加速度计在能量转换时，单位加速度所输出的电荷量。

（2）测量程序：测量前阅读仪器说明书，掌握使用方法和注意事项。安装电池，将三轴向加速度计的 X、Y、Z 电缆插头相应连接在仪器的 X、Y、Z 插座上，若连接单轴向加速度计，将插头连接到 X、Y、Z 三输入插座任一个上即可。仪器水平放置，仪器本身不受剧烈振动。调节电表指针至机械零点。开启电源，检查电池；将“测量功能”旋钮置“外接滤波器”位置，预热 10min，若指针偏离零位需再调零。将所有旋钮按要求旋好，进行测量。测试完毕，应先关电源，将加速度计拔下，拧上保护帽，取出电池，将仪器妥善存放。

（3）测量方法

1）仪器开启前，将加速度计按三轴测试方向固定在被测工具手柄或振动物体上，“测量范围”旋钮先置最大量程 150(×100) 处。

2）“适调电位器”指针按加速度计电荷灵敏度对应调好；加速度计电荷灵敏度在 10～100pC/($m \cdot s^{-2}$) 变化，则“适调电位器”指针在 1.0～10.00 变化，从而使输出归一化。

3）时间平均一般选择 ls，“测量功能”旋钮置“频率计权”，根据测量对象调节“频率计权”旋钮至“手臂”或“全身”。

4）测量开始，由大至小调节“测量范围”旋钮，表针应指在 0～10dB 区间。如果“测量范围”减至 90(×0.1) 档时，表针仍指不到 0～10dB 范围，则指示在 -10～0dB 亦可。如果低于 -10dB，说明被测振动已低于测量范围。

5）读数方法是用指针指示的 $m \cdot s^{-2}$ 数值乘以“测量范围”括弧内数字，即得被测振动的加速度。相应的 dB 数等于表针指示的 dB 数加上“测量范围”括弧外的数字。

2. 精密声级计测振系统　利用精密声级计（如国产 ND2 型精密声级计、丹麦 BK 公司 2209 型声级计）配备加速度计、积分器、倍频程滤波器组成测振系统可进行振动测量。

以国产 ND2 型精密声级计为例，其主要测量步骤如下：

（1）测量准备：装入电池，开关至“电池检查”位置，30s 后红色指示灯亮，电表指针指在红线范围内。如未达红线范围，表示电池电压不足，应更换新电池。开关置“快”或“慢”档，指针回到“∝”处。

（2）仪器连接：连接加速度计、积分器、声级计和倍频程滤波器。

（3）振动加速度测量：取下电容传声器，换上配合器，连接加速度计和配合器，将加速度计固定在被测振动物体上，根据声级计的读数和加速度计的灵敏度，可计算出被测振动的加速度。

（4）将声级计的“计权网络”旋钮置“滤波器”档，可测量相应中心频率的加速度值，进行频谱分析。

3. 振动的三轴向定位　振动的测量需描述振动的方向。国际标准化组织关于振动方向按互相垂直的三个轴对全身振动和局部振动(指手传振动)做了规定。对于手传振动,以手第三掌骨远端为中心,沿前臂长轴方向的振动为 Z 轴振动,沿掌面平行但与 Z 轴垂直方向的振动为 Y 轴振动,与掌面垂直的振动为 X 轴振动(图 5-8);对于全身振动,用以人体某一位置为中心的正交坐标系描述,头足方向为 Z 轴振动,胸背方向为 X 轴振动,左右方向为 Y 轴振动(图 5-9)。分别测量三轴向振动的频率计权加速度,取其中的最大值作为评价量。

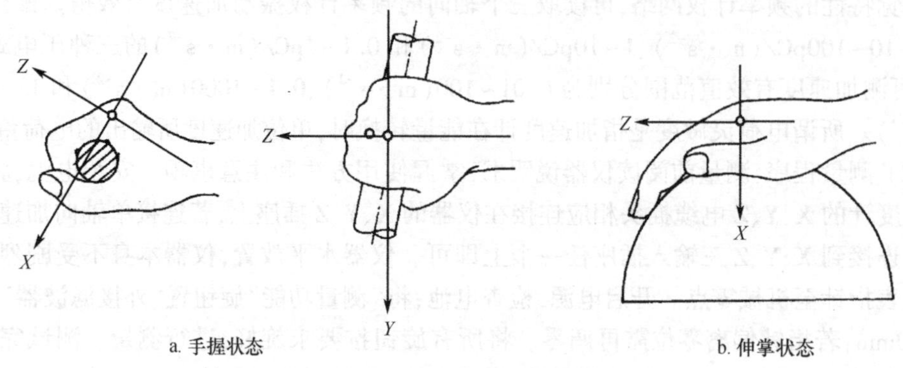

图 5-8　手传振动轴向定位

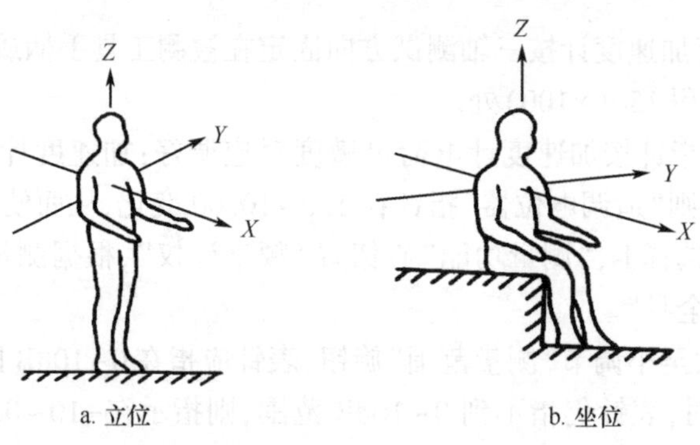

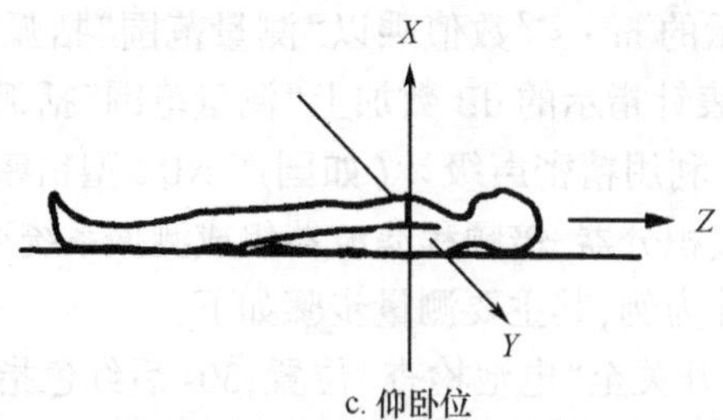

图 5-9　全身振动轴向定位

4. 加速度计的固定　将加速度计按三轴向方位固定于所测振动工具的手柄或振动物体上,固定应尽可能牢固,手传振动工具的测量常用夹具安装加速度计。使用压电式加速度计测量高能量连续冲击式振动时,当瞬间加速度消失后,加速度计的输出不能返回零位,出现"零漂"现象,可使低频区测量值偏大。此时可在振动体与加速度计之间加一枚低通机械式滤波器,以防止结果失真,并能保护加速度计。

5. 等能量频率计权加速度有效值计算方法

(1) 频率计权加速度有效值:如果振动测试仪器有计权网络部分(如ZDJ-1型人体振动计),可直接读取频率计权加速度有效值。没有计权网络部分的仪器,需分别测量各频带的加速度,再按下列公式计算频率计权加速度有效值。

$$ahw = \sqrt{\sum_{i=1}^{n}(K_i \cdot ahi)^2}$$

式中　ahw:手传振动频率计权加速度有效值;n:频带数;K_i:第 i 频带的计权系数;ahi:第 i 频带加速度有效值。

(2) 4小时等能量频率计权加速度有效值:在日接振时间不足或超过4小时时,要将测量结果换算为相当于接振4小时的频率计权加速度有效值,计算公式如下:

$$ahw(4) = \sqrt{\frac{T}{4}} \cdot ahw(T)$$

式中　$ahw(4)$:4小时等能量频率计权加速度有效值;T:日接振时间(小时)。

6. 现场振动测量

(1) 调查项目:振动作业的性质,如作业名称、振动类型;振动工具或振动体的名称、类型、规格等;被加工物件的名称及性质;人体接触振动的方式;接振时间及其变动情况等。

(2) 振动测量:测量和记录振动工具、工件或振动体的主要振动参数,如工具或工件的振动频谱、频率计权加速度有效值;计算4小时等能量频率计权加速度有效值。

(3) 气象条件:如气温、气湿、风速。

(4) 环境条件:如有无噪声、毒物、电磁辐射、电离辐射等及其强度。

将上述调查和测量结果填入记录表(表5-6)。调查和测量前做好充分准备,在正常生产条件下测量,能代表接触者平时的振动接触情况。

表5-6　工具振动测量记录表

受调查单位	工厂:		车间:		作业类型				
振动工具	名称:			型号:					
加工对象									
测量仪器	名称:		型号:		校正:				
环境条件	气温:		气湿:		噪声:	其他:			
振动轴向	振动加速度($m \cdot s^{-2}$)								
	8	16	31.5	63	125	250	500	1k	(Hz)
X									
Y									
Z									
频率计权	ahw:	$m \cdot s^{-2}$	接振时间:		h/d		$ahw(4)$:$m \cdot s^{-2}$		

测量者　　　年　　月　　日

二、振动对人体影响的检查

振动作业工人的主要体检项目是末梢血管功能和末梢神经功能检查。

（一）末梢血管功能检查

1. 皮温测定　于 18～22℃室温下，用校正过的点温度计或热电偶皮肤温度计测定双手食指、中指、无名指或小指第二指节背面中央皮肤温度。皮温低于 18℃或各手指皮温相差较大者为异常。近年红外线热描记技术（lnfrared imaging technology，IRT）测量皮温已用于局部振动病患者，该法精确、可靠，并可同时测得不同部位的皮温。

2. 冷水复温试验　开始按皮温测定条件，先取得基础皮温，然后将双手浸入 4℃冷水至腕部 2min，沾干双手后立即测量皮温，以后每隔 5 分钟重复测量一次，观察皮温恢复至基础皮温的时间。水中加冰块时，应经常搅拌容器中的水以保持水温恒定。浸手时，双手不得接触冰块和容器。冷水试验后，皮温明显降低或皮温恢复时间超过 30min 者为异常。

3. 冷水复温率　开始按皮温测定，先取得基础皮温，然后将双手浸入 10℃冷水至腕部 10min，于出水后即刻、5min、10min 测定皮温，按下式计算 5min 和 10min 复温率：

$$\text{复温率(5min 或 10min)}=\frac{\text{冷水试验后 5min 或 10min 时皮温}-\text{冷水试验后即刻皮温}}{\text{冷水试验前皮温}-\text{冷水试验后即刻皮温}}\times 100\%$$

4. 甲皱毛细血管检查　被检者洗净双手，甲床上涂以镜油，在室温和斜上前方照明下，用总放大倍数为 80 ～160 的显微镜，检查中指、食指、无名指或小指的甲床毛细血管的形态变化。正常管袢为发夹形，如为点状、扭曲、鹿角状、花瓣状、瘤样、乳头状为异常。一般检查 30 根（或第一排）管袢，计算异型管袢所占百分比。还可用目镜测微尺测量甲床毛细血管的直径，正常在 15～20 μm，如小于 15 μm 为痉挛型管袢，大于 20 μm 为弛张型管袢。

5. 肢端血流图检查

（1）电桥电阻法：使用血流图仪和心电图仪测定。被检者取坐位，双手平放相当心脏高度。用铅板或银板电极两只，绕手指一周，两极间距 1cm。标准信号选 0. 1Ω，测双手无名指，用心电图标准Ⅱ导联描记，观察波形、波幅、流入时间等指标。

（2）光敏电阻法：使用血管容积描记仪及心电图仪，同步记录，描记双手无名指的脉搏波形。波形平坦、倾斜时间明显延长可视为血管容积的病理性改变，重搏波消失或降支凸起则反应血管有器质性病变。

（二）末梢神经感觉功能检查

1. 痛觉检查　常温下检查双手食指、中指和无名指中指节背面皮肤痛觉。常用砝码法或注射针管重量法。前法是在 6 号注射针头上焊接一小砝码盘，制成痛觉计。将痛觉计的针尖在支架支持下放于被检查部位，按 1 克递增向盘上加砝码，直至被检者感觉疼痛时为止，砝码加针头和盘子的重量为痛觉阈值；后法用 2ml 注射器作套管，将 6 号注射针头分别制成重量为 1～15g 的若干个痛觉刺针。检查时将刺针置于套管内，手持套管，让针尖垂直接触受检者皮肤，刺针的重量为痛阈值。正常人痛觉阈值多在 6g 以下。检查时，受检者采取坐位，双手平伸，轻闭目，集中注意感觉。

2. 触觉检查　包括深度觉和两点分辨觉检查，可采用改进的嵴试验仪及两点辨别阈试验仪。嵴试验仪的斜率为 0. 1mm/cm，两点辨别阈试验仪的分开率为 0. 4mm/cm。受检者轻闭目，集中注意感觉，将中指贴附在“V”型槽内，使指尖皮肤接触在仪器基板上，压力正好达 100g 红线处。检查者轻轻地缓慢拉动基板，使之在弹性轨道上平稳匀速向前滑动。当受检者刚感到隆起或分开两点时，基板上的距离刻度即表示深度觉（嵴试验）和两点分辨觉的阈值，每手测定 3 次取平均值。正常人嵴试验在 0. 3mm 以下，两点辨别试验在 2. 0mm

以下。

3. 振动觉检查　多采用正弦波音频发生器制作的振动觉测定仪，振动频率为 62. 5Hz，125Hz，250Hz。检查双手食指、中指、无名指末节指腹中点的振动觉。检查时受检者轻闭目，集中注意感觉，手指末节指腹中点轻轻接触振动觉测定仪的振动处，以刚感到振动时的振动强度作为该频率下的振动觉阈值。利用上升法重复测 3 次取平均值。

（三）肌电图检查

被检者取合适体位，使肌肉得到支持和稳定，既能自由放松，又能按要求做各种活动。接地电极放在所查肌肉同一肢体。局部皮肤用碘酒和酒精擦洗消毒。

1. 插入时的肌电活动　以同心轴针电极快速插入肌腹，扫描速度为 50～100ms/cm，灵敏度为 100μV/cm，观察针极插入时电活动的特点及有无肌强直、肌强直样放电或插入电活动延长。

2. 肌肉松弛时的肌电活动　扫描速度为 5～10ms/cm，灵敏度为 100μV/cm，观察有无自发的纤颤电位、正相电位和束颤电位。

3. 小力收缩时的肌电活动　测定条件同 2。测定 20 个动作电位的平均时限与平均电压，及多相电位的百分数。为测定运动单位平均时限，可将针电极挪至皮下，按顺时针方向，分别更换方向，必要时应在同一肌肉选择不同位置进行检查。为避免误差，每个波要同时出现 2～3 次，方能计算在内。时限从基线最初的偏斜处起到偏斜回基线为止。运动单位的位相以波峰越过基线者为准。

4. 大力收缩时的肌电活动　扫描速度为 50～100ms/cm，灵敏度为 500μV/cm 至 1mV/cm。在被检者用最大力量收缩受检肌肉时，观察是否为干扰相、混合相或单纯相，并测其波幅峰值。

（四）神经传导速度测定

这是一种电刺激检查方法，电刺激周围神经观察肌肉有无收缩，有助于判定周围神经的功能。从电刺激伪迹到出现肌电的时间即为电脉冲由刺激点沿神经干经神经-肌肉接头到肌肉的传导时间。根据两侧对比或与正常传导速度所需时间相比，即可作出传导速度是否正常的判断。使用电刺激方法，既可测定运动神经的传导速度，也可测定感觉神经的传导速度。测定时，被检者皮肤保持在 30℃ 以上，用 75% 乙醇溶液擦洗受检部位，除去油脂。

1. 运动神经传导速度　采用表面电极作刺激电极。主要受检神经的电极置放部位是：①尺神经，近端刺激点置于肱骨内上髁与尺骨鹰嘴窝之间，远端刺激点在腕横纹尺侧缘，记录电极放在手小指展肌；②正中神经，近端刺激点置于肱骨内上髁上方，远端刺激点在腕横纹中点，记录电极放在手拇指展肌。给予单脉冲方形波刺激，每秒 1～1. 5 次，方形波时限 0. 1～0. 2ms，刺激强度需达超强刺激后，再增加强度 30%。测量从刺激伪迹到诱发电位波形开始出现的时间（ms），称潜伏期，分别测定近端刺激点和远端刺激点的潜伏期，两者之差即为该段神经之间的传导时间（ms）。用钢尺或骨盆尺精确测量近端刺激点与远端刺激点的距离，即为该段神经两点间的长度（cm）。按下式计算该段神经两点间的传导速度：

$$\text{传导速度(m/s)}=\frac{\text{距离(cm)}}{\text{传导时间(ms)}}\times 10$$

2. 感觉神经传导速度　刺激电极采用环形电极，绕于手指，负极置于近端指节，正极置于末端指节,电极间相距至少 1cm。电极放置位置:正中神经为食指,尺神经为小指。记录电极用表面电极,放置位置无论远端点或近端点均应放在测定运动神经传导速度时引出最大诱发电位的部位。以单脉冲方形波刺激,每秒 1~1.5 次,每次 0.1~0.2ms,增大刺激强度至被检者感觉手指明显麻木。需用累加仪,累加次数可根据图形的清晰度而定。测量诱发电位的峰-峰高度,即电位波幅(电压)。潜伏期、刺激电极与记录电极间的距离的测定方法及感觉神经传导速度的计算公式同运动神经传导速度测定。

(邢　杰)

第七节　射频辐射的测量

射频辐射包括高频电磁场和微波。它们对人体的影响因频率不同有所差异,因此在测量技术与评价方法上也有不同要求。高频作业时,工人操作位处在感应近区场,该场区电磁波为非平面波,电场强度和磁场强度的分布复杂。因此应对高频电磁场的电场强度和磁场强度分别测量与评价。微波作业时,工人位于辐射近区场和远区场,受辐射电场和波能的影响,故多用近区电场强度或功率密度的大小来评价。

实验目的

(1) 熟悉了解高频电磁场和微波辐射对人体的影响。

(2) 熟悉了解高频电磁场测定仪和微波漏能仪的基本原理和性能。

(3) 掌握高频电磁场测定仪和微波漏能仪的基本操作方法。

(4) 掌握微波漏能现场测定方法、测量位置与注意事项。

一、微波辐射的测量

我国生产的 RL-761 型、RCO-1A 型、ML-91 型或 RCQ-1 型微波漏能仪用于微波辐射的测试。前三者为宽频带测试仪,而后者只测定 2450MHz 的微波辐射,属于点频测试仪器;为了较为全面的学习,我们以传统的 RL-761 型微波漏能仪为例介绍测量方法。

(一) 测量原理

微波漏能仪是由传感器和指示器组成。传感器头部装有敏感薄膜,系将高纯度的锑、铋真空喷镀在云母片上形成热电堆。当接收微波能量时,热电堆的热节点温度升高,与冷节点形成温差而产生温差电动势。此时直流电动势是与输入微波能量成正比例的,热电堆输出的微弱直流讯号在输入到高灵敏度和高稳定度的直流微波放大器直接读取功率密度值。外罩泡沫塑料蘑菇头,高度 5cm,有保护膜片,控制距离(执行标准规定在设备表面 5cm 处测试)以及防止红外线和可见光的作用。

(二) 技术性能

(1) 适用的波长范围 3.3~33cm。

(2) 测量的功率密度范围为 0~30mW/cm^2,分为 0.1、0.3、1、3、10 和 30 mW/cm^{2}六档。

(3) 可测量连续波和脉冲波的功率密度。探头负荷不超过 100 mW/cm^2,峰值功率密度不超过 3 mW/cm^2。

(三) 使用方法

(1) 使用时首先检查电源电压。将传感器的插头插入指示器左下方的输入插座上。将量程开关放在第一档“+12V”上,然后将量程开关放在第二档“-6V”上。若通电后该二档指针均指示在红线范围内说明电池电压足,否则需要更换电池。

(2) 将电源开关置于“通”位,预热 5min 后,将量程开关由最大档($30mW/cm^2$)逐步减小满刻度量程,直到能读到功率密度值为止。测试时应先将“零功率密度”模拟器套在传感器上以完成屏蔽探头,然后旋动调零电位器使指针指零,在拿下屏蔽罩,为防止传感器膜片烧毁,必须由远而近,逐步将传感器移近辐射源,转动传感器,当指示器指示最大时读数。

(3) 测量结束,将电源开关转向“断”位。除测量外,均应把传感器置于屏蔽罩内。

(四) 测量位置和条件

(1) 为代表作业人员所受辐射强度,必须在各操作位分别予以测定。一般应以头和胸部为代表。

(2) 当操作中某些部位可能受更强辐射时,应予以加减。如需眼观察波导口或天线向下腹部辐射时,应分别加测眼部或下腹部。

(3) 当需要探索其主要辐射源,了解设备泄露情况时,可紧靠设备测试,其测量值仅供防护时参考。

(4) 微波设备处于正常的工作状态。

(5) 测试中仪器探头应避免红外线和阳光的直接照射以及其他外界干扰。

(五) 现场测试方法

(1) 在目前使用非各向同性探头的仪器测试时,将探头对着辐射方向,旋转探头至最大值。

(2) 各测定点均需重复测试 2~3 次,取其平均值。

(3) 测量值的取舍:全身辐射取头、胸、腹部的最高值;肢体局部辐射取肢体某点的最高值;既有局部又有全身辐射时,则取除肢体外所测得的最高值。

二、高频电磁场场强的测量

测量高频电磁场场强的仪器,多用 RJ-2 型电磁场场强仪,现以此型为例介绍测量方法。

(一) 测量原理

测量电场强度用偶极子天线,天线延长方向与电场向量平行,天线上产生感应电动势(e)。若实际天线长度小于被测电磁辐射波长时,天线有效长度(le)约等于实际天线长度的一半,此时电场强度 $E=e/le$,通过测量感应电动势便可换算成电场强度。

测量磁场强度使用环形天线。天线上产生的感应电动势与穿过此环的磁通密度成正比。通过微安电流表测得感应电动势,可换算出磁场强度。

(二) 仪器组成

RJ-2 型电磁场强度仪由电磁场探头(偶极子天线和环形天线)和测量仪表两部分组成,后者包括高频滤波器、衰减器、阻抗变换器和直接微安表。

（三）技术性能

1. 工作频率范围　200～300MHz。

2. 测量场强范围　电场强度 1～5000V/m，分为 50、250、500、1500V/m 四个量程。磁场强度 1V/m 至 300A/m，分为 10V/m、50V/m 和 300A/m 三个量程。

（四）使用方法

1. 检查电池电压是否正常　现将工作开关置于“检 1”位置，打开电源开关，若指针超过红线表示电池电压正常；再将工作开关置于“检 2”位置，若指针超过红线，说明第二组电池电压正常。可将工作开关置于“工作”位置，调节“零点”旋钮，使表针指示为零（调零时不接天线，以免外部信号干扰）。

2. 电场强度测量

（1）把偶极子天线杆拧在电池探头的天线座上。

（2）用传输插头将偶极子天线与测量仪表连接。

（3）量程开关置于“电场”位置。探头上的量程开关置于最高档位，若表针偏转很小，则依次调向低档。

（4）探头天线置于被测部位后，转动天线方向，找出最大场强，由表头直接读数。

注意：测量时握天线的手臂尽量伸直，测量者的身体应避开天线杆延伸线方向；天线周围 1m 内不应站人或放置其他金属物体；天线与发射源间应有一定距离（0.3m 以上）。

3. 磁场强度测量

（1）将环形天线与测量仪表相连（一般用大环形天线，若被测频率在 5MHz 以上，且估计磁场强度大于 10A/m 时，则使用小环形天线）。

（2）将量程开关置于“磁场”位置，把天线置于被测位，转动天线记下最大读数（若指针偏转过大或过小，应及时变换量程）。

注意：测量时，应避免测量者身体与环形天线的平面相平行。其他注意事项同电场强度测量。测毕，关闭电源。

本方法是用来测试高频作业场所工作人员操作位的磁场强度，也可用来寻找辐射的主要来源。为能反应作业人员所受辐射，必须在各操作位分别予以测定，每个测点重复三次，取平均值。测点应以工人操作位的头部和胸部为代表，若操作中有个别部位可能位于强辐射场时，应予加测。

（邢　杰）

第六章　社区预防保健策略和技能

第一节　社区诊断实例分析

一、目 的 要 求

通过正确的社区诊断,可以掌握社区的健康问题及其需求,从而制定出切实可行、富有成效的卫生服务计划。通过本实验,要求学生掌握社区诊断的工作程序,熟悉社区诊断的目的、意义和诊断要点,了解社区诊断报告的撰写格式,为从事社区卫生服务工作奠定基础。

二、核心知识点

(一) 社区诊断(community diagnosis)

社区诊断是借用临床诊断这个名词,通过一定的方式和手段,收集必要的资料,通过科学、客观地方法确定,并得到社区人群认可的该社区主要的健康问题及其影响因素的一种调查研究方法。社区诊断是医学发展的一个标志。社区诊断是社会-心理-生物医学模式下的产物,以社区人群及其生产、生活环境为对象,以社区人群健康促进为目的。社区诊断是社区卫生服务工作开展的基础和前提。

(二) 社区诊断的目的

(1) 确定社区的主要健康问题及排列顺序。

(2) 分析社区健康问题产生的可能原因及影响因素。

(3) 明确社区居民的卫生服务需求。

(4) 了解并评价社区卫生资源现状。

(5) 根据社区居民意愿、资源可利用状况等,确定本社区综合防治的健康优先问题与干预重点人群及因素。

(6) 制定符合实际需要的社区卫生服务工作规划,评价执行情况及效果。

(三) 社区诊断的内容

1. 社会人口学诊断　包括社区特点(社区类型;地形、地貌、地理位置;自然资源及风俗习惯);人口学特征(人口数量、人口的构成、人口增长率、社会增长率及构成变化率);经济状况(人均收入和医疗费用支付方式和比例等)。

2. 流行病学诊断　疾病死亡情况(传染病、慢性非传染性疾病等的死亡率、死因构成和死因顺位);居民疾病现患情况;疾病负担状况与社区特殊健康问题(损伤与中毒情况、居民生活质量、心理健康状况等);卫生服务需求与群众满意度。

3. 行为和环境诊断　居民关于慢性病的知识、态度和行为现状;常见与慢性病有关的危险因素分布现状(吸烟、饮酒、不合理膳食、不参加体育锻炼等);自然环境(地形、地貌、自然植被、气象、生态等);工作和生活环境(居住条件、卫生设施、饮用水等)。

4. 教育和组织诊断　社区行政管理组织、机构及其功能分工;教育与文化环境(风俗习惯、受教育水平);卫生服务机构与人员现状分析(医疗服务机构、卫生防疫机构等)。

5. 管理和政策诊断　现有社会经济发展政策;现有卫生事业发展和改革政策;现有社区卫生和发展政策;现有和需要制定的慢性病防治政策;目前政策和管理状况中存在的问题(政策的受益面及实际覆盖面,受损面及可能原因);卫生系统内部的政策和管理问题。

三、实验方案

(一) 实验方法及内容

1. 实验准备　教师提前1周布置实验,要求学生课前预习本实验内容,复习社区诊断相关知识。

2. 实验分组　一般6~10名学生一个小组。教师首先组织学生学习社区诊断的基础知识,介绍1个社区诊断实例。

3. 讨论　要求相关知识讨论要围绕基础知识及案例提出的问题进行讨论,学生要表明自己的观点,并提供依据。教师在讨论中把握讨论的进度和方向。然后,教师随机点5~8名学生进行总结。最后,教师点评整个讨论。

4. 学时分配　课堂讨论3学时,总结与点评1学时。

5. 实验报告　要求记录案例讨论结果,撰写讨论后小结及反馈意见。

(二) 实践案例与讨论

[案例]　某市2011年把某街道列为全市社区卫生服务改革综合示范点,为进一步加快示范点的建设步伐,更好地发现并确定社区主要健康问题及危险因素、分析并提出社区需要优先解决的卫生问题,同时也为制订社区卫生服务规划提供科学依据,社区卫生工作人员拟于2012年下半年对该社区开展社区诊断工作。

问题1:社区诊断的工作如何开展?

社区卫生服务中心的工作人员在市、区卫生行政部门的大力推动和支持下,联合该市医科院校的公共卫生学院成立了社区诊断项目组,并根据项目的流程成立相应的小组:资料收集组、居民调查组、质量控制组、技术督导组及汇总统计组,分别选取有相关经验的人员作为负责人。项目组共同讨论了本次社区诊断的范围、时间,制订了实施方案,进行了人员培训,准备开始社区诊断工作。

问题2:社区诊断项目组制定的实施方案具体应该包括哪些内容?你认为除了上述内容外,社区诊断的设计准备步骤中还需要做哪些工作?

资料收集组开始了对现有资料的收集,在卫生部门、劳动和社会保障部门、财政部门、统计部门、公安部门、计划生育部门等政府行政部门,医院、疾病预防控制中心、妇幼保健站等卫生服务机构,医学院校、研究所等学术部门以及新闻媒体等其他部门的配合下,小组获得了统计报表、经常性工作记录(如病历记录、居民健康档案、卫生监测记录)以及既往检查资料等“第二手资料”。

问题3:收集现有资料除了解社区一般情况外,还应包括哪些内容?

辖区内有7个行政社区,下属21个居委会中随机抽出7个居委会,每个居委会抽取135

户,共945户家庭,合计2584名居民为调查对象,居民调查组开展了关于居民健康、服务对象满意度以及社区卫生服务机构的专题调查,进行了定性资料和定量资料的收集。服务对象满意度的调查主要包括:服务对象的基本资料(性别、文化程度、职业、医疗费用支付方式等),满意度调查资料(对卫生服务机构、服务质量、服务人员、候诊时间、就医环境等的满意情况),其他相关资料(对卫生服务的投诉意向、方式,建议和意见等)。社区卫生服务机构的调查主要包括:社区卫生服务机构概况(所有制形式、房屋设施、床位设置、主要设备资源等),社区卫生服务机构科室设置与卫生人力分布(人员总数、卫生技术人员数,职称、学历、专业分布等)。社区卫生服务机构的服务项目和能力,社区卫生服务机构基本医疗和公共卫生服务供给情况,社区卫生服务机构收入与支出情况。

问题4:专题调查中,常用的定性资料和定量资料的收集方法有哪些?各有什么优缺点?

汇总统计组将收集到的资料分为三类:社区环境资料、社区居民健康资料以及社区卫生服务资源资料。分析之前需要对收集到的资料进行质量评价工作,通过不同途径核实、评价数据的可靠性,然后对资料进行整理,录入数据库并核查,根据资料的性质选择适当的统计分析方法。

问题5:定量资料与定性资料分别可采用哪些统计分析方法?对相关健康数据进行分析。节选如下:

1. 社区基本情况　某街道位于本市东南角,行政区域面积3.5公里,总人口约5.2万。辖区内政府机关部门8家,企事业单位21家,大专院校10家。其中一级医院2家、二级医院1家、三级医院1家,专业预防保健机构2家,民营医院等4家。

2. 社区人口学资料　常住人口3.7万,流动人口1.5万,共16452户;男性26 541人(51.04%),女性25 459人(48.96%),男女性别比为1.04∶1。以汉族为主,占98.20%,其余有8个少数民族,共936人。社区居民年龄最小不到1岁,最大101岁,平均年龄40.52岁,其中18~40岁的青壮年人口占32.50%,60岁以上老年人口6524人(12.55%),其中男性765(30.70%)人,女性4521(69.30%)人。18岁以上人口的文化程度,以高中学历者为最多,占21.50%;其次是大学本科及以上学历,占29.5%。18岁以上被调查对象排名前3位的职业是专业技术人员、商业服务业人员、机关事业单位工作人员。共有持证残疾人987人(0.89%),低保特困145户、420人,其中有特困补助的有11户、19人。

(1) 社区人口健康状况

1) 危险因素及不良生活方式情况:2584名调查居民中18岁及以上成年人中吸烟占有370人,占18岁及以上社区居民的21.7%;平均烟龄为19.85年。最长烟龄的有75年。经常饮酒的有181人,占总调查人数的6.97%,平均酒龄为17.4年,最长的为68年。经常参加体育锻炼1344人(52.01%),运动项目以爬山、太极拳和慢跑为主,占总参加锻炼人数的65.21%。有8.91%的人不能保证每天早上都吃早餐;21.5%的人口味重,喜欢吃比较咸的食物;11.0%的人喜欢吃腌腊食品。每天的新鲜蔬菜摄入量平均为375.4克,新鲜水果摄入量为215.6克。能保证每天摄入200克以上奶及奶制品的人,占总调查人数的47.56%。

2) 居民慢性病患病情况

A. 2011年社区居民传染病报告发病人数、发病率:2011年社区居民传染性疾病共发生9个病种103例,发病率为198.08/10万。发病居前5位的疾病为细菌性痢疾、肺结核、病毒性肝炎、手足口病、流行性腮腺炎。

B. 2011 年社区居民慢性病发病情况：本次调查发放问卷 2584 份，回收有效问卷 2325 份。患一种及以上慢性疾病的有 348 人，慢性病的患病率为 14.97%；患病率较高的慢性前 5 位依次是：高血压、糖尿病、冠心病、慢性阻塞性肺疾患和慢性胃肠炎。

C. 2011 年社区儿童计划免疫和常见病患病情况：2011 年社区内共有常住儿童 2853 人，其中患有营养性贫血者 59 人，单纯性肥胖 142 人，患病率分别为 2.07% 和 4.21%。该年社区儿童卡介苗接种率为 98.78%，乙肝、脊髓灰质炎、百白破疫苗全程接种率为 91.22%～95.25%。共调查儿童 142 人，有 69 人（48.59%）参加了儿童保健管理，其中有 28 人（40.58%）是在社区卫生服务机构接受的儿童保健管理，有 41 人（59.42%）是在医院接受的儿童保健管理。

D. 2011 年社区孕产妇保健情况：2011 年社区内共有户籍妊娠妇女 156 人，其中高危妊娠者 32 人，妊娠贫血者 7 人，高危妊娠和妊娠贫血的发生率分别为 20.51% 和 4.49%。调查孕妇 32 人，产妇 94 人，其中 72 人（57.14%）建立了孕产妇保健手册。在接受过孕期保健服务的孕产妇中，主要选择的医疗机构是市、区级妇幼保健院及综合性医院，仅 3 人到社区卫生服务机构进行孕期保健服务。

E. 老年人生活质量：调查居民中 60 岁以上的老年人有 647 人，其中男性 298 人（46.06%），女性 349 人（53.94%），其中 73.10% 与老伴或是与老伴和子女一起生活，12.50% 的独居。有 65.50% 的日常生活需要依靠药物或者医疗上的帮助；其中完全需要的有 71 人，占调查老年人的 10.97%。过去 1 年有 195 人（30.14%）进行了健康体检，主要的体检机构是医院。57 人（8.81%）觉得自己的健康状况很好，6 人（0.93%）觉得很差。

3）2011 年社区居民死亡原因及顺位：社区居民 2011 年的总死亡 8.23‰，婴儿死亡率为 5.25‰，占总死亡的 0.10%，全部为新生儿死亡；未发生孕产妇死亡。死因顺位前 5 位分别为恶性肿瘤（28.23%）、脑血管病（22.51%）、心脏病（17.21%）、呼吸系统疾病（2.11%）、损伤和中毒（4.79%）。

（2）社区居民医疗保健需求调查分析

1）医疗保障情况：有 631 人没有参加社会医疗保险，占总调查人数的 24.42%；参加了社会医疗保险的人群中以城镇职工基本医疗保险为主，占 75.0%，购买大病医疗保险的占 4.5%；有 371 人购买过商业医疗保险，占总调查人数的 14.36%。

2）就诊机构及满意度：被调查社区居民平时就诊最多的机构主要是三级综合或专科医院，其次是区医院或二级医院。采用方便程度、等候或排队时间、就诊环境和设备、设施、医务人员的服务、价格等方面反映社区居民的满意度，居民平均步行到社区卫生服务中心（站）的时间 10～15min，对社区卫生服务满意度为 76.50%。

（3）社区卫生资源及利用状况：中心现有职工 42 人，其中卫技人员 37 人；医生 15 人，获省级全科医师合格证为 4 人；护理人员 11 人；医护比为 1.36∶1；防保人员 11 人。医护人员专业技术职称分布：高级 5 人，中级 8 人，初级 13 人；学历以大专及以上学历为主，占 53.85%，其次为中专及以下学历。该中心占地面积 360m^2，建筑面积 280m^2，业务用房 720m^2。去年共接待病人 8902 人次，开展家庭病床 4 人次，家庭诊疗 50 人次。

问题 6：社区诊断的要点是什么？

问题 7：本社区存在哪些主要的卫生问题？依据及可能原因是什么？

问题 8：如何确定优先干预项目？可采取哪些干预措施？

社区诊断项目组根据资料的分析，由社区卫生服务中心工作人员组成社区诊断报告及社区卫生服务工作规划撰写小组。

问题9:如何撰写社区诊断报告？社区诊断报告应包含哪些基本内容？

问题10:社区卫生服务工作规划应包括哪些内容？

问题11:你认为社区诊断中最重要的环节是什么？

问题12:你认为社区诊断与临床诊断的异同点是什么？

(张利平)

第二节　临床实践中健康传播技能模拟实验

一、目的要求

临床实践中掌握并熟练运用健康传播技能将有助于密切医患关系,提高治疗效果,促进医疗服务质量的改善。通过本次模拟实验,要求学生掌握基本和常用的健康传播技能,并能在临床实践中进行熟练运用。

二、核心知识点

(一) 患者健康教育

医院健康教育指的是各级各类医疗卫生机构人员在临床实践过程中伴随医疗服务而实施的健康教育。患者健康教育是医院健康教育的主要形式之一。

1. 患者健康教育的内容包括　①门诊教育:健康教育处方、候诊教育、咨询教育、随诊教育等;②住院教育:入院教育、在院教育和出院教育;③随访健康教育:又称出院后教育。

2. 患者健康教育的实施　①评估患者的教育需求:通过病历、与病人及家属交谈、病人之间的交流及观察等收集患者健康教育需求的相关信息,并做出评估;②确定健康教育目标:根据病人的知识和技能、文化程度和接受能力、教育目标的困难度,确定目标和完成任务的先后顺序;③拟定健康教育计划:包括实施健康教育的时间、场合、教育内容、教育人员及教育方法和工具;④实施健康教育计划:注意谈话的态度和技巧,如态度要客观、公正,帮助和指导、不能批评或训斥,避免不负责任的承诺,不能包办一切,热情主动等;站在病人立场,耐心倾听病人叙述,语气婉转中肯,表达通俗易懂,把握重点;⑤评价教育效果:教育需要、教育方法及教育目标实现程度。

(二) 健康传播

健康传播(health communication)是健康教育与健康促进的重要手段和策略,健康传播活动中为有效地达到预期目的而采用的方式方法即为传播技能。健康传播是指运用各种传播媒介和方法,通过各种渠道,为维护和促进人类健康而收集、制作、传递、交流、分享健康信息的过程。根据传播的技术和手段分为人际传播和大众传播两种方式。其中人际传播是最常用、最基本的健康传播形式。

人际传播主要通过语言传播与非语言传播两种方式进行。临床实践中健康知识的人际传播主要发生于医护人员与患者及患者家属之间,为保证健康知识的有效传递,健康传播取得应有效果,临床实践中掌握并熟练运用语言传播与非语言传播的技巧十分重要。语言传播技巧包括说话、提问、倾听、反馈等的技巧;非语言传播技巧包括肢体(手势、表情、坐、站、走势)、服饰、声调、物体利用、创造适宜的时间、空间等技巧。

健康传播效果评估的四个层次:健康信息的知晓,健康信念的认同,健康态度的转变,健康行为和生活方式的采纳。

三、实验方案

(一) 实验方法

1. 实验准备　教师提前1周布置实验,要求学生:①预习本实验,复习临床实践中健康知识传播技能相关知识。②通过查阅文献,自行选定一个临床实践中健康知识传播的主题,以门诊或病房作为场景,设计一个与病人或病人家属交流、传播健康知识的情景模拟方案,以备在课堂上进行情景模拟实验。

2. 实验分组　将学生进行分组,一般6~10名学生一个小组。

3. 讨论　要求各组的相关知识讨论要围绕基础知识提出的问题进行,围绕实验内容"1. 健康传播技能相关问题和讨论"中提出的问题展开讨论,学生要表明自己的观点,并提供依据,教师在讨论中把握讨论的进度和方向。然后由各组学生根据课前准备的情景模拟方案,在课堂上进行健康知识传播的情景模拟,并针对情景模拟中存在的问题展开讨论和总结。

4. 学时分配　相关知识讨论1学时,课堂模拟实验2学时,总结与点评1学时。

5. 实验报告　要求实验后提交情景模拟方案及课堂讨论小结。

(二) 实验内容

1. 健康传播技能相关问题和讨论

(1) 语言传播技巧

1) 说话的技巧:使用受教育对象能够理解的语言和接受的方式提供适合个人需要的健康信息。原则包括:①内容明确,重点突出:一次交谈紧紧围绕一个主题展开,避免涉及内容过多过广;②口气、速度和节奏:要和蔼、文雅、谦逊,不要使用生硬、傲慢、冷漠、命令、教训的口气,语气要生动;语速适中,语调平稳,有适当停顿,给对方留下提问和思考时间;对重要的概念可适当重复,以加强理解和记忆;③口齿清楚,语言简洁精练:发音清晰、吐字准确,明白无误地表达传播的信息;将复杂、深奥的知识通过提炼,简洁明了的表达;④语言通俗,把握内容深度:根据对象的职业、文化层次及对疾病的了解程度选用适当的医学术语,适当选择当地语言和老百姓习惯用语;⑤通过询问和观察及时取得反馈:注意观察对象的面部表情、动作等,及时了解对方对传播信息的理解程度和感兴趣程度;⑥善于表扬和鼓励对方:适度表扬对方,措辞谨慎,避免突然或非常夸张的赞扬;当对方对健康知识不理解时,及时鼓励,使其不丧失信心;⑦恰当结束交谈:交谈结束前,询问对方对本次谈话的看法,再次强调要点,肯定对方表现,为下次交流打下良好基础。

问题1:你认为在与受教育对象进行交流中,不良的交谈方式有哪些?

2) 倾听的技巧:可帮助了解受教育对象存在的问题、对问题的想法及产生的根源。原则:①主动参与,予以积极反馈:采用注视对方、适当点头、回应"嗯、哦"等或重复关键词语等方式;①集中注意力,克服干扰:如分心、联想、急于发言等主观因素,避免环境噪声、有人来访等客观因素的干扰;③充分听取对方的讲话:不轻易判断并急于作答,也不过早下结论;不轻易打断,但对脱离主题者,可适当引导;④倾听关键词,总结要点;⑤尊重对方的观点;⑥注意观察体语,听出"话外音"。话外音可通过暗示、体语或正话反说等体现,如停顿或说话前寻求目光交流、加语气词"啊"、说话更大声或语速变慢等。

问题 2:请谈谈在健康知识传播中,倾听的重要性?

3) 提问的技巧:恰当的提问有助于在交流中获取所期望的信息,加深对受教育对象的了解。

A. 提问应注意的原则:提问者态度要诚恳;提问者应保持应有的礼貌和谨慎,友好和善;提问的同时要始终保持愿意倾听的态度。

B. 提问时注意节奏:①选择合适时机:先与对象建立良好的互动关系,进入自然交谈后再提出问题;②提问时间有所间隔:避免连珠炮式提问,给对方留下思考时间;③方式灵活多变:多种提问方式搭配使用;④适当穿插与问题无关但可使提问更顺畅的内容,调节谈话气氛。

C. 问题清楚明确,提问简洁:提问应具体、有针对性,问题短小、清楚,避免提出使用否定性词语的问题。

D. 隐私或敏感性问题:提问要灵活,不要直接针对个人发问,可以面向群体性的问题来探究个人的观点或行为。

问题 3:在进行关于艾滋病的交流中,你想了解某对象的看法,如何提问?

E. 提问的方式:

a. 封闭式提问:问题具体,只要求对方用简短、确切的语言回答。一般适用于收集简明的事实性资料,可迅速获得特定信息。如"你经常锻炼身体吗?"

b. 开放式提问:要求对方在回答问题时进行思考,按照对问题的理解,提供自己的看法、想法、信息、感受及观点。问题范围尽可能放开,但要避免过于宽泛。如"你希望医生怎么帮助你减肥呢?"

c. 探索式提问:为探索某种现象,了解对方某一问题、认识或行为产生的原因,通常采用"为什么"作为标志用语。提问时注意语气,不能过于生硬或咄咄逼人。如"你为什么不喜欢这个体育锻炼计划?"或"你说自己没有进行母乳喂养,为什么?"

d. 诱导式提问:又称为倾向式提问,为回答者提供某些信息,隐含了提问者的想法或观点,在了解病情和健康咨询等收集信息时应避免使用,但可用于提示对方注意某事。如"高盐饮食容易患高血压,你没听说过吗?""你的宝宝这个星期该去打预防针了吧?"

e. 复合式提问:在受到时间限制又急于获得大量信息时使用,但由于提出问题过多,易致对方困惑,不好回答,准确率受影响,难以达到预先效果,面对普通受众群体,避免使用。如"你每天都吸烟喝酒吗?"

问题 4:请针对每种提问方式各举 1~2 个例子进行说明?

4) 反馈的技巧:对谈话对象表达的情感或言行做出恰当反应,可使谈话进一步深入,也可激励或指导对方。

A. 肯定性反馈:在对交谈对象的正确言行表示赞同和支持时,适时地插入如"是的"、"很好"、"不错"或点头、微笑等予以肯定,可在技能训练和行为干预时运用。

B. 否定性反馈:对谈话对象不正确的言行或存在问题提出否定性意见时使用,但应首先强调对方值得肯定的一面,同时用建议的方式指出问题所在,易于使对象接受。如“你这样说有一定道理,但是……”

C. 模糊性反馈:指没有明确立场、态度暧昧的反应,适用于需要暂时回避对方某些敏感问题或难以作答的问题时。如回答“是吗?”“哦”。

D. 鞭策性反馈:适用于向对象提出更高要求和行为目标时,之前应做好充分的准备,可分解为四步:客观评论对方言行、说明这种言行给你的印象、向对方提出要求、请对方做出答复。

问题 5:请就鞭策性反馈进行举例说明。

(2) 非语言传播技巧:以动作、姿态等非语言形式传递信息,如表情、眼神、语音语调等。临床实践中如果不注重非语言传播,将对医疗活动带来重要影响,如医务人员不耐烦的表情,冷漠的眼神,不客气的训斥,衣冠不整的装束,会给患者带来紧张、焦虑、怀疑等心理。非语言传播技巧应融会贯通于语言传播的说话、倾听、提问、反馈等技巧之中。

1) 注意观察和运用动态体语:动态体语又称肢体语言,包括:①手势:搓手、鼓掌、握手等;②表情语言:面部表情如微笑、皱眉、点头,眼神注视的时间和部位等;③坐姿、站姿和走姿:注意与对方保持基本一致,不要过于悬殊,注意不同姿势语言表达的不同意思。

2) 静态体语:仪表服饰、体态等。

3) 恰当运用类语言:交谈中适时适度地改变语音、语调、节奏,适当增加鼻音、喉音等辅助性发音等。

4) 创造适宜的时空:安静的交谈环境、与交流对象的适当距离。

问题 6:试举例说明不同动态或静态体语分别传递了怎样的信息?如谈话时对方视线与你对视说明什么?

2. 模拟实验方案设计与实施

(1) 模拟实验方案设计:学生根据分组自行选择患者健康教育的任一内容,围绕主题,结合所学的临床知识和健康传播技能,设计情景模拟方案:包括主题、时间、地点、参与人员、健康知识传播的内容和方式、教育人员和受教育对象的语言、行为等。

(2) 模拟实验方案的实施:课堂由小组成员分别扮演不同角色,如“医生”、“护士”等“健康知识传播者”,及“病人”、“病人家属”等“健康知识接受对象”,将情景模拟实验方案在 10~15min 内进行课堂演绎。教师和其余同学作为“观众”或“评判人”。

(3) 对模拟实验方案的讨论:主要包括:①情景模拟中体现了哪些语言和非语言传播技巧?②主要的优点?③存在哪些问题或不足?④健康传播是否达到预期的效果?⑤具体如何改进?

(4) 总结:讨论中存在的问题和收获。

(5) 讨论后小结:根据实施过程中存在的问题,结合实施后的讨论和总结,撰写小结,包括:①实验准备及实施阶段的困难及收获;②存在的问题;③对该种实验形式的意见和建议;④其他方面。

(三) 模拟实验方案相关主题参考

①心理卫生教育。②传染病防治知识。③慢性非传染性疾病的预防。④计划生育、优生优育、孕期保健、母乳喂养。⑤儿童合理喂养、小儿卫生保健。⑥外科常见疾病的防治和

抢救。⑦常见皮肤病的防治。⑧五官科疾病的防治。⑨各种检查化验知识。⑩合理用药知识。⑪医院就诊知识。⑫常见疾病的护理知识。

（张利平）

第三节　冠心病健康危险因素的收集、评估与干预案例讨论

一、目的要求

通过本实验,使学生进一步熟悉健康危险因素评估中危险因素资料的收集方法和调查表的设计,掌握健康危险因素评估的基本技能,并能根据被评对象的实际情况制定个性化的干预措施。

二、核心知识点

(一) 冠心病的危险因素

冠心病(coronary heart disease,CHD)的发病率、死亡率的升高与危险因素水平增高分不开,冠心病的危险因素是指在个体存在的、并与随后发生的冠心病独立相关的因素,包括可改变的因素和不可改变的因素(表6-1)。当一个人已经发生了冠心病或其他动脉粥样硬化性疾病,那些可改变的危险因素依然对疾病的进展和预后起作用。大量证据表明:改变生活方式或与之有关的危险因素能够降低随后发生或再次发生冠心病的危险性。在冠心病的诸多危险因素中,高血压、高血脂、糖尿病、肥胖、吸烟和缺乏运动是最重要的危险因素,而这些危险因素是可以改变,只要能削弱和控制这些危险因素,就可能降低冠心病的发病率和死亡率。控制冠心病危险因素的发生和发展,积极采取干预和预防性治疗是预防控制该病最基础、最重要的措施。

表6-1　冠心病危险因素分类

主要因素	潜在危险因素	社会经济/心理行为因素	环境因素(外部难控因素)
年龄	超重	教育程度	环境污染
家族史	血清甘油三酯升高	经济收入	气候
男性	胰岛素抵抗	职业及其变动	饮用水硬度
高血压	血清载脂蛋白a升高	不健康饮食	有毒物质侵害
吸烟	凝血因子升高	缺乏体力活动	
血清总胆固醇升高	慢性炎症(高敏C反应蛋白升高)	过量饮酒	
血清低密度脂蛋白胆固醇升高	血浆高同型半胱氨酸升高	精神紧张(压力)	
血清高密度脂蛋白胆固醇降低	内皮功能不良	生活工作压力	
糖尿病			
种族			

（二）冠心病危险因素评估方法

冠心病危险因素评估主要有定性法和定量法，不同的评估方法有不同的发病危险性表示方法，但其目的都是一致的，各种方法都有其优缺点，研究者可根据研究条件进行选择。

1. 定量定性相结合的方法　该方法根据疾病危险因素在个体具有聚集性的特征，参考临床经验和回顾性流行病学研究结果，结合其他危险因素和临床资料对疾病风险做出初步的分层，将研究对象分为很高危、高危、中危和低危等不同级别。

2. 多因素模型法　该方法是疾病风险评估最常用的一种方法。它根据已经识别的危险因素，通过前瞻性流行病学调查或临床研究，提出疾病患病风险推断的数理模型，预测个体在一段时间内（一般是10年）发生冠心病事件的概率（绝对危险）。国际上最有影响力的是美国20世纪40年代末开展的Framingham心血管病发病预测研究。

3. 其他综合评价方法　冠心病发病风险受多因素影响，利用多因素综合评价方法可将整个冠心病风险因素系统分解为若干单元或因素，在分别确定各因素的危险度及权重的基础上，对发病风险做出综合评价，对评价对象作出高度风险、中度风险、低度风险的综合评价。

冠心病个体危险因素评估采用定量分析健康危险因素的方法，综合评估个体未来发生冠心病的绝对危险，以危险分数表示结果（发病或死亡）。作为防治冠心病的一项实用技术，其用直观的数据或图形向个体展示危险因素对健康造成的损害，通过评估可以帮助个体正确认识自身的危险因素及其危害，使其以此风险为动力激发采取健康生活方式的愿望，是激励冠心病患者改变不良生活方式的有效工具，并帮助医生和患者共同选择最佳治疗干预方案。其在心血管疾病防治中所体现的价值已被充分肯定，在临床预防中这种评估方法便于对处于不同危险等级的患者分别进行不同程度的干预。因此，近年来，冠心病个体发病危险评估的研究成为国际性的攻关热点。本实验采用郑频频、傅华等开发的《危险分数表》完成案例中被评估者冠心病危险因素评估。

三、实验方案

（一）实验方法及要求

在教师的组织下，学生分组围绕实验案例提出的问题进行讨论，根据案例问题的进展和要求，对被评对象健康危险因素进行模拟调查，对被评对象的健康危险度做出评估，并于课后根据评估结果制定干预计划，完成实验报告。

1. 实验背景知识与技能要求　要求学生课前查阅有关冠心病的相关资料，充分了解冠心病的危险因素和干预措施；掌握调查沟通技巧；复习教科书中膳食指导和运动指导的相关内容。

2. 实验报告要求　课后，每位同学根据要求完成一份案例，被评估者的冠心病危险因素评估与干预实验报告。报告内容包括：①被评估者一般情况介绍；②危险因素调查结果与分析：有哪些冠心病危险因素，其中哪些是可以改变的、哪些因素是不可以改变的、哪些因素应该列为优先干预的危险因素；③冠心病危险因素评估结果：目前危险分数、目标危险分数；其危险因素所属类型：低危险型、自创型、难以改变的危险因素型和一般危险型；④干预方案：拟干预的危险因素，干预的短期目标和长期目标。干预计划：如用药指导、膳食指导、运动指导、戒烟戒酒指导等,干预计划实施预期可能出现的困难与解决措施。

(二) 实验案例、内容与步骤

[案例] 患者,男性,35 岁,公务员。身高 175cm,体重 88kg,因高血压前来就诊。

问题 1:根据上述资料,请初步判断该患者有哪些健康问题?

问题 2:根据对患者的初步印象,若对其进行健康危险因素评估应该收集哪些资料?

问题 3:请对患者进行健康危险因素问卷调查:由小组中的一位同学扮演患者,其他同学用“冠心病健康危险因素调查表”对扮演者做调查。扮演者要尽量模仿患者回答各项提问。

问题 4:问卷调查在询问过程中应注意哪些问题?

调查显示:患者不吸烟,但因工作的关系常饮酒,饮食口重,偏爱油炸食品;几乎不参加体育锻炼,工作中长时间使用电脑,常工作到凌晨 1 点以后才睡觉;其母亲 63 岁,患有高血压和冠心病;患者本人患高血压已经有 3 年,平时坚持按医嘱服药,但血压控制不稳定。10 年前曾患过甲肝。由于与同事关系不融洽,经常加班,所以工作压力较大。

问题 5:根据患者的上述调查结果,请为其列出体检项目。

体检显示:①血压:160/101mmHg;②血脂:血清甘油三酯 1.92mmol/L,血清总胆固醇:6.0mmol/L,血清低密度脂蛋白 4.22mmol/L;③空腹血糖 9.2mmol/L,餐后两小时血糖 12mmol/L;④心电图未见异常。

问题 6:根据上述问卷调查和体检结果,总结患者有哪些健康问题和健康危险因素。

问题 7:上述危险因素中哪些是冠心病危险因素?哪些是可以改变的,哪些是不可以改变的?

问题 8:计算患者的 BMI。

问题 9:对李某做 24h 膳食营养调查,并对其膳食营养状况做出评价。

问题 10:将危险因素调查结果填入危险度评估表,并查危险分数表,将各项危险因素转换为危险分数。计算目前组合危险分数、目标组合危险分数,并对患者的健康危险因素类型做出评价。

问题 11:患者目前发生冠心病的危险性是其同年龄同性别人群的多少倍?如果消除可改变的危险因素,患者发生冠心病的危险性将降为多少?

问题 12:针对患者的具体情况,为其制定一份健康干预计划,其中应包括膳食指导计划。

问题 13:课后完成对患者的冠心病危险因素评估与干预实验报告。

(李望晨)

第四节 健康教育项目设计、实施及评价

一、实验目的

(1) 掌握应用“格林模式”进行健康教育的诊断调查方法;掌握健康教育计划的设计;熟悉健康教育的评价方法。

（2）通过健康传播信息材料的制作及演示过程，掌握拉斯韦尔传播模式的五个传播因素，以及影响健康传播效果的因素与对策，从而培养学生的健康教育知识宣传能力，为以后开展健康教育工作打下良好基础。

二、核心知识点

（一）健康教育项目诊断

健康教育项目诊断是通过科学方法调查收集人群和环境相关资料以及对资料进行系统的分析处理，以便判断人群健康问题中的行为和行为因素，为确定健康教育的方法和干预措施提供依据。

（二）健康教育项目的计划设计

确定优先健康项目、确定计划目标、选择干预策略、设计干预措施和方法、安排可利用资源、形成计划并进行评价。

（三）健康传播

健康信息的传播是健康教育的重要手段和基本策略。健康传播是指通过各种渠道、运用各种传播媒介和方法，为维护和促进人类健康而收集、制作、传递、分享健康信息的过程。一个基本的传播过程，包括传者、信息、媒介、受传者、效果五大要素构成。最常采用的健康传播模式是美国政治学家拉斯维尔的 5W 模式：谁（who）、说什么（say what）、通过什么渠道（in which channel）、对谁（to whom）、取得什么效果（with what a effect）。

在制定信息及传播材料时应遵循以下原则：基于科学的数据，令人信服；在文化风俗上令人接受；为所传播的信息注入感情色彩；内容简明、中肯、容易理解。同时应该注意以下几个问题：宣传主题要明确；信息要言简意赅；使用简单易懂的图片来传达讯息；避免专业术语，使用一个或多个简单、易懂、易记的题目或口号；每份材料需限制信息量。

（四）健康教育项目的评价方法

评价又常被称为评估，是通过收集真实而完整的信息，采用科学而且可行的方法，来判断项目是否达到了预定的结果，即是否达到了目标的过程。一般分为以下三类：①对项目计划是否合理的适宜性评价，又称需求评价，也就是前面提到的社区诊断。②对项目是否执行，以及执行的质量和资源使用的过程评价，即测量项目的活动、项目的质量和项目涉及的人群范围是否达到项目预定的安排。③对项目执行的效果评价，包括近期和远期效果的评价。

（五）格林模式

格林模式即诊断/评估模式，一种综合运用各种行为改变理论的组织框架制订行为干预策略的方法，是由美国著名流行病学、健康教育学专家劳伦斯 · 格林博士创立的。该模式分为两大部分，共有 9 个阶段：第一部分又称为 PRECEDE 部分，即项目开始前的诊断过程，包括 5 个阶段：社会学诊断、流行病学诊断、行为和环境的诊断、教育和组织学诊断以及管理和政策诊断。第二部分又称为 PROCEED 部分，包括实施和评价，而评价又包括过程评价、近期效果评价和远期效果评价三个阶段。

三、实验内容与安排

学生可根据健康教育学的相关理论,就烟草控制这一公共卫生问题进行分析讨论,按照健康教育计划制定的步骤来设计一份健康教育项目报告,模拟学习怎么进行健康教育诊断,如何设计健康教育计划,如何实施;选择评价方法要考虑什么内容。分为四组,分别完成健康教育诊断、健康教育计划制定、健康信息材料制作及传播、健康教育评价这四个方面,完成各个部分的讨论和书面报告并进行汇报,最后全班整合形成一份完整的项目计划报告。

注意事项:学生注意实验课前预习熟悉相关理论,能够将理论与实践结合起来,争取熟悉健康教育项目的计划设计、实施及评价的整体流程。

四、实验结果与评价

教师就四个方面的书面报告的核心内容进行讲评总结,健康教育诊断是否遵循了“格林模式”;制定的健康教育计划是否目标明确、选择干预策略是否恰当、干预措施和方法是否可行、可利用资源安排是否合理;健康信息材料制作及传播是否采用了拉斯韦尔传播模式,是否分析影响健康传播效果的因素;健康教育评价是否包括了过程评价和效果评价,指标是否科学合理。在教师完整讲评之后形成一份规范的项目计划报告。

(王春平)

第五节　健康促进策略与社区健康管理实践与评价

一、实 验 目 的

(1) 掌握健康促进的五点策略。
(2) 掌握社区健康管理的方法。

二、核心知识点

1. 健康促进(health promotion)的定义及内涵　有关健康促进的含义,随着健康促进的迅速发展而不断发展。世界卫生组织曾经给健康促进作如下定义:“健康促进是促进人们维护和提高他们自身健康的过程,是协调人类与他们环境之间的策略,规定个人与社会对健康各自所负的责任。”美国健康教育学家格林(Lawrence · W · Green)的定义:“健康促进是指一切能促使行为和生活条件向有益于健康改变的教育与环境支持的综合体”。1995 年 WHO 西太区办事处发表《健康新地平线》重要文献,给健康促进的定义为“健康促进是指个人与其家庭、社区和国家一起采取措施,鼓励健康的行为,增强人们改进和处理自身健康问题的能力”。

健康促进的内涵包括:健康促进工作的主体不仅仅是卫生部门,而是社会的各个领域和部门;健康促进强调个体、家庭、社区和各种群体有组织的积极参与;必须促进社会公平与平等,需要组织机构的改变和社会变革;健康促进建立在大众健康生态基础上,强调健康、环境、发展三者的整合。健康促进与健康教育相比,不仅涵盖了健康教育信息传播和行为干预的内容,同时,还强调行为改变所需的组织支持、政策支持、经济支持等环境改变的各项策略。因此,在改变行为中,健康教育比较强调自由,而健康促进则带有约束性。

2. 健康促进的5大策略(活动领域)　制定能促进健康的公共政策(政策倡导);创造支持的环境(发展大的联盟和社会支持体系);加强社区行动;发展个人技能(给群众以正确的观念、知识和技能);调整卫生服务方向。

3. 社区健康管理　社区健康是社会发展的重要目标之一,社区健康管理是初级卫生保健的主要服务内容,可以通过社区提供卫生服务,开展健康教育、社会支持系统等,改变个人和群体的健康,降低死亡率和发病率,提高社区的整体健康水平。结合社区卫生服务的特点和需要,健康管理从以下三个方面开展工作:识别、控制健康危险因素,实施个性化健康教育;知道医疗需求和医疗服务,辅助临床决策;实现全程健康信息管理。

三、实验内容与安排

组织学生到社区卫生服务中心或者健康管理中心参观学习,根据 WHO 关于健康促进的含义,考察社区卫生服务中心工作情况,感受社区卫生工作,发现存在问题,思考改进措施。

课前准备:根据学生人数联系参观社区卫生服务中心 1~2 个,学生分组参与不同内容。每 10 名学生为一组,做好实习内容的预习。

现场考察:

1. 访谈会　安排两组学生完成,分别从健康促进五点策略和社区健康管理三个方面,拟定访谈提纲,选择访谈对象,按照社会学研究方法组织访谈会,完成会议记录和整理访谈结果。

2. 社区档案查阅学习　安排两组学生完成,学习健康档案的建立和使用,包括个人健康档案、家庭健康档案、社区健康档案的内容有哪些?如何完成建档及管理和利用?建立社区档案是健康促进和健康管理哪些方面的体现?

3. 入户走访　安排一组学生进行,选择三户居民家庭完成这个工作,可以考虑 2~3 人深入一户家庭,完成健康相关问题和家庭基本情况的了解,并根据家庭成员的情况进行针对性的健康教育,学习到如何发展个人技能,帮助个人和家庭创造健康支持性环境。

4. 专题健康问题的健康教育　安排一组学生完成,学生自行选定社区健康问题制作健康教育讲座的提纲课件,针对健康问题编制多种形式宣传资料,要成为健康教育工作者,先作为传播者来培养自己。

5. 个体卫生行为和群体卫生行为的教育　安排一组学生完成,选择社区中有利于宣传的地方,发放健康常识宣传单,制作卫生宣传栏,有奖抢答形式进行健康教育等,学会基本的健康宣传,落实到调整卫生服务方向从具体的事项开始。

6. 社区健康教育评价　安排一组学生完成,课前拟定评价指标,参考社区卫生服务中对健康教育的要求,如对每年完成的健康教育讲座情况、卫生宣传栏更换次数和内容、健康教育处方的使用、居民健康知识的知晓率、健康行为率等方面进行了解。

四、实验结果与评价

各组总结，向带教老师和同学就自己参与的相应部分活动进行陈述，总结出社区健康促进和社区健康管理存在的优势和不足，提出相应的意见和建议，带教老师按照健康促进和社区健康管理的相关标准进行指导，每组同学进一步充实自己相应部分的实习报告；汇总各组报告，形成一份规范的整体报告，并且将该报告结果反馈给社区卫生服务中心的工作人员，促进其工作质量的进一步提高。

（王春平）

第七章　医学统计分析方法与技术

第一节　数值变量资料的统计分析

一、目的要求

(1) 掌握描述数值变量集中趋势的指标:算术均数、几何均数、中位数的意义、计算方法和条件。

(2) 掌握描述数值变量离散趋势的指标:极差、四分位数间距、方差、标准差和变异系数的计算方法和适用条件。

(3) 掌握频数分布表和频数分布图的制作及用途,熟悉百分位数的计算方法。

(4) 掌握正态分布的概念,正态分布的特征和曲线下面积分布规律,医学参考值范围的意义与计算。

(5) 掌握抽样误差的概念,熟悉样本均数的抽样分布规律。

(6) 掌握标准误的意义及均数的标准误计算方法,掌握标准差与均数标准误的联系与区别。

(7) 掌握正态分布的概念及其特征,掌握总体均数95%置信区间的计算方法及适用条件。

(8) 掌握假设检验的基本思想、基本步骤及注意事项。

(9) 掌握单样本资料、配对设计资料、两独立样本资料t检验的适用条件与计算方法。

(10) 掌握方差分析的基本思想及适用条件;掌握完全随机设计、随机区组设计资料总变异分解及其假设检验过程,了解多个样本均数两两比较的方法。

(11) 熟悉运用统计软件(SPSS或Epidata)进行数值变量资料统计分析的操作过程。

二、内　　容

(一) 思考题

1. 描述数值变量集中趋势的统计指标有哪些?它们对资料的要求有何不同?
2. 描述数值变量离散趋势统计指标有哪些?它们对资料的要求有何不同?
3. 总体分布的形态和样本含量对样本均数的抽样分布会产生何种影响?
4. 样本均数的标准误的意义是什么?标准误与标准差有何区别和联系?
5. 与标准正态分布比较,t分布的特点是什么?
6. 用同一个样本统计量分别估计总体参数的95%和99%置信区间,哪一个精度更好?为什么?
7. 假设检验的基本思想是什么?其一般步骤有哪些?
8. t检验的应用条件是什么?假设检验中P值的意义是什么?
9. 方差分析的基本思想和应用条件是什么?

10. 完全随机设计、随机区组设计方差分析的变异如何分解？

（二）应用题

1. 根据 2010 年某地某单位的体检资料，获得 116 名正常成年女子的血清甘油三酯（mmol/L）测量值，结果见表 7-1。

表 7-1　某单位 2010 年正常成年女子血清甘油三酯（mmol/L）测量结果

组段	频数	累积频数	频率	累积频率
0.6~	1			
0.7~	3			
0.8~	9			
0.9~	13			
1.0~	19			
1.1~	25			
1.2~	18			
1.3~	13			
1.4~	9			
1.5~	5			
1.6~1.7	1			
合计	116			

（1）补全表中空余列。

（2）描述集中趋势应选择何指标？并计算。

（3）描述离散趋势应选择何指标？并计算。

（4）求该地正常成年女子血清甘油三酯的 95% 参考值范围。

（5）试估计该地正常成年女子血清甘油三酯在 0.8mmol/L 以下者及 1.5mmol/L 以下者各占正常女子总人数的百分比。

（6）该地 90% 正常成年女子血清甘油三酯集中在哪个范围？

2. 某研究者对居住某市一年以上，且无明显肝、肾疾病，无汞作业接触史的 238 名居民的发汞值（μmol/kg）进行检测，其检测结果见表 7-2 第 1 和 3 列。

表 7-2　某市 238 名居民的发汞检测结果

组段	组中值(x_0)	频数(f_i)	频率	累计频率	$f_i x_0$	$f_i x_0^2$
1.5~	2.5	20	0.084	0.084	50	125
3.5~	4.5	66	0.277	0.361	297	1336.5
5.5~	6.5	60	0.252	0.613	390	2535
7.5~	8.5	48	0.202	0.815	408	3468
9.5~	10.5	18	0.076	0.891	189	1984.5
11.5~	12.5	16	0.067	0.958	200	2500
13.5~	14.5	6	0.025	0.983	87	1261.5

续表

组段	组中值(x_0)	频数(f_i)	频率	累计频率	$f_i x_0$	$f_i x_0^2$
15.5~	16.5	1	0.004	0.987	16.5	272.25
17.5~	18.5	0	0.000	0.987	0	0
19.5~21.5	20.5	3	0.013	1.000	61.5	1260.75
合计	—	238	1.000	—	1699	14743.5

(1) 简述发汞的分布规律。

(2) 是否可以用算数均数说明其发汞的平均水平？为什么？

(3) 计算发汞的95%医学参考值范围。

3. 某地10人接种某疫苗后,其抗体滴度如下:1:2,1:2,1:4,1:4,1:4,1:8,1:8,1:8,1:16,1:32,请选择恰当的描述性指标描述其集中趋势和离散趋势,并进行计算。

4. 今有94名电光性眼炎患者,其发病距接触电焊时间(潜伏期,单位为小时)如表7-3,请选择恰当的描述性指标,并对其进行计算。

表7-3 94名电光性眼炎患者发病距接触电焊时间(小时)

潜伏期	0~	2~	4~	6~	8~	10~	12~	14~	16~	18~	20~	22~	24~
发病数	8	10	21	19	22	6	4	0	1	0	0	1	2

5. 某医生进行麻疹疫苗效果评价,对10名易感儿童注射麻疹疫苗30天后,测定他们血中血凝抑制抗体滴度,其测量值分别为1:8、1:16、1:64、1:16、1:128、1:64、1:32、1:8、1:64、1:32,试求其平均抗体滴度水平。

6. 我国北方某地区某医生记录10名儿童乳牙萌出月龄(月)数据如下:4、6、7、7、9、8、11、13、9、10。试描述该10名儿童乳牙萌出的平均时间。

7. 某人群中12岁男孩身高的分布近似于正态分布,均数为145.5cm,标准差为5.7cm。问:

(1) 该人群中80%的12岁男孩身高集中在哪个范围?

(2) 求该人群中12岁男孩身高的95%和99%医学参考值范围。

(3) 求该人群中12岁男孩身高低于140cm的比例。

(4) 求该人群中12岁男孩身高超过160cm的比例。

8. 已知正态总体的均数为100,标准差为10,试计算样本含量n分别为9,16和25时样本均数的标准误。样本含量n增加时,样本均数的标准误如何变化?

9. 已知某班10名学生的某科平均成绩为81分,标准差为9.5分,求该年级总体平均成绩的95%和99%置信区间是多少(假设总体为正态分布)?

10. 为了解大学生的心理健康状况,随机抽取某大学在校大学生25名,用SCL-90症状自评量表进行测定,得到总分均数为144.3分,标准差为28.25分。已知全国SCL-90量表总分的均数为130分。问该大学在校学生的SCL-90量表总分是否与全国水平相同?

11. 某医生应用泼尼松、转移因子和胸腺肽治疗系统性红斑狼疮(SLE)患者14人,治疗前后血清Sil-2R(U/ml)数据见表7-4。

表 7-4　治疗前后血清 Sil-2R(U/ml)数据

No.	1	2	3	4	5	6	7
治疗前	1410.37	893.54	1569.45	936.51	529.94	477.23	999.4
治疗后	1353.57	876.88	1534.42	879.98	468.66	427.23	971.56
No.	8	9	10	11	12	13	14
治疗前	474.85	873.04	252.61	1227.20	595.40	359.81	1097.99
治疗后	446.67	825.06	175.30	1110.19	470.83	337.75	1022.31

(1) 该医生对此数据应用两组独立样本 t 检验,结果为 $t=0.3737$,自由度为 26,$P=0.7116$。于是该医生得出的结论是治疗前后血清 Sil-2R 的差异没有统计学意义。你是否同意该结论?

(2) 有人提议做配对资料的 t 检验,如果治疗前后的差异有统计学意义就可以说明治疗有效。你是否同意该做法?

12. 某医生测得 20 例慢性支气管炎患者(X_1)及 18 例健康人(X_2)的尿酮类固醇排出量(mg/dl)如下,试比较两组的总体均数有无不同?

X_1:3.14,5.83,7.35,4.62,4.05,5.08,4.98,4.22,4.35,2.35,2.89,2.16,5.55,5.94,4.40,5.35,3.80,4.12,4.10,4.20。

X_2:4.12,7.89,3.40,6.36,3.48,6.74,4.67,7.38,4.95,4.20,5.34,4.27,6.54,4.62,5.92,5.18,5.30,5.40。

13. 某地随机抽样调查了部分健康成人,并测量其红细胞数和血红蛋白量,测量结果见表 7-5。

表 7-5　某年某地健康成年人的红细胞数和血红蛋白含量

指标	性别	例数	均数	标准差	标准值
红细胞数(10^{12}/L)	男	360	4.66	0.58	4.84
	女	255	4.18	0.29	4.33
血红蛋白(g/L)	男	360	134.5	7.1	140.2
	女	255	117.6	10.2	124.7

(1) 比较女性的红细胞数与血红蛋白的变异程度哪个更大?

(2) 计算男性的两项指标的抽样误差。

(3) 估计该地健康成年女性红细胞数的总体均数。

(4) 该地健康成年男、女血红蛋白的含量是否不同?

(5) 该地男性两项血液指标是否均低于上表的标准值(若测定方法相同)?

14. 两组雌鼠分别给以高蛋白和低蛋白饲料,实验期间自生后 28 天至 84 天止共计 8 周,观察并记录每只鼠所增体重(g),记录结果见表 7-6。试分析两组膳食对雌鼠增加体重的效果有无不同?

表 7-6　每只鼠体重增加值

饲料	鼠数	各鼠所增体重(g)											
高蛋白	12	134	146	104	119	124	161	107	83	113	129	97	123
低蛋白	7	70	118	101	85	107	132	94					

15. 为了探讨镉对机体免疫功能的影响,分别对每组 20 只小鼠以剂量为 0.3 mg/(kg·d)、1.2mg/(kg·d)、2.4mg/(kg·d)的氯化镉灌胃染毒 14 天,以 20 只未施染毒的小鼠为对照[染毒剂量为 0mg/(kg·d)],分别测定小鼠脾淋巴胞内钙调素含量(10^{-5}ng/kg),见表 7-7。

表 7-7 染毒剂量与钙调素含量的分组信息

染毒剂量[mg/(kg·d)]	样本含量	钙调素含量(10^{-5}ng/kg)
0.3	20	4.68±2.72
1.2	20	4.32±2.26
2.4	20	3.70±2.67

试对以上三个剂量组间进行方差分析,判断三组间钙调素含量差异有无统计学意义;若有差别,进行总体均数的两两比较。

16. 为研究某药物抑癌效果,按照完全随机设计方法将致癌小白鼠分成四组,A、B、C 三个试验组和一个对照组,分别接受不同的处理,三个处理组分别注射 1ml、2ml、3ml 的注射液,对照组不用药。观察一段时间后,测量四组小白鼠肿瘤重量(g),测量结果见表 7-8。不同剂量药物注射液的抑癌效果是否有差别;若有差别,试进行均数间的两两比较。

表 7-8 某药物对小白鼠抑癌效果实验结果

对照组	A 试验组	B 试验组	C 试验组
3.6	3.0	0.4	3.3
4.5	2.3	1.8	1.2
4.2	2.4	2.1	1.3
4.4	1.1	4.5	2.5
3.7	4.0	3.6	3.1
5.6	3.7	1.3	3.2
7.0	2.8	3.2	0.6
4.1	1.9	2.1	1.4
5.0	2.6	2.6	1.3
4.5	1.3	2.3	2.1

17. 将 15 名头痛患者按照病情轻重分成 5 个区组,每个区组 3 名患者随机接受不同方法治疗,止痛时间见表 7-9,试选用合适的方法进行分析,判断两种新方法与标准方法相比较止痛时间是否不同。

表 7-9 三种治疗方法止痛时间(min)

区组	标准方法	新方法一	新方法二
1	8.4	6.9	6.8
2	7.7	6.8	6.4
3	10.10	10.3	10.6
4	9.6	9.4	9.2
5	9.3	8.0	7.6

(吕军城 翟 强)

第二节　分类变量资料的统计分析

一、目的要求

（1）掌握医学上常用的几种相对数：率、构成比、相对比指标的意义、计算和应用注意事项。

（2）了解率的标准化意义、基本思想及计算方法。

（3）掌握率的标准误及总体率置信区间估计方法。

（4）熟悉二项分布特征。

（5）掌握率的抽样分布标准误、估计方法。

（6）熟悉率的χ^2检验适用条件和方法。

（7）掌握χ^2检验的基本思想，掌握完全随机设计四格表资料、配对设计四格表资料、行×列表资料χ^2检验各种公式、适用条件和计算方法。

（8）熟悉四格表资料确切概率法应用条件。

（9）熟悉运用统计软件分析分类变量资料的操作过程。

二、内　　容

（一）思考题

1. 常用相对数指标有哪些？它们在计算和应用上有何不同？
2. 应用相对数应注意哪些问题？
3. 何谓率的标准化？率的标准化计算方法有哪些？
4. 二项分布有何特征？
5. 率的标准误的意义和用途有哪些？
6. 率的χ^2检验的应用条件是什么？
7. χ^2检验的基本思想是什么？χ^2检验有何用途？
8. χ^2检验的各种公式适用条件是什么？
9. 行×列表资料的χ^2检验应注意哪些事项？

（二）应用题

1. 某地某年肿瘤普查资料整理如表 7-10。

表 7-10　某地某年肿瘤普查资料

年龄(岁)	人口数	肿瘤患者数	构成比(%)	患病率(1/万)
0~	633 000	19		
30~	570 000	171		
40~	374 000	486		
50~	143 000	574		
60~	30 250	242		
合计	1 750 250	1492		

据上述资料：

（1）填充上表中空缺的数据。

（2）分析讨论哪个年龄组患肿瘤率最高？哪个年龄组病人最多？为什么？

2. 据下表 7-11 资料，“锑剂短程疗法治疗血吸虫病病例的临床分析”一文认为“其中 11～20 岁死亡率最高，其次为 21～30 岁组”，对否？为什么？

表 7-11　锑剂治疗后死亡者年龄分布

性别	≤10 岁	11～20	21～30	31～40	41～50	51～60	合计
男	3	11	4	5	1	5	29
女	3	7	6	3	2	1	22
合计	6	18	10	8	3	6	51

3. 某地各年龄组恶性肿瘤死亡率情况如表 7-12，问该资料能否说明年龄组中“40～”岁组的恶性肿瘤死亡率最高？为什么？

表 7-12　各年龄组恶性肿瘤死亡率情况

年龄(岁)	人口数	死亡总数	其中肿瘤死亡数	肿瘤死亡/总死亡(%)
0～	82 920	138	4	2.9
20～	46 639	63	12	19.0
40～	28 161	172	42	24.4
60～	9370	342	32	9.4
合计	167 090	715	90	12.6

4. 某医师进行磺胺药过敏原因分析得表 7-13 资料，由此得出结论：这批磺胺过敏者多数是上感、发热、外伤、皮炎和腹泻病人；因为这些病都是常见病，所以用磺胺的机会多，容易过敏。研究者结论是否正确，为什么？

表 7-13　磺胺药过敏原因

原发病	上感	发热	外伤	皮炎	牙痛	眼炎	腹痛	头痛	其他	合计
过敏数	59	41	35	29	12	11	9	5	32	259

5. 某医院门诊沙眼病例分析中收集了表 7-14 资料。该资料能否说明“20～”岁组患病程度最严重？“20～”岁组以后随年龄增长患病率逐渐下降，你同意吗？说明理由。

表 7-14　某医院门诊沙眼病例分布

年龄	0～	10～	20～	30～	40～	50～	60～	70～	合计
例数	47	198	330	198	128	80	38	8	1027
%	4.6	19.3	32.1	19.3	12.5	7.8	3.7	0.8	100.0

6. 某医师研究中药加营养疗法对系统性红斑狼疮病的疗效，实验组观察 23 例，19 例有效；单纯灭菌组为对照组，观察 11 例，5 例有效，问两法疗效有无差别？

7. 调查 339 名 50 岁以上男子吸烟习惯与慢性气管炎患病的关系如表 7-15。试比较吸烟者与不吸烟者慢性支气管炎患病情况是否相同？请用卡方检验进行比较。

表 7-15　吸烟与不吸烟者患慢性支气管炎情况比较

年龄(岁)	调查人数	患慢支人数	患病率(%)
吸烟者	205	43	20.1
不吸烟者	134	13	9.7

8. 抽样调查得 10 岁儿童及 20 岁青年患龋齿情况如表 7-16，问 10 岁儿童及 20 岁青年龋齿患病率是否相同？

表 7-16　10 岁儿童及 20 岁青年患龋齿情况

年龄(岁)	调查人数	患龋人数	患龋率(%)
10	100	70	70
20	120	60	50

9. 用乳胶凝集法与常规培养法检验乳品细菌培养效果，结果如表 7-17，问两种方法检验的检验效果是否相同？

表 7-17　两种方法检验乳品细菌培养效果

乳胶凝集	常规培养		合计
	+	−	
+	27	1	28
−	8	74	82
合计	35	75	110

10. 用两种方法检查已确诊的乳腺癌患者 120 名。甲法的检出率为 60%，乙法的检出率为 50%，甲、乙两法一致的检出率为 35%，两种方法的检出率有无差别？

11. 用复方敌百虫片、纯敌百虫片和灭虫宁三种药物驱钩虫，观察钩虫病患者服药后 7 天的粪检钩虫卵阴转率，结果如表 7-18。问三种药物驱虫的疗效是否相同？

表 7-18　三种药物驱虫的疗效

药物	例数	阳转例数	阴转率(%)
复方敌百虫片	37	28	75.7
纯敌百虫片	38	18	47.4
灭虫宁	34	10	29.4

12. 某省观察 3 个地区的花生污染黄曲霉毒素的情况，见表 7-19，问 3 个地区的花生黄曲霉毒素污染率有无差别？

表 7-19　花生污染黄曲霉毒素情况表

地区	检验的样品数		合计	污染率(%)
	未污染	污染		
甲	6	23	29	79.3
乙	30	14	44	31.8
丙	8	3	11	27.3
合计	44	40	84	47.6

13. 某年某地爆发松毛虫病,对调查的 333 例患者,以 14 岁为界分为儿童组和成人组,资料如表 7-20。问儿童和成人各型松毛虫病的构成比是否相同?

表 7-20　某地儿童和成人松毛虫病患者的型别构成

年龄分组	皮炎型	骨关节炎型	软组织型	混合型	合计
儿童组	50	48	18	72	188
成人组	105	10	7	23	145
合计	155	58	25	95	333

14. 某职工医院探讨矽肺不同期次患者的胸平片肺门密度变化,把 492 名患者的资料归纳如表 7-21,问矽肺患者肺门密度的增加与矽肺的期次有无关系?

表 7-21　不同期次矽肺患者肺门密度级别分布

矽肺期次	肺门密度级别			合计
	+	++	+++	
Ⅰ	43	188	14	245
Ⅱ	1	96	72	169
Ⅲ	6	17	55	78
合计	50	301	141	492

（吕军城　张光成）

第三节　秩 和 检 验

一、目 的 要 求

（1）掌握参数检验与非参检验的概念。

（2）熟悉非参检验的主要用途。

（3）熟悉参数检验与非参检验两者关系及其优缺点。

（4）掌握常用的秩和检验:配对设计差值的符号秩和检验、两独立样本比较秩和检验、完全随机设计多个样本比较秩和检验的应用条件、编秩原则和步骤。

二、内　　容

（一）思考题

1. 何为参数检验和非参检验?
2. 参数检验与非参数检验的区别和联系是什么?
3. 非参数检验的优缺点和适用条件是什么?
4. 试比较三种常用秩和检验方法编秩原则有何不同?

（二）应用题

1. 一批水井消毒前后水中细菌总数检验结果如表 7-22。试选择适当的检验方法来判断消毒前后每毫升水中细菌总数是否有差别？

表 7-22　井水消毒前后每毫升水中细菌总数比较(个/ml)

井号	消毒前	消毒后
1	680	320
2	650	145
3	440	96
4	1240	284
5	1490	38
6	260	160
7	2200	40
8	5100	85
合计	12 060	1168

2. 使用二巯基丙磺酸钠与二巯基丁二酸钠作驱汞效果比较，分别测定两药驱汞效果与自然排汞效果的比值，结果见表 7-23，试问两药的驱汞效果何者为优。

表 7-23　两药驱汞与自然排汞效果的比值

二巯基丙磺酸钠	二巯基丁二酸钠
0.93	0.93
3.34	1.19
4.82	2.46
5.22	2.6
6.11	2.62
6.11	2.75
6.34	3.50
6.8	3.83
7.28	3.84
8.54	8.50
12.59	
14.19	

3. 某毒物中毒后 68 天大白鼠肾组织游离 CN^{-1} 含量见表 7-24，试问四组大白鼠肾组织游离 CN^{-1} 含量有无差别。

表 7-24　四组大白鼠肾组织游离 CN^{-1} 含量(10^{-8}g/g)

对照组	小剂量	中剂量	大剂量
34.1	24.6	44.4	31.7
31.7	24.6	28.1	66.7
11.5	21.1	22.7	26.7
26.1	22.4	14.8	23.8

4. 某病用常规疗法进行治疗,有效率达 80%;今用某新疗法治疗同样情况的病人,有效率为 70%,从表 7-25 数字看,新疗法治愈率高于常规疗法,但总有效率低于前者。为什么会出现如此矛盾结论?两疗法的疗效有无差别?

表 7-25 两疗法的疗效比较

疗效等级	常规疗法	新疗法
治愈	80	17
显效	280	25
好转	320	25
无效	170	28
合计	850	95

5. 甲、乙两种疗法对小儿多动症治疗效果见表 7-26,试问其疗效何者为优?

表 7-26 两种疗法治疗小儿多动症的效果

药物	治愈	显效	好转	无变化	合计
甲药	200	50	40	10	300
乙药	120	25	40	15	200
合计	320	75	80	25	500

6. 用中草药、西药和混合核苷片治疗急性黄疸性肝炎结果如表 7-27。问三种药物治疗急性黄疸性肝炎的疗效有无差别?

表 7-27 三种药物治疗急性黄疸性肝炎的疗效

组别	无效	好转	显效	治愈	合计
中草药组	61	130	42	12	245
西药组	76	187	67	3	333
核苷片组	9	51	21	13	94

(吕军城)

第四节 直线相关与回归

一、目的要求

(1) 掌握直线相关和直线回归的概念。
(2) 掌握直线相关系数 r 的意义、计算及假设检验方法。
(3) 掌握直线回归方程的建立、回归系数意义及其假设检验。
(4) 掌握直线回归方程的应用注意事项。
(5) 熟悉相关与回归的区别和联系。
(6) 熟悉 Spearman 等级相关的适用条件,了解等级相关系数的计算方法。

（7）熟悉统计软件进行直线相关与回归分析的操作过程。

二、内　　容

（一）思考题

1. 回归直线是根据什么原理确定的？
2. 直线回归方程有哪些方面的应用？
3. 什么是剩余标准差？有何意义？
4. 直线相关系数有何意义和特点？
5. 进行直线相关与回归分析应注意的问题有哪些？
6. 试述直线回归与直线相关的区别与联系。
7. 等级相关分析可用于哪些情况？

（二）应用题

1. 某地 10 名一年级女大学生的胸围(cm)与肺活量(L)数据见表 7-28 所示。

表 7-28　十名一年级女大学生的胸围与肺活量

编号	1	2	3	4	5	6	7	8	9	10
胸围 X	72.5	83.9	78.3	88.4	77.1	81.7	78.3	74.8	73.7	79.4
肺活量 Y	2.51	3.11	2.72	3.38	2.83	2.86	2.72	1.91	2.98	3.28

（1）按此资料绘制散点图。

（2）求直线回归方程并对回归系数作假设检验。

（3）求直线相关系数，相关系数假设检验与回归系数假设检验结果有何关系？为什么？

（4）试估计胸围为 75cm 时的平均肺活量，计算其 95% 的可信区间，并说明其含义。

（5）求胸围为 75cm 时，某地一年级女大学生肺活量的 95% 的散布范围，并解释其含义。

2. 表 7-29 资料是 12 名糖尿病患者血糖水平和胰岛素水平的测量结果，试对其进行直线相关和回归分析。

表 7-29　12 名糖尿病患者血糖水平和胰岛素水平的测量结果

编号	1	2	3	4	5	6	7	8	9	10	11	12
胰岛素(mU/L)	17	14	19	12	9	16	18	21	24	17	17	10
血糖(mmol/L)	9.5	11.6	10.8	11.4	12.4	9.8	10.1	8.6	7.9	11.2	10.6	12.8

3. 以表 7-30 的资料分析血小板与出血症的关系。

表 7-30　10 名患者血小板与出血症的测量结果

病例号	1	2	3	4	5	6	7	8	9	10
血小板数	130	160	310	420	540	740	1060	1260	1230	1440
出血症	+++	±	−	+	+	−	−	−	−	+

4. 对某省不同地区(A 区、B 区)水质的碘含量及其甲状腺的患病率进行调查，结果见表 7-31。

表 7-31 某省不同地区水质碘含量与甲状腺肿患病率

A 区	碘含量(μg/L)	患病率(%)	B 区	碘含量(μg/L)	患病率(%)
1	1.0	40.5	10	7.7	6.3
2	2.0	37.7	11	8.0	7.1
3	2.5	39.0	12	8.0	9.0
4	3.5	20.0	13	8.3	4.0
5	3.5	22.0	14	8.5	4.0
6	4.0	37.4	15	8.5	5.4
7	4.4	31.5	16	8.8	4.7
8	4.5	15.6	17	24.5	0.0
9	4.6	21.0			

研究者发现不同地区的甲状腺肿的患病率的高低与本地区水质的碘含量有关,于是利用 Pearson 积差相关的计算公式,把碘含量视为变量 X,把甲状腺肿的患病率视为因变量 Y,计算出相关系数,得 $r=-0.712$,经检验 $P<0.002$;据此认为甲状腺肿的患病率与水质的碘含量之间有负相关关系。

(1) 结论是否正确?为什么?

(2) 应如何分析?

5. 某监测站拟用极谱法替代碘量法来测定水中溶解氧含量;今对 13 个水样同时用两种方法测定,结果如表 7-32,求两者相关系数及回归方程式。

表 7-32 极谱法与碘量法测定水中溶解氧含量

极谱法	碘量法	极谱法	碘量法
5.3	5.84	3.4	2.32
5.3	5.85	2.3	0.76
5.2	5.80	6.8	7.79
2.1	0.33	6.3	7.56
3.0	1.96	6.5	7.98
3.3	2.27	4.8	5.0
2.8	1.58		

(吕军城 翟 强)

第五节 常用统计软件应用简介

一、目 的 要 求

(1) 了解常用的统计软件种类。

(2) 熟悉 SPSS、EpiData 等统计软件的主界面构成。

(3) 掌握用 SPSS 或 EpiData 等统计软件进行简单统计的操作步骤。

(4) 熟悉统计分析软件结果的解读。

二、常用统计软件简介

(一) SPSS 软件简介

SPSS 是“社会科学统计软件包,(Statistical Package for the Social Science)”的简称,是一

种集成化的计算机数据处理应用软件，是世界上公认的三大数据分析软件（SAS、SPSS、Stata）之一。1968 年，美国斯坦福大学的 3 位研究生研制开发了最早的统计分析软件 SPSS，并于 1975 年在芝加哥组建了 SPSS 总部。迄今 SPSS 软件已有 40 余年的成长历史，广泛应用于通讯、医疗、银行、证券、保险、制造、商业、市场研究、科研教育等多个领域和行业，是世界上应用最广泛的专业统计软件。

SPSS 软件的特点主要有：①集数据录入、资料编辑、数据管理、统计分析、报表制作、图形绘制为一体。②统计功能强大。包括数值型变量资料统计分析、分类变量资料统计分析、相关分析、回归分析、方差分析、卡方检验、t 检验、非参数检验、生存分析；也包括近期发展的多元统计技术，如多元回归分析、logistic 回归、聚类分析、判别分析、主成分分析和因子分析等方法；SPSS 绘图的交互界面非常简单，并能在屏幕上显示各种统计图表，可以根据需要通过点击来修改，这种图形质量极佳，还能粘贴到其他文件中。从某种意义上讲，SPSS 软件还可以帮助数学功底不厚实的使用者学习现代统计方法。③SPSS 最突出的特点就是操作界面极为友好，操作简单易学。SPSS for Windows 界面使用 Windows 的菜单式窗口方式展示各种管理和分析数据方法的功能，使用对话框展示出各种功能选择项，只要掌握一定的 Windows 操作技能，粗通统计分析原理，就可以使用该软件为特定的科研工作服务，是非专业统计人员的首选统计软件。SPSS 采用类似 Excel 表格的方式输入与管理数据，数据接口较为通用，能方便地从其他数据库中读入数据。

SPSS 软件主界面，自上到下主要有“菜单栏”、“工具栏”、“数据输入栏”、“数据/变量视图”转换按钮，如图 7-1 所示。主界面第一行为“菜单栏”（以 SPSS 17.0 为例）提供了 SPSS 全部可调用的功能，共有 11 个菜单选项；点击任一个菜单都会显示相应的下拉子菜单，以便选择。

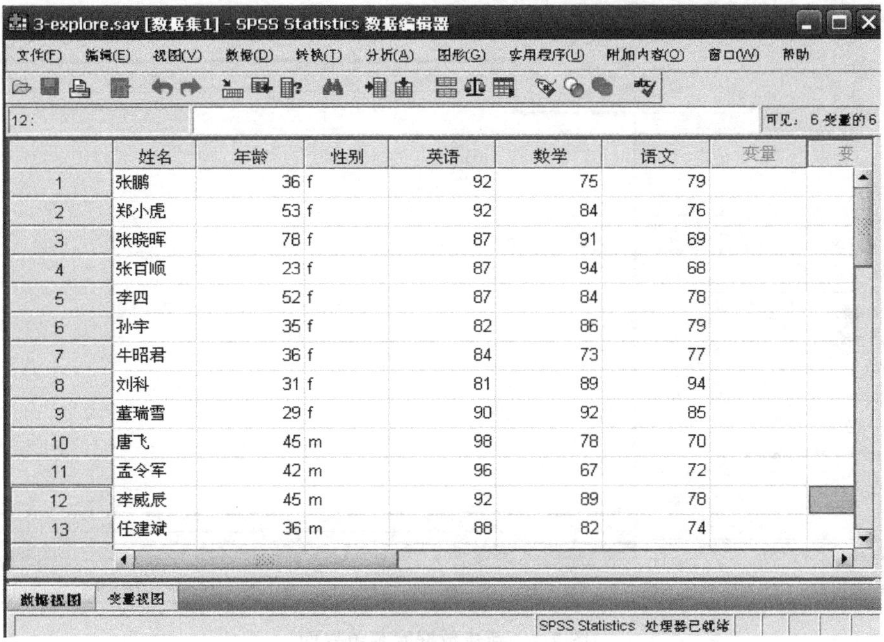

	姓名	年龄	性别	英语	数学	语文	变量	变
1	张鹏	36	f	92	75	79		
2	郑小虎	53	f	92	84	76		
3	张晓晖	78	f	87	91	69		
4	张百顺	23	f	87	94	68		
5	李四	52	f	87	84	78		
6	孙宇	35	f	82	86	79		
7	牛昭君	36	f	84	73	77		
8	刘科	31	f	81	89	94		
9	董瑞雪	29	f	90	92	85		
10	唐飞	45	m	98	78	70		
11	孟令军	42	m	96	67	72		
12	李威晨	45	m	92	89	78		
13	任建斌	36	m	88	82	74		

图 7-1 SPSS 软件主界面

1. 文件（File） 文件管理菜单；文件的调入、存储、显示和打印等。
2. 编辑（Edit） 编辑菜单；文本内容选择、拷贝、剪贴、寻找和替换等。

3. 视图(View)　视图菜单;在主界面中有关工具视图的开关。

4. 数据(Data)　数据管理菜单;数据变量定义、数据格式选定、观察对象的选择、排序、加权、数据文件的转换、连接、汇总等。

5. 转换(Transform)　数据转换处理菜单;数值的计算、重新赋值、缺失值替代等。

6. 分析(Analyze)　统计分析菜单;可选择的一系列统计方法。

7. 图形(Graphs)　作图菜单;统计图的制作选项。

8. 实用程序(Utilities)　用户选项菜单;命令解释、字体选择、文件信息、定义输出标题、窗口设计等。

9. 窗口(Windows)　窗口管理菜单;窗口的排列、选择、显示等。

10. 帮助(Help)　求助菜单;帮助文件的调用、查寻、显示等。

SPSS 软件主界面第二行为"快捷工具栏",提供了常用操作的一些小图标,如:打开、存盘等。主界面表格部分为"数据输入栏",为二维数据表(每列为一个变量;每行为一个案例);最下面一行为"数据/变量视图"转换按钮。使用者建立数据库前需要首先对变量进行定义和设置,点击"变量视图",显示变量设置界面;当输入数值时需要点击"数据视图",进入数值界面输入数据即可。

运用 SPSS 进行统计运算的主要步骤:

1. 新建数据库　点击菜单栏"文件"→"新建"→"数据";步骤如图 7-2 所示,打开"新建数据库"主界面。

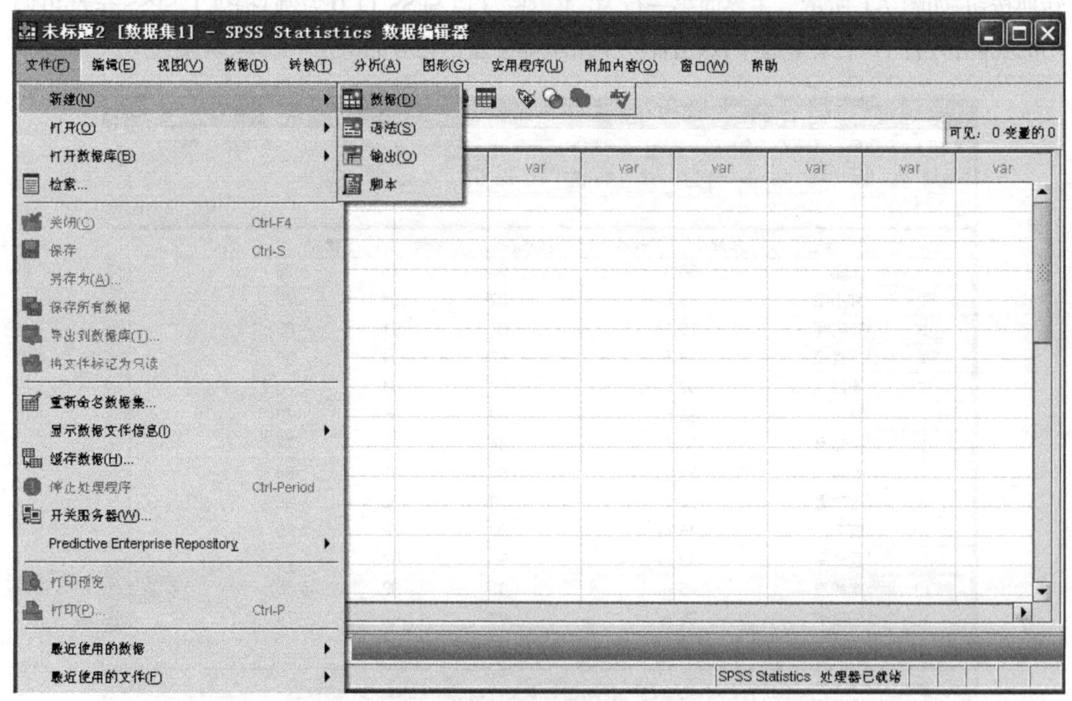

图 7-2　新建数据库菜单界面

2. 定义和设置变量　在界面底部"数据视图"与"变量视图"转换按钮中点击"变量视图",进入变量定义和设置界面。并在此界面定义和设置各变量的名称、类型、宽度、小数、标签、值、缺失等。如图 7-3 所示。

未标题2 [数据集1] - SPSS Statistics 数据编辑器

文件(F)　编辑(E)　视图(V)　数据(D)　转换(T)　分析(A)　图形(G)　实用程序(U)　附加内容(O)　窗口(W)　帮助

	名称	类型	宽度	小数	标签	值	缺失	列	对齐
1	姓名	字符串	8	0		无	无	8	左(L)
2	年龄	数值(N)	8	0		无	无	8	右(R)
3	性别	字符串	8	0		{F, 女}...	无	8	左(L)
4	英语	数值(N)	8	2		无	无	8	右(R)
5	数学	数值(N)	8	2		无	无	8	右(R)
6	语文	数值(N)	8	2		无	无	8	右(R)

数据视图　变量视图

SPSS Statistics 处理器已就绪

图 7-3　定义和设置变量界面

3. 数据视图中输入数据　在界面底部“数据/变量视图”转换按钮中点击“数据视图”，转换成数据编辑界面，输入数据。如图 7-4 所示。

未标题2 [数据集1] - SPSS Statistics 数据编辑器

文件(F)　编辑(E)　视图(V)　数据(D)　转换(T)　分析(A)　图形(G)　实用程序(U)　附加内容(O)　窗口(W)　帮助

9：语文　　可见：6 变量的 6

	姓名	年龄	性别	英语	数学	语文	var	var	var
1	李晓明	21	M	81.0	88.0	82.0			
2	王大纲	19	M	76.0	87.0	98.0			
3	刘黎明	25	M	72.0	75.0	75.0			
4	刘晓倩	21	F	71.0	87.5	87.0			
5	吕晓东	24	M	73.5	98.0	92.0			
6	王思远	28	M	82.5	89.0	71.0			
7	刘东梅	19	F	76.0	91.5	74.5			
8	张建设	18	M	89.0	87.0	87.0			

数据视图　变量视图

SPSS Statistics 处理器已就绪

图 7-4　数据输入界面

4. 保存数据库　点击菜单栏“文件”→“保存”按钮,打开界面;选择需要保存的目录,输入文件名,点击“保存”即可。方便以后随时调用。

5. 分析数据库　点击菜单栏“分析”按钮,将出现统计分析的子菜单,选择需要分析的方法进行统计分析。

6. 解读结果。

(二) EpiData 软件简介

EpiData 软件是由丹麦非盈利性组织中的 Jens M. Lauritsen 和 Michael Bruus 设计的,主要用于数据录入、数据核对、数据管理和数据报告的软件。可在网上免费下载,软件免费下载网址:http://www.epidata.dk/download.php。

该软件简单易学、较易推广使用,软件间兼容性好,能转换为 Excel、SAS、Access、States、SPSS 等数据库,供不同软件进行统计分析。EpiData 主要特点有:①直观方便;②简单易学;③数据录入、核查功能强;④数据转换功能强。

EpiData 主界面如图 7-5 所示。第一行为“EpiData 版本号”;第二行为“菜单栏”,包括文件、数据录入质控、数据导入/导出、数据处理、工具、窗口设置、帮助共八个菜单。点击每个菜单均会出现对应的子菜单。

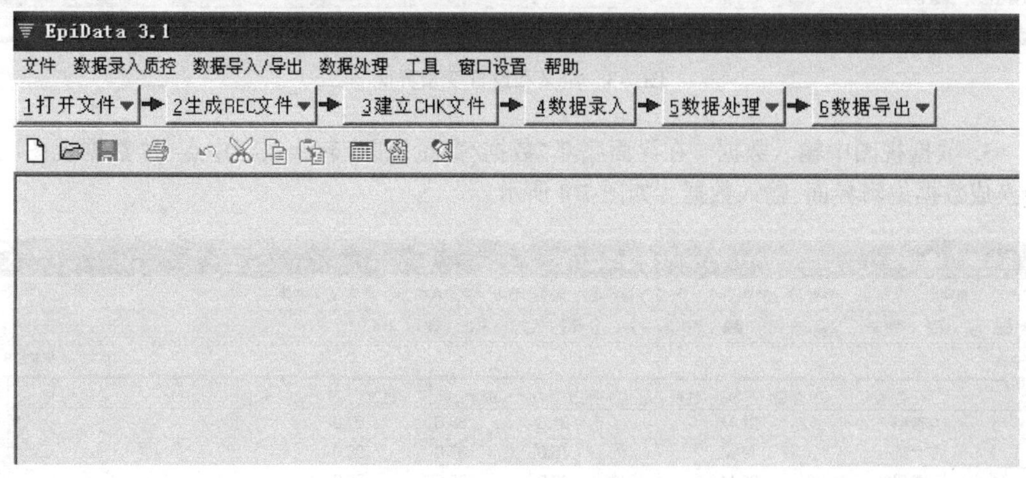

图 7-5　EpiData 主界面

EpiData 软件的三种基本文件类型:

(1) *.QES 文件:数据库结构文件,决定数据库结构。

(2) *.REC 文件:数据文件,主要用于存放数据。

(3) *.CHK 文件:核对文件,存放控制数据录入的核对规则,起质量控制作用。

创建 EpiData 数据库主要有以下几个步骤:

1. 建立数据库文件(*.QES 文件)　根据调查表制作数据库结构文件(*.QES)。

(1) 双击 EpiData 图标,打开 EpiData 程序。

(2) 点击菜单栏“建立调查表”→“建立新 *.QES 文件”,则可以开始创建数据库结构;如图 7-6 所示。

(3) 打开调查表(WORD 版本),复制调查表内容,粘贴到 EpiData 新生成的 *.QES 文件中。

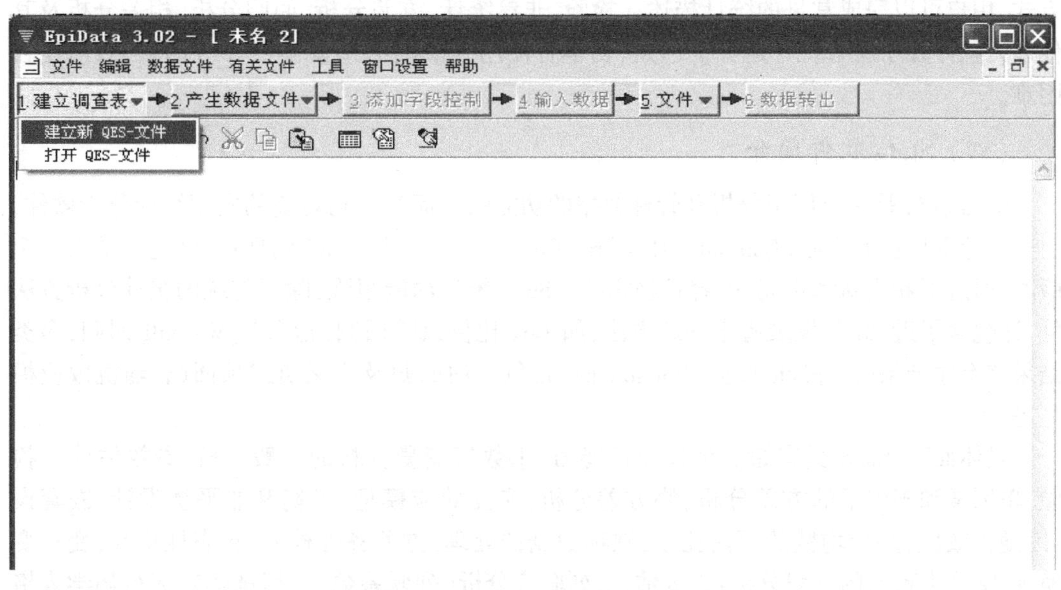

图 7-6　建立数据库文件界面

(4) 定义变量名、变量标签、变量类型。

2. 生成数据文件(*. REC 文件)　点击菜单栏“生成数据文件”→“生成 REC 文件”;根据数据库结构文件生成数据文件(*. REC)。

3. 录入核对规则(*. CHK 文件)　即生成数据核对文件(*. CHK);点击“建立 CHK 文件”按钮,建立一个与 *. REC 文件同名但后缀为 *. CHK 的文件。

4. 录入数据　将调查或收集数据录入数据库。

5. 核对数据(双录入)　点击菜单栏“数据录入质控”→“建立 CHK 文件”,找到需要建立 CHK 文件的 *. REC 文件,然后点击“打开”按钮。

6. 数据导出　点击菜单栏“数据导入/导出”→“数据导出”,可以将录入 EpiData 的数据库导出为 Excel、SPSS 等多种类型数据库,然后运用相应的统计软件进行统计分析。

(三) SAS 软件简介

SAS 是美国 SAS 软件研究所研制的一套大型集成应用软件系统,具有完备的数据存取、数据管理、数据分析和数据展现功能。由于其具有强大的数据分析能力,在数据处理和统计分析领域,被誉为国际上的标准软件和最权威的优秀统计软件包,广泛应用于政府行政管理、科研、教育、生产和金融等不同领域。

SAS 系统是一个用于数据分析和决策支持的大型集成式、模块化的组合软件系统,它由三十多个专用模块组合而成。其基本部分是 BASE SAS 模块,BASE SAS 模块是 SAS 系统的核心,承担着主要的数据管理任务,并管理用户使用环境,进行用户语言的处理,调用其他 SAS 模块和产品。SAS 系统具有灵活的功能扩展接口和强大的功能模块,在 BASE SAS 的基础上,还可以增加如下不同的模块而增加不同的功能:SAS/STAT(统计分析模块)、SAS/GRAPH(绘图模块)、SAS/QC(质量控制模块)、SAS/ETS(经济计量学和时间序列分析模块)、SAS/OR(运筹学模块)、SAS/IML(交互式矩阵程序设计语言模块)、SAS/FSP(快速数据处理的交互式菜单系统模块)、SAS/AF(交互式全屏幕软件应用系统模块)等。使用程序方式,用户可以完成常见的统计描述、t 检验、非参统计、方差分析、回归分析、相关分析及其他多元统计几乎所有统计运算。但是,初学者使用 SAS 时必须要学习 SAS 语言,入门比较困难。

(四) Stata 软件简介

Stata 软件是一个用于分析和管理数据的功能强大而又小巧玲珑的实用统计分析软件,由美国计算机资源中心(Computer Resource Center)研制。从 1985 到现在,已连续推出多个版本,通过不断更新和扩充,内容日趋完善。Stata 统计功能很强,除了传统的统计分析方法外,还包含了近 20 年发展起来的新方法,如 Cox 比例风险回归,指数与 Weibull 回归,多类结果与有序结果的 logistic 回归,Poisson 回归,负二项回归及广义负二项回归,随机效应模型等。

具体而言,Stata 具有如下统计分析能力:①数值变量资料的一般分析:参数估计,t 检验,单因素和多因素的方差分析,协方差分析,交互效应模型,平衡和非平衡设计,嵌套设计,随机效应,多个均数的两两比较,缺项数据的处理,方差齐性检验,正态性检验,变量变换等;②分类资料的一般分析:参数估计,列联表分析(列联系数,确切概率)、流行病学表格分析等;③等级资料的一般分析:秩变换,秩和检验,秩相关等;④相关与回归分析:简单相关,偏相关,典型相关,以及多达数十种的回归分析方法;⑤其他方法:质量控制,整群抽样的设计效率,诊断试验评价,Kappa 等。除此之外 Stata 软件还具有作图模块,可以绘制常用的各种统计图;同时还具有多元统计分析所需的矩阵基本运算功能。

因为 Stata 软件同时具有数据管理软件、统计分析软件、绘图软件、矩阵计算软件和程序语言的特点;而且 Stata 软件程序占用空间小,功能强大,操作更加灵活、简单,易学易用,越来越受到人们的重视和欢迎。

(五) Excel 软件简介

Microsoft Excel 是微软公司的办公软件 Microsoft office 自带的组件之一。Excel 软件可以进行数据的处理、基本统计分析和辅助决策操作,广泛地应用于众多领域。同时具有强大的绘制统计图功能,提供了丰富的运算函数,具有较强的数据处理、分析能力。

如需绘制统计图,可以通过主菜单"插入"→"图表"命令进入主界面,然后选择需要绘制统计图类型即可。

若需要进行统计运算,首先需要加载宏,单击主菜单"工具"→"加载宏"对话框,勾选"分析数据库"和"分析数据库-VBA 函数",单击"确定";再重新单击"工具"菜单,会出现"数据分析"子菜单,表示加载"数据分析"宏功能成功;随后就可以运用 Excel 软件进行常用的统计分析。

三、内　容

(一) 思考题

1. 常用的统计分析软件有哪些,这些统计分析软件各有什么优缺点?
2. 应用统计分析软件建立数据库,应注意哪些问题(以一种软件为例)?

（二）应用题

1. 运用常用统计软件,结合本章第一节实例进行数值变量资料的统计描述和统计推断(如:t 检验、方差分析)。

2. 运用常用统计软件,结合本章第二节实例进行分类变量资料的统计描述和统计推断(如:四格表χ^2 检验、行×列表χ^2 检验)。

3. 运用常用统计软件,结合本章第三节实例演练秩和检验。

4. 运用常用统计软件,结合本章第四节实例进行相关和回归分析。

（吕军城　任艳峰　石福艳）

第六节　SPSS 软件实例演示

一、数量变量资料的统计描述

【实例】　以第七章,第一节,(二)应用题,第 1 题为例。

SPSS 操作步骤:SPSS 的描述性分析功能模块有:Frequencies 和 Descriptive。

(1) Frequencies:频数分析,描述统计数据的分布特征。

打开数据文件,选择"分析(Analyze)"→"描述统计(Descriptive Statistics)"→"频率(Frequencies)"命令。

SPSS 将弹出"频率 (Frequencies)"主对话框,通过单击按钮从左边的原变量中选择"甘油三酯测量结果"变量进入右边的"变量 (Variable)"列表框中。

对话框底部有一项"显示频率表格 (Display Frequency Tables)"复选框,SPSS 默认选择此项。选择此项后,输出结果将显示频数分布表,否则只显示直方图,不显示频数分布表。

"频率"主对话框的右方有 3 个按钮,从上到下依次为"统计量(Statistics)"按钮、"图表(Charts)"按钮和"格式(Format)"按钮。单击可进入对应对话框。

单击"统计量(Statistics)"按钮,打开"频率:统计量 (Frequencies:Statistics)"对话框,选择"离散(Dispersion)"栏,"集中趋势(Central Tendency)栏"中的相关统计量。单击"继续(Continue)"按钮,返回主对话框;点击"确定(Ok)"。

(2) Descriptive:基本描述统计量,对单变量计算描述统计量。

打开数据文件,选择"分析(Analyze)"→"描述统计(Descriptive Statistics)"→"描述性(Descriptive)"命令。

在"描述性(Descriptive)"主对话框,通过单击按钮从左边的变量栏中选择"甘油三酯测量结果"变量进入右边的"变量(Variables)"列表框中。

单击"选项(Options)"按钮,打开"描述:选项 (Descriptive:opinions)"对话框,选择相关统计量。单击"继续(Continue)"按钮,返回主对话框;点击"确定(OK)"。

二、单样本 t 检验

【实例】　健康人红细胞直径一般平均为 7.2 微米,现在从某病人的血液中随机抽查 9

个红细胞,测量直径为 7.1、7.3、7.8、8.0、8.1、8.5、9.0、7.6. 假设这种病人的红细胞直径服从正态分布,问病人红细胞直径是否与健康人有差异?

SPSS 操作步骤:点击 SPSS 软件主菜单“分析(Analyze)”→“比较均值(Compare Means)”→“单样本 T 检验(One-sample T test)”,出现单样本 t 检验界面。选择变量“病人红细胞直径”进入“检验变量(Test Variables)”框;将常数 7.2 输入“检验值(Test Value)”框,其他按默认,点击“确定(OK)”。

三、配对样本 t 检验

【实例】　以第七章,第一节,(二)应用题,第 11 题为例。

SPSS 操作步骤:本例定义两个配对变量“治疗前”和“治疗后”,两组数据分别录入两个配对变量。

点击 SPSS 软件主菜单“分析(Analyze)”→“比较均值(Compare Means)”→“配对样本 T 检验(Paired-Samples T test)”,出现配对样本 t 检验界面。选择配对变量“治疗前”和“治疗后”进入“成对变量(Paired Variables)”框的“Variable1”和“Variable2”;其他按默认,点击“确定(OK)”。

四、两独立样本 t 检验

【实例】　以第七章,第一节,(二)应用题,第 12 题为例。

SPSS 操作步骤:本例定义一个检验变量“尿酮类固醇排出量”,一个分组变量“是否慢性支气管炎患者”;将尿酮类固醇排出量全部录入检验变量,在分组变量中,慢性支气管炎患者录入 1,健康人录入 0。

点击 SPSS 软件主菜单“分析(Analyze)”→“比较均值(Compare Means)”→“独立样本 T 检验(Independent-samples T test)”,出现独立样本 t 检验界面。

选择变量“尿酮类固醇排出量”进入“检验变量(Test Variables)”框;选择变量“是否慢性支气管炎患者”进入“分组变量(Grouping Variable)”框,并点击“定义组(Define Groups)”按钮,在“组 1(Group1)”和“组 2(Group2)”框中分别输入分组变量的两个取值 1 和 0;其他按默认,点击“确定(OK)”。

五、完全随机设计方差分析

【实例】　以第七章,第一节,(二)应用题,第 16 题为例。

SPSS 操作步骤:打开数据文件,点击 SPSS 软件主菜单“分析(Analyze)”→“比较均数(Compare Means)”→“单因素方差分析(One-way Anova)”命令。

SPSS 将弹出“单因素方差分析(One-way Anova)”主对话框,通过单击按钮从左边变量栏中选择观测变量“肿瘤重量”进入右边的“因变量列表(Dependent Factor)”列表框中;将分组变量“组别”进入右边的“因素(Factor)”列表框中,单击“选项(Options)”按钮,选择“描述性(Descriptive)”、“方差同质性检验(Homogeneity of Variance Test)”;单击“两两比较(Post Hoc)”按钮,勾选“S-N-k”、“Tukey sb(k)”、“Dunnett' c(u)”;单击“继续(Continue)”按钮,返回主对话框;点击“确定(OK)”。

六、随机区组设计方差分析

【实例】　以第七章,第一节,(二)应用题,第 17 题为例。

SPSS 操作步骤:打开数据文件,点击 SPSS 软件主菜单,选择“分析(Analyze)”→“一般线性模型(General linear)”→“单变量(Univariate)”命令。

SPSS 将弹出“单变量(Univariate)”主对话框,将“止痛时间”选为“因变量(Depended Variable)”,将“区组”和“治疗方法”选为“固定因子(Fixed Factor)”。

单击“模型(Model)”按钮,在弹出的对话框中的“指定模型(Specify Model)”下选项“设定(Custom)”;在“构建项(Build Term)”中的“类型(Type)”项中选择“主效应(Main Effects)”,然后将左侧栏中“区组”和“治疗方法”两个变量选入右侧“模型(Model)”栏中。

单击“两两比较(Post Hoc)”按钮,将“治疗方法”选入“两两比较检验(Post Hoc Test for)”,在“假定方差齐性(Equal Variances Assumed)”中勾选“Tukey”。

单击“选项(Options)”按钮,将“区组”和“治疗方法”选入“显示均值(Display Means for)”栏,勾选“比较主效应(Compare Main Effects)”;勾选“输出(Display)”栏中的“方差同质性检验(Homogeneity of Variance Test)”,单击“继续(Continue)”按钮,返回主对话框;点击“确定(OK)”。

七、四格表资料卡方检验

【实例】　以第七章,第二节,(二)应用题,第 7 题为例。

首先按照题意转换成标准四格表形式如表 7-33:

表 7-33　吸烟与不吸烟者患慢支情况

年龄(岁)	非患病人数	患慢支人数
吸烟者	162	43
不吸烟者	121	13

SPSS 操作步骤:定义数据库变量:定义“频数变量”为列联表的所有频数;行变量为“是否吸烟”,列变量为“是否患慢支”,并分别录入各频数对应行和列。

首先进行变量加权:点击 SPSS 软件主菜单“数据(Data)”→“加权个案(Weight cases)”,将频数变量“交叉频数”选入“频率变量(Frequency Variable)”框,点击“确定(OK)”按钮。

双向无序列联表卡方检验:主菜单“分析(Analyze)”→“描述统计(Descriptive Statistics)”→“交叉表(Crosstabs)”出现交叉列联表界面。选择行变量“是否吸烟”进入“行(Row)”框,列变量“是否患慢支”进入“列(Column)”框(注意:加权的频数变量“交叉频数”不需要选择);点击“统计量(Statistics)”按钮,选“卡方(Chi-Square)”,其他按默认,点击“确定(OK)”。

八、配对设计资料卡方检验

【实例】　以第七章,第二节,(二)应用题,第 9 题为例。

SPSS 操作步骤:本例为汇总列联表数据,定义变量:频数变量“交叉频数”录入列联表的所有频数;行变量“乳胶凝集”和列变量“常规培养”分别录入各频数对应行和列。

首先进行变量加权:点击 SPSS 软件主菜单“数据(Data)”→“加权个案(Weight Cases)”,将频数变量“交叉频数”选入“频率变量(Frequency Variable)”框,点击“确定(OK)”按钮。

双向无序列联表的卡方检验:主菜单“分析(Analyze)”→“描述统计(Descriptive Statistics)”→“交叉表(Crosstabs)”,出现交叉列联表界面。选择行变量“乳胶凝集”进入“行(Row)”框,列变量“常规培养”进入“列(Column)”框;点击“统计量(Statistics)”按钮,选“McNemar (M)”,其他按默认,点击“确定(OK)”。

九、行 * 列表资料卡方检验

【实例】 以第七章,第二节,(二)应用题,第 12 题为例。

SPSS 操作步骤 本例为汇总列联表数据,定义变量:频数变量“交叉频数”录入列联表的所有频数;行变量“地区”和列变量“检验样品数”分别录入各频数对应行和列。

首先进行变量加权:点击 SPSS 软件主菜单“数据(Data)”→“加权个案(Weight Cases)”,将频数变量“交叉频数”选入“频率变量(Frequency Variable)”框,点击“确定(OK)”按钮。

双向无序列联表的卡方检验:主菜单“分析(Analyze)”→“描述统计(Descriptive Statistics)”→“交叉表(Crosstabs)”,出现交叉列联表界面。选择行变量“地区”进入“行(Row)”框,列变量“是否污染”进入“列(Column)”框;点击“统计量(Statistics)”按钮,选“卡方(Chi-Square)”;在“名义(Nominal)”区域,选“相依系数(Contingency Coefficient)”,其他按默认,点击“确定(OK)”。

十、配对设计资料符号秩和检验

【实例】 以第七章,第三节,(二)应用题,第 1 题为例。

SPSS 操作步骤 两样本数据分别为两个相关变量的取值。本例定义两个相关变量“消毒前”和“消毒后”,两组数据分别录入两个相关变量。

点击 SPSS 软件主菜单“分析(Analyze)”→“非参数检验(Nonparametric Tests)”→“2 个相关样本(Two Related-samples Tests)”,出现两关联样本检验界面。选择相关变量“消毒前”和“消毒后”进入“检验对(Test Pair)”框的“Variable1”和“Variable2”;在“检验类型(Test Type)”中默认选择“Wilcoxon”;点击“选项(Options)”按钮,在“统计量(Statistics)”区域,选“描述性(Descriptive)”;其他按默认,点击“确定(OK)”。

十一、两个独立样本比较秩和检验

【实例】 以第七章,第三节,(二)应用题,第 2 题为例。

SPSS 操作步骤:本例定义一个检验变量“效果比值”,一个分组变量“两种药物”;将两组效果比值全部录入检验变量,在分组变量中,二巯基丙磺酸钠组录入 1,二巯基丁二酸钠组录入 0。

点击 SPSS 软件主菜单"分析(Analyze)"→"非参数检验(Nonparametric Tests)"→"两独立样本(2 Independent Samples)",出现两独立样本检验界面。选择变量"效果比值"进入"检验变量列表(Test Variables List)"框;选择变量"两种药物"进入"分组变量(Grouping Variable)"框,并点击"定义组(Define Groups)"按钮,在"组 1(Group1)"和"组 2(Group2)"框中分别输入分组变量的两个取值 1 和 0。在"检验类型(Test Type)"中默认选择"Mann-Whitney U";其他按默认,点击"确定(OK)"。

十二、多个样本比较的秩和检验

【实例】 以第七章,第三节,(二)应用题,第 3 题为例。

SPSS 操作步骤　本例定义一个检验变量"游离 CN^{-1} 含量",一个分组变量"组别";将三组游离 CN^{-1} 含量测定值全部录入检验变量,在分组变量中,四种人群分别录入 1、2、3、4。

点击 SPSS 软件主菜单"分析(Analyze)"→"非参数检验(Nonparametric Tests)"→"K 独立样本(K-independent Samples)",出现多独立样本检验界面。选择变量"游离 CN^{-1} 含量"进入"检验变量列表(Test Variables List)"框;选择变量"组别"进入"分组变量(Grouping Variable)"框,并点击"定义范围(Define Range)"按钮,在"最小值(Minimum)"和"最大值(Maximum)"框中分别输入 1 和 4。在"检验类型(Test Type)"中默认选择"Kruskal-Wallis H";其他按默认,点击"确定(OK)"。

十三、直 线 相 关

【实例】 以第七章,第四节,(二)应用题,第 2 题为例。

SPSS 操作步骤:打开数据文件,点击 SPSS 软件主菜单,选择"分析(Analyze)"→"相关(Correlate)"→"双变量相关(Bivariate Correlation)"命令。

SPSS 将弹出"双变量相关(Bivariate Correlation)"主对话框,通过单击按钮将变量"血糖水平"与"胰岛素水平"变量选入右边的"变量(Variables)"列表框中。其他按钮保持默认状态,在主对话框点击"确定(OK)"。

十四、直 线 回 归

【实例】 仍以第七章,第四节,(二)应用题,第 2 题为例。

SPSS 操作步骤:打开数据文件,点击 SPSS 软件主菜单,选择"分析(Analyze)"→"回归(Regression)"→"线性回归(Linear)"命令。

SPSS 将弹出"线性回归(Linear)"主对话框,通过单击按钮将因变量"血糖水平"选入"因变量(Dependent)"框中,将自变量"胰岛素水平"选入"自变量(Independent)"框中。

然后,单击"方法(Method)"按钮,注意保持系统默认的选项 Enter;单击"统计量(Statistics)"按钮、"选项(Options)"按钮,和"保存(Save)" 按钮可勾选需要输出的一些统计量。其他按钮保持默认状态,在主对话框点击"确定(OK)"。

(吕军城　王在翔　李望晨)

下篇 预防医学综合应用性实验

第八章 预防医学应用性实验

第一节 城市交通对大气环境质量影响的调查与评价

一、核心知识点

城市交通对大气环境质量影响主要是指飞机、汽车、火车、轮船和摩托车等交通运输工具排放的污染物对大气环境造成的污染。目前这些交通工具的主要燃料是汽油、柴油等石油制品，燃烧后能产生大量的颗粒物、NO_x、CO、多环芳烃和醛类。改革开放以来，我国机动车数量每年以12.24%的速度递增。随着机动车数量的增加，汽车尾气排放已经成为我国许多大城市中大气污染的主要来源之一。据测算，北京市大气中74%的HCs、63%的CO、50%的NO_x来自机动车尾气污染。因此通过对交通路口大气中主要污染物的监测和调查，可以了解城市交通对大气环境质量的影响。

二、实验目的

（一）学习目标

掌握在研究汽车尾气对城市大气环境质量影响时常选用的评价指标及常用的检测方法，掌握如何进行数据统计和结果评价；熟悉如何撰写调查报告。

（二）知识能力要求

通过调查可以了解城市交通对大气环境质量影响情况，并与国家有关"环境空气质量标准"及"城市区域环境噪声标准"相比较，对所调查的交通路口作出评价。通过变单一性、验证性实验为综合性实验，更好地培养学生综合分析、解决实际问题的能力以及进行初步科学研究的能力。

三、实验内容与安排

（一）实验内容

首先让学生查阅文献，了解有关城市交通对大气环境质量影响的国内外研究现状、水平及发展趋势，确定常选用的测定指标及检测方法，然后将学生分组，每组同学负责掌握几种仪器的使用方法及相应指标的测定。经预试验后到几个主要交通路口进行现场调查和监测，最后进行数据统计、结果评价及撰写调查报告。

（二）内容安排

（1）通过查阅资料，确定测定指标及检测方法，制定技术路线及实验进度。

（2）学生分组协作，经预试验后到几个主要交通路口进行现场调查和监测。

（3）研究汽车尾气对城市大气环境质量影响时常选用的评价指标主要有 IP（可吸入尘）、NO_2、CO、噪声等。各检测指标的常用检测方法见附件一。

（4）调查地点：选择几个主要交通路口作为调查地点，另在校园内选一点为对照点。

（5）监测时间：对上述调查点进行连续 3~5 天监测测定，每天监测时间为 8:00、10:00、12:00、14:00、16:00、18:00，可反映每日污染物浓度的时间变化关系。

四、实验结果与评价

（1）将各监测点所测各指标的结果进行统计分析，并用表 8-1、表 8-2、表 8-3 列出。以环境空气质量标准（二级标准）及城市区域环境噪声标准作为评价依据，对各采样点大气环境质量及噪声污染水平作出评价。对不同采样点各指标测定的均数进行统计学比较（F 检验）。

表 8-1　×××交通路口大气环境质量调查结果

指标	样本数(n)	均数($\bar{x}$)	标准差(s)	超标数	超标率(%)
IP(mg/m^3)					
NO_2(mg/m^3)					
CO(mg/m^3)					
噪声(Leg,dB)					

表 8-2　不同交通路口大气环境质量调查结果比较

采样点	IP(mg/m^3)		NO_2(mg/m^3)		CO(mg/m^3)		噪声(Leg,dB)	
	n	$\bar{x}\pm s$	n	$\bar{x}\pm s$	n	$\bar{x}\pm s$	n	$\bar{x}\pm s$
1								
2								
3								
对照点								

表 8-3　×××交通路口大气污染物的日变化情况($\bar{x}\pm s$)

指标	8:00	10:00	12:00	14:00	16:00	18:00
IP(mg/m^3)						
NO_2(mg/m^3)						
CO(mg/m^3)						
噪声(Leg,dB)						

（2）撰写调查报告：调查报告按照一般论文的格式和要求进行撰写，通过调查报告的撰写，学会论文的基本写作方法。

五、实验相关资料

附件一 常用的测定指标及检测方法

(一) 空气中可吸入尘(IP)测定

1. 测定仪器　P-5 型数字粉尘仪(北京市新技术应用研究所生产)。

2. 工作原理　给暗室里的浮游粉尘照光时,在粉尘性质一定的条件下,粉尘的散射光强度与其质量浓度呈正比。本仪器应用这一原理把浮游粉尘的相对质量浓度用散射光的脉冲计数值显示出来,从而免去了滤膜采样器的繁冗操作。本仪器相对质量浓度单位为每分钟的脉冲计数值(count per minute,CPM)。

3. 使用方法

(1) 按下 Power 键,液晶显示 0000,再按 BATT 键,表头指针在双红线范围内表示电量充足。

(2) 将选择旋钮指向灵敏度调整(SENSI. ADJ)位置,预热 3~5min。按 START/STOP 键,使计数器读数。对照检验表 S 值为 730CPM(不同仪器 S 值不同),用小起子插入小微调孔槽内轻轻转动调整,使计数器读数值与检验表 S 值相差在±3CPM 以内即可(时间设定钮设定为 1min)。

(3) 调整好灵敏度后,再将选择电钮指向测量(MEASURE)位置,同时按下风扇(FAN)键。

(4) 将时间设定钮设定为 1min(如选择其他时间设定钮,应换算成 1min)。

(5) 按开始/停止键(START/STOP),自动进行 1min 计数。

(6) 用下面公式将所测粉尘相对质量浓度(CPM)转换成质量浓度(mg/m^3):粉尘质量浓度(mg/m^3)=(R-B)k,式中 R:粉尘仪测定值(CPM);B:基底值(仪器检验表记载值,B=2CPM);k:质量浓度转换系数为 0.01(1CPM=0.01mg/m^3)。

(7) 充电:连续 15 小时充电或两次 8 小时充电。按 BATT 键时,表头指针在红线(短的)左端附近就不可使用,应给电池充电。9 个镍-镉(Ni-Cd)充电电池充电后,可连续使用 12 小时。

(二) 大气中二氧化氮(NO_2)测定——盐酸萘乙二胺比色法

1. 原理　大气 NO_2 吸收在水中,生成的亚硝酸与对氨基苯磺酸起重氮化反应,然后再与盐酸萘乙二胺耦合生成玫瑰红色偶氮化合物,根据颜色深浅,比色定量,最大吸收波长为 540nm。

2. 仪器

(1) U 形多孔玻极吸收管或多孔玻板吸收管。

(2) 空气采样器:流量范围 0~1L/min,使用时,用皂膜流量计校准。

(3) 10ml 具塞比色管。

(4) 分光光度计(1cm 比色杯,波长为 540nm)。

3. 试剂　所有试剂均用不含亚硝酸根(NO_2^-)的水配制。所用的水以不使吸收液呈淡红色为合格。

(1) 吸收液:量取 50ml 冰乙酸与 900ml 水混合,加入 5.0g 对氨基苯磺酸,搅拌至全部溶解,再加入 0.05g 盐酸萘乙二胺($C_{10}H_7 \cdot NHCH_2 \cdot CH_2 \cdot NH_2 \cdot 2HCl$),用水稀释至 1000ml,即为吸收原液,贮于棕色瓶中,放在 4℃冰箱中可保存 1 个月。采样时,取 4 份上述原液和 1 份水混合均匀,即为吸收液。

(2) 标准溶液:准确称量 0.1500g 干燥的优级纯亚硝酸钠($NaNO_2$),用少量水溶解,移入 1000ml 容量瓶中,并加水至刻度。此溶液含 NO_2^- 为 0.1mg/ml。放在冰箱可保存一个月。使用时,用水稀释成 5μg/ml NO_2^- 的标准应用液。

4. 采样　用一个内装 5ml 吸收液的多孔玻板吸收管,以 0.5L/min 流量避光采气至吸收液变为淡玫瑰红色为止。如不变色,采气应不少于 5L。采样时应记录采样时间(分钟),采样现场的气温(℃)、气压(kPa)。

5. 分析步骤

(1) 绘制标准曲线:按表 8-4 制备标准色列管。

表 8-4　大气中二氧化氮(NO_2)测定的标准管制备

管号	0	1	2	3	4	5	6
标准应用液(ml)	0	0.05	0.10	0.20	0.30	0.50	0.70
蒸馏水(ml)	1.00	0.95	0.90	0.80	0.70	0.50	0.30
吸收原液(ml)	4.0	4.0	4.0	4.0	4.0	4.0	4.0
NO_2^- 含量(μg)	0	0.25	0.50	1.00	1.50	2.50	3.50

将各管摇匀,放置 15min,用 1cm 比色杯,在波长 540nm 下,测吸光度。以吸光度对 NO_2^- 质量(μg),绘制标准曲线。

(2) 样品测定:采样后,将吸收液全部移入比色管中,测吸光度,查标准曲线,得 NO_2^- 质量(μg)。

6. 计算

$$C = \frac{a}{V_0 \times 0.76}$$

式中　C:二氧化氮(NO_2)质量浓度(mg/m^3);a:查标准曲线得的 NO_2^- 质量(μg);V_0:换算成标准状况下的采样体积(L);0.76:NO_2(气)转换成为 NO_2^-(液)的系数。

标准状况下的采样体积(L)的计算公式为:

$$V_0 = \frac{V_t T_0 P}{(273+t) P_0}$$

式中　V_0:标准状态下的采样体积(L);V_t:采样体积(L)[采样流量(L/min)×采样时间(分钟)];t:采样点的气温(°C);T_0:标准状态下的绝对温度 273K;P:采样点的大气压力(kPa);P_0:标准状态下的大气压(101.3kPa)。

7. 注意事项

(1) 吸收液必须无色,如有微红色,可能有亚硝酸根离子(NO_2^-)污染。

(2) 日光照射能引起吸收液呈色。吸收管在采样、运送和存放过程中,都应采取避光措施。

(3) 对氨基苯磺酸质量不好时,配制的吸收液也会呈色。

(4) 吸收液显色后可稳定 6h,24h 内变化甚微。

(三) 空气中一氧化碳测定

1. 测定仪器　TY-9500 一氧化碳分析仪。

2. 工作原理　使用高可靠性的小型电化学传感器,检测空气中 CO 浓度。CO 催化传感器内部的化学反应,传感器的输出电流与 CO(催化剂)的含量成正比。

3. 技术指标

(1) 测量范围:0~199.9ppm。

(2) 最小读数:0.1ppm。

(3) 准确度:±2%FS。

(4) 电源:一节9V积层电池。

4. 使用方法

(1) 仪器调零:按ON/OFF键打开仪器电源,待显示稳定后进行调零。用手指按住传感器的进气口(约1mm直径)。传感器内的CO全部反应后(几秒至几十秒),仪器显示下降到最低,然后逐渐上升。记下转折点数值K(可能是正值,也可能是负值),放开按住传感器的手指。待仪器稳定(约1min)后,调整ZERO电位器。若K是正值,调整ZERO使仪器显示值减少K,若K是负值,调整ZERO使仪器显示值增大K。

(2) 测量:调零完成后,将仪器放到要检测的环境中,即可得到要检测的CO数据。测定值单位为ppm,用下式可换算为mg/m^3单位:

$$mg/m^3 = \frac{ppm \times M}{22.4} \quad (M\text{为CO分子量},M=28)$$

调零后1小时内没有关机,或关机后1小时内再次开机检测,不需重新调零。

5. 备注

(1) 当电池电压低于5V时,在显示屏的左上角会出现“LOBAT”,这时需更换一节新电池(碱性电池)。

(2) 仪器校准一般一年进行一次,校准前先调零,然后给仪器通CO标准气,通气流量为每分钟0.5L。如果仪器显示值与标准气间的差值超过±2%,调整CAL电位器使显示值达到准确度要求。

(四)交通噪声测定

1. 测定仪器 HS5633型声级计。

2. 测量方法

(1) 测点的选择:沿交通干线(或于交通路口),在人行道和车道交界处离地1.2m处进行测量。

(2) 测量条件:测量一定时间间隔的A声级瞬时值,动态特性取“慢”响应。

(3) 读数方法:每个测点,每隔5s读一个瞬时A声级(慢响应),连续读取200个数据。

3. 使用方法

(1) 打开声级计电源(power on)。

(2) 仪器计权网络固定为“A”。

(3) 响应选择固定为“S”(slow),根据需要可选择“F”(fast)。

(4) 测量时开关打向MEAS(measure),显示屏显示瞬间噪声声级值(dB)。

(5) 如按下“Max Hold”,则声级数值固定于测量时间段某最大值,再按此键,则恢复正常测量状态。

4. 数据处理

(1) L_{10}、L_{50}、L_{90}的计算

L_{10}:表示10%的时间超过的噪声级,相当于噪声的峰值。即将100个数据从大到小排

列,第 10 个数据(如为 200 个数据则为第 20 个数据)。

L_{50}:表示 50%的时间超过的噪声级,相当于噪声的平均值。即将 100 个数据从大到小排列,第 50 个数据(如为 200 个数据则为第 100 个数据)。

L_{90}:表示 90%的时间超过的噪声级,相当于噪声的本底值。即将 100 个数据从大到小排列,第 90 个数据(如为 200 个数据则为第 180 个数据)。

(2)交通噪声测定值大都为正态分布,可用下列公式计算等效声级。

$$L_{Aeq}(dB)=L_{50}+\frac{d^2}{60}$$

$$d=L_{10}-L_{90}$$

附　件　二

1. 环境空气质量标准(GB3095—1996)(摘录)见表 8-5。

表 8-5　环境空气质量标准(GB3095—1996)(摘录)

污染物名称	取值时间	浓度限值			浓度单位
		一级标准	二级标准	三级标准	
二氧化硫 SO_2	年平均	0.02	0.06	0.10	
	日平均	0.05	0.15	0.25	
	1 小时平均	0.15	0.50	0.70	
总悬浮颗粒物 TSP	年平均	0.08	0.20	0.30	
	日平均	0.12	0.30	0.50	
可吸入颗粒物 PM_{10}	年平均	0.04	0.10	0.15	
	日平均	0.05	0.15	0.25	mg/m^3(标准状态)
二氧化氮 NO_2	年平均	0.04	0.08	0.08	
	日平均	0.08	0.12	0.12	
	1 小时平均	0.12	0.24	0.24	
一氧化碳 CO	日平均	4.00	4.00	6.00	
	1 小时平均	10.00	10.00	20.00	
臭氧 O_3	1 小时平均	0.16	0.20	0.20	
铅 pb	季平均	1.50			
	年平均	1.00			
苯并[a]芘 B(a)P	日平均	0.01			$\mu g/m^3$ (标准状态)
氟化物 F	日平均	7①			
	1 小时平均	20①			
	月平均	1.8②		3.0③	$\mu g/(dm^2 \cdot d)$
	植物生长季平均	1.2②		2.0③	

注:①适用于城市地区;②适用于牧业区和以牧业为主的半农半牧区,蚕桑区;③适用于农业和林业区

2. 城市区域环境噪声标准(GB3096—1993)(摘录)见表 8-6。

表 8-6　城市五类环境噪声标准值(等效声级 L_{Aeq}:dB)

类别	昼间	夜间
0	50	40
1	55	45
2	60	50
3	65	55
4	70	55

注:①0 类标准适用于疗养区、高级别墅区、高级宾馆区等特别需要安静的区域,位于城市市郊和乡村的这一类区域分别按严于 0 类标准 5dB 执行。②1 类标准适用于以居住、文教机关为主的区域。乡村居住环境可参照执行该类标准。③2 类标准适用于居住、商业、工业混杂区。④3 类标准适用于工业区。⑤4 类标准适用于城市中的道路交通干线两侧区域,穿越城区的内河航道两侧区域。穿越城区的铁路主、次干线两侧区域的背景噪声(指不通过列车时的噪声水平)限值也执行该类标准

(唐云锋　王　飞)

第二节　住宅室内空气质量调查与评价

一、核心知识点

住宅是人类生活环境的重要组成部分,室内环境是人们接触最频繁、最密切的环境之一,住宅环境质量调查与评价是卫生工作者的基本任务之一。随着生活水平的提高,人们对住宅设计、装修和装饰的要求越来越高,同时对住宅环境质量也极为关注,其中室内空气污染问题最突出,因此为了保护人体健康,控制室内空气污染,有必要对室内空气质量进行监测与评价。

人类在经历了"煤烟型"、"光化学烟雾型"污染后,现在已进入以"室内空气"污染为标志的阶段。室内污染的空气中可检出 300 多种污染物,室内有害气体浓度可高出室外数十倍。人体所患疾病中 68% 与室内空气污染有关。为此,住宅卫生的研究,特别是对室内空气污染及其对健康影响的研究,已成为环境卫生工作者目前的一项迫切任务。

根据住宅的基本卫生要求,住宅环境质量调查常选用的测定指标有:

1. 住宅设计的评价指标　　主要有住宅的朝向、间距、居室容积、居室净高、居室面积、室深系数、绿地率、建筑照明的照度等。

2. 住宅小气候的综合评价指标　　可分为四类:第一类是根据环境因素的测定而制定的,如湿球温度、黑球温度等;第二类是根据主观感觉结合环境因素而制定的,如有效温度、校正有效温度、风冷指数和不适指数等;第三类是根据生理反应结合环境因素而制定的,如湿球-黑球温度指数等;第四类是根据机体与环境之间热交换情况而制定的,如热强度指数、热平衡指数等。

3. 室内空气质量评价指标　　包括室内空气中与人体健康有关的物理、化学、生物和放射性参数。常见的检测指标:温度、相对湿度、空气流速、新风量、二氧化硫(SO_2)、二氧化氮(NO_2)、一氧化碳(CO)、二氧化碳(CO_2)、氨(NH_3)、臭氧(O_3)、甲醛(HCHO)、苯(C_6H_6)、甲苯(C_7H_8)、二甲苯(C_8H_{10})、可吸入颗粒物(PM_{10})、总挥发性有机物(TVOC)、苯并[a]芘

[B(a)P]、菌落总数、氡(^{222}Rn)等,在实际调查中应根据空气被污染的情况选择相应的指标。各指标的检测按照中华人民共和国国家标准《室内空气质量标准》(GB/T18883—2002)室内空气监测技术导则中规定的检验方法。

二、实 验 目 的

(一) 学习目标

掌握住宅的基本卫生要求、住宅环境质量调查常选用的测定指标及检测方法,掌握如何对检测结果进行分析和评价;熟悉采样点的布置及现场采样的质量保证措施。

(二) 知识能力要求

通过调查可以了解住宅室内空气质量状况,并与国家有关"室内空气质量标准"相比较,对住宅室内空气质量状况作出评价。通过变单一性、验证性实验为综合性实验,更好地培养学生综合分析、解决实际问题的能力以及进行初步科学研究的能力。

三、实验内容与安排

(一)实验内容

首先让学生通过查阅有关住宅室内空气质量调查与评价的国内外研究现状、水平和发展趋势,确定常选用的测定指标及检测方法,然后将学生分组,每组同学分工协作具体负责测定室内空气的物理性指标、化学性指标、生物性指标及放射性指标。经预试验后到指定的住宅室内进行布点、采样、分析,最后对检测结果进行分析和评价。

(二)内容安排

(1) 通过查阅资料,确定测定指标、检测方法及对检测结果进行的分析方法,制定技术路线及实验进度。

(2)学生分组协作,经预试验后到指定的住宅室内进行布点、采样。

(3) 采样点布置:采样点的数量根据室内面积大小和现场情况而确定,要能正确反映室内空气污染物的污染程度。原则上小于 $50m^2$ 的房间应设 1~3 个点;50~$100m^2$ 设 3~5 个点;$100m^2$ 以上至少设 5 个点。在对角线上或呈梅花式均匀分布。采样点应避开通风口,离墙壁距离应大于 0.5m,离门窗距离应大于 1m。采样点的高度与人的呼吸带高度一致,相对高度在 0.5~1.5m 之间,有特殊要求的可根据具体情况而定。

(4) 采样方法、时间及频次和采样仪器的要求:空气样品的采集方法有直接采样法(direct sampling method)(或称集气法)和浓缩采样法(concentrated sampling method)两大类。直接采样法是将空气样品直接采集在合适的空气收集器(air collector)内再带回实验室分析。适用于采集气体和蒸汽污染物。其特点是:①直接采样,样品浓度不变;②采样体积小,采样量由采样容器决定;③采样时间短,测定结果是瞬间浓度或短时间内的平均浓度。浓缩采样法是使大量的空气样品通过空气收集器,将其中的待测物吸收、吸附或阻留,将低浓度的待测物富集而被采集在收集器内。其特点是:①采样时间长、体积大,采样量由流量计指示;②测定结果是采样时间内的平均浓度。可用于采集各种状态有害物质。待测物浓度低,分析方法灵敏度低时,必须用浓缩法采样。浓缩法采样一般有 3 种类型:①溶液吸收法:使用动力装置使空气通过装有吸收液的吸收管时,空气中的被测组分经气液界面浓缩于吸收液中,常用于采集气态或蒸气态的污染物;②滤纸和滤膜阻留法:使用动力装置使空气通过滤料,通过机械阻留、吸附等方式采集空气中的尘粒状气溶胶;③固体吸附剂阻留法:空气通过固体吸附剂的采样管时,被测组分被固体吸附剂吸附而被浓缩,送实验室后,经洗脱或解吸作用后分析测定。

室内空气质量评价有两种采样情景:一是筛选法采样,即采样前关闭门窗 12h,采样时关闭门窗,至少采样 45min;采用瞬时采样法时,一般采样间隔时间为 10~15min,每个点位至少采集 3 次样品,其检测结果的平均值作为该点位的小时均值。二是累积法采样,即当采用筛选法采样,检测结果达不到标准要求时,必须采用累积法(按年平均浓度、日平均浓度、8h 平均浓度)采样。用累积采样法检验结果评价。累积法是在一种用户在室内正常活动的状态下对室内空气进行采样的方法。它不要求对房间进行刻意的封闭,只是要求采样时间应包括房间通风最差的时间段。年平均浓度至少连续或间隔采样 3 个月;日平均浓度至少连续或间隔采样 18h;8h 平均浓度至少连续或间隔采样 6h。如果经过筛选法采样,其检验结果符合标准值要求,不必再进行累积法采样检测。

经装修的室内环境,采样应在装修完成 7 天以后进行。一般建议在使用前采样检测。

具体采样方法应按各个污染物检验方法中规定的方法和操作步骤进行。采用瞬时采样法时,一般采样间隔时间为 10~15min,每个点位至少采集 3 次样品,每次的采样量大致相同,其检测结果的平均值作为该点位的小时均值。

用于室内的采样器的噪声应小于 50dB(A)。

(5) 室内空气采样仪器和常用采样装置:直接采样法采样时直接用注射器、空气采样袋、真空瓶采样。浓缩采样法要使用配套的采样仪器。

1) 气体采样器:一般由收集器、流量计和抽气动力系统三部分构成。

收集器:一般有以下几种:①吸收管:气泡吸收管和多孔玻璃吸收管,主要用于吸取气态或蒸汽态的污染物,后者还可采集雾态气溶胶,如喷洒的农药乳剂。冲击式吸收管主要用于采集烟尘和颗粒物。②滤料采样夹:用于采集烟尘和颗粒物。滤料有用无机物的,如玻璃纤维膜、石英滤膜;也有用有机物的,如乙酸或硝酸纤维膜、氟树脂膜、聚四氟乙烯膜和尼龙膜等。近来使用较多的为用核子打击成一定大小孔径的有机滤膜,又称核孔滤膜。③固体颗粒采样管:管内可装硅胶、陶瓷碎片或其他固体颗粒,用于采集气态或雾态污染物。④采气管、注射器、真空瓶,用于采集少量的气态污染物。

流量计:一般用孔口或转子流量计测定空气流量。流量计的刻度值需实时校准,以保证在采样期间空气流量的稳定。

抽气动力系统:实际上是一个真空抽气系统。通常用电动真空泵、刮板泵、薄膜泵、电磁泵或其他抽气泵。电动真空泵抽气量大,可配置在大流量采样器上。刮板泵、薄膜泵、电磁泵抽气量较小,但重量较轻,携带方便,可配置在小流量采样器上。常用的小流量气体采样器的流量范围为 0.1~3L/min,常用于 SO_2、NO_x 等气态污染物的测定。

2) 总悬浮颗粒物采样器:总悬浮颗粒物(TSP)采样器一般用滤膜过滤法采样。按流量大小可分为大流量采样器(1.1~1.7m^3/min)、中流量采样器(50~150L/min)和小流量采样器(20~30L/min)3 种。环境空气采样一般用大流量采样器,室内空气采样则用中、小流量采样器。

3) 可吸入颗粒物采样器:可吸入颗粒物(PM_{10})采样器可使用大流量采样器或中、小流量采样器采样。但在装置的进气口和采样夹之间要加设一个切割器。使气流中大于 10μm 的粒子和小于 10μm 的粒子先后分别被切割器和采样夹所阻留，从采样夹中所得到的即样品。常用的切割器有旋风式、向心式和撞击式等多种形式。它们又分为二段式和多段式，二段式是采集 10μm 以下的颗粒，多段式可分别采集不同粒径的颗粒物。

采样装置如下：

A. 玻璃注射器：使用 100ml 注射器直接采集室内空气样品，采样时，用现场空气抽吸 3 次后，再抽取一定体积现场空气样品。样品运送和保存时要垂直放置，且应在 12h 内进行分析。

B. 空气采样袋：适用于采集化学性质稳定、不与采样袋起化学反应的气态污染物，如一氧化碳。采样时，现场空气充、放 3 次后再正式采样。取样后将进气口密封，袋内空气样品的压力以略呈正压为宜。用带金属衬里的采样袋可以延长样品的保存时间。

C. 气泡吸收管：适用于采集气态污染物。采样时，吸收管要垂直放置，不能有泡沫溢出。使用前应检查吸收管玻璃磨口的气密性，保证严密不漏气。

D. U 形多孔玻板吸收管：适用于采集气态或气态与气溶胶共存的污染物。使用前应检查玻璃砂芯的质量。采样时，吸收管要垂直放置，不能有泡沫溢出。使用后，必须用蒸馏水冲洗。

E. 固体吸附管：内径 3.5~4.0mm，长 80~180mm 的玻璃吸附管，或内径 5mm、长 90mm（或 180mm）内壁抛光的不锈钢管，吸附管的采样入口一端有标记。内装 20~60 目的硅胶或活性炭、GDX 担体、Tenax、Porapak 等固体吸附剂颗粒，管的两端用不锈钢网或玻璃纤维堵住。固体吸附剂用量视污染物种类而定。吸附剂的粒度应均匀，在装管前应进行烘干等预处理。采样后将两端密封，带回实验室进行分析。样品解吸可以采用溶剂洗脱，使成为液态样品，也可以采用加热解吸，用惰性气体吹出气态样品进行分析。采样前必须经实验确定最大采样体积和样品的处理条件。

F. 滤膜：适用于采集挥发性低的气溶胶，如可吸入颗粒物等。常用的滤料有玻璃纤维滤膜、聚氯乙烯纤维滤膜、微孔滤膜等。

玻璃纤维滤膜吸湿性小、耐高温、阻力小，但是其机械强度差。除做可吸入颗粒物的质量法分析外，样品可以用酸或有机溶剂提取，适于做不受滤膜组分及所含杂质影响的元素分析及有机污染物分析。

聚氯乙烯纤维滤膜吸湿性小、阻力小，有静电现象、采样效率高、不亲水、能溶于乙酸丁酯，适用于重量法分析，消解后可做元素分析。

微孔滤膜是由乙酸纤维素或乙酸-硝酸混合纤维素制成的多孔性有机薄膜，用于空气采样的孔径有 0.3μm、0.45μm、0.8μm 等几种。微孔滤膜阻力大，且随孔径减小而显著增加，吸湿性强、有静电现象、机械强度好，可溶于丙酮等有机溶剂。不适于做重量法分析，消解后适于做元素分析；经丙酮蒸气使之透明后，可直接在显微镜下观察颗粒形态。

G. 不锈钢采样罐：其内壁经抛光或硅烷化处理。使用前采样罐被抽成真空，采样时将采样罐放置现场，采用不同的限流阀可对室内空气进行瞬时采样或编程采样。该方法可用于室内空气中总挥发性有机物的采样。

（6）现场采样的质量保证措施

1）采样仪器：采样仪器应符合国家有关标准和技术要求，并通过计量检定。使用前，应按仪器说明书对仪器进行检验和标定。采样时采样仪器（包括采样管）不能被阳光直接照射。

2）气密性检查：有动力的采样器在采样前应对采样系统气密性进行检查，不得漏气。

3）流量校准：采样系统流量要能保持恒定，采样前和采样后要用经检验合格的高一级的流量计（如一级皂膜计）在采样负载条件下校准采样系统的采样流量，取两次校准的平均值作为采样流量的实际值。校准时的大气压与温度应和采样时相近。两次校准的误差不超过5%。

4）现场空白检验：在进行现场采样时，一批应至少留有两个采样管不采样，并同其他样品管一样对待，作为采样过程中的现场空白，采样结束后和其他采样吸收管一并送交实验室。样品分析时测定现场空白值，并与校准曲线的零浓度值进行比较。若空白检验超过控制范围，则这批样品作废

5）平行样检验：每次平行采样，测定值之差与平均值比较的相对偏差不得超过20%。

6）采样体积校正：在计算浓度时应按以下公式将实际采样体积换算成标准状态下的体积。

$$V_0 = V\times\frac{T_0}{T}\times\frac{P}{P_0} = V\times\frac{273}{273+t}\times\frac{P}{101.3}$$

式中 V_0：换算成标准状态下的采样体积，L；V：实际采样体积，L；T_0：标准状况下的绝对温度，273K；T：采样时采样点现场的摄氏温度（t，℃）与标准状态的温度之和，（t+273K）；P_0：标准状况下的大气压101.3kPa；P：采样时采样点的大气压，kPa。

（7）做好采样和分析记录

1）采样现场记录：采样记录填写要与工作程序同步，完成一项填写一项，不得超前或延后。填写记录要翔实。内容包括：样品名称，采样地点，布点方式，样品编号，采样日期，采样开始与结束的时间，采样流量，采样时的气温、大气压力、相对湿度、风向风速，采样仪器、吸收液情况，现场情况、各种污染源等，并由采样人签字。每个样品上也要贴上标签，标明点位编号、采样日期和时间、测定项目等，标注样品运输和保存的注意事项和各样品的保存期限。采样记录随样品一同报到实验室。

2）样品检验记录：在检验时，应对检验日期、实验室、仪器和编号、分析方法、检验依据、试验条件、原始数据、测试人、校核人等做出详细记录。

四、实验结果与评价

对检测数据的统计主要进行平均值、越标倍数、超标率三项统计计算。

（1）检测数据算术平均值的统计计算

1）单个项目单一测点监测数据算术平均值的计算

$$\overline{C_i} = \frac{1}{n}\sum_{i=1}^{n} C_{ij}$$

式中 C_i：j 监测点的平均值；C_{ij}：j 监测点上第 i 个检测数据；n：监测数据的数目。

2）单个项目多个测点监测数据算术平均值的计算

$$\overline{C} = \frac{1}{m}\sum_{j=1}^{n} \overline{C_j}$$

式中 $\overline{C}$：多个监测点检测数据的平均值；C_j：j 监测点的平均值；m：监测点的数目。

（2）超标倍数的统计计算

$$超标倍数=\frac{C-C_0}{C_0}$$

式中　C:检测数据值;C_0:室内空气质量标准值。

(3) 超标率的统计计算

$$超标率=\frac{超标数据个数}{总检测数据个数}\times 100\%$$

测试结果以平均值表示,化学性、生物性和放射性指标平均值符合标准值的要求时为达标。如果有一项检验结果未达到标准要求为不达标。并应对单个项目是否达标进行评价。

五、实验相关资料

附件一　常用的测定指标及检测方法

具体内容见表 8-7、表 8-8。

表 8-7　室内空气中各种检测指标的选用检验方法

序号	检测指标	检验方法	方法来源
1	二氧化硫	(1)甲醛吸收-副玫瑰苯胺分光光度法	(1)GB/T16128;GB/T15262
	SO_2	(2)紫外荧光法	(2)HJ/T167
2	二氧化氮	(1)改进的 Saltzaman 法	(1)GB/T12372;GB/T15435
	NO_2	(2)化学发光法	(2)HJ/T167
3	一氧化碳	(1)非分散红外法	(1)GB/T9801
	CO	(2)非分散红外法　气相色谱法	(2)GB/T18204.23
		(3)电化学法	(3)HJ/T167
4	二氧化碳	(1)非分散红外线气体分析法	GB/T18204.24
	CO_2	(2)气相色谱法	
		(3)容量滴定法	
5	氨	(1)次氯酸钠-水杨酸分光光度法	(1)GB/T14679
	NH_3	(2)离子选择电极法	(2)GB/TI4669
		(3)纳氏试剂分光光度法	(3)GB/T14668
		(4)光离子化气相色谱法	(4)HJ/Tl67
		(5)靛酚蓝分光光度法	(5)GB/T18204.25
6	臭氧	(1)紫外光度法	(1)GB/T15438
	O_3	(2)靛蓝二磺酸钠分光光度法	(2)GB/T18204.27;GB/T15437
		(3)化学发光法	(3)HJ/T167
7	甲醛	(1)AHMT 分光光度法	(1)GB/T16129
	HCHO	(2)酚试剂分光光度法　气相色谱法	(2)GB/T18204.26
		(3)乙酰丙酮分光光度法	(3)GB/T15516
		(4)电化学传感器法	(4)HJ/T167

续表

序号	检测指标	检验方法	方法来源
8	苯 C_6H_6	(1)毛细管气相色谱法 (2)光离子化气相色谱法	(1)GB/T18883 附录 B;GB/T11737 (2)GB/T18883;HJ/T167
9	甲苯 C_7H_8 二甲苯 C_8H_{10}	(1)毛细管气相色谱法 (2)气相色谱法 (3)光离子化气相色谱法	(1)GB/T11737 (2)GB/T14677 (3)GB/T18883;HJ/T167
10	苯并[a]芘 B(a)P	高效液相色谱法	GB/T15439
11	可吸入颗粒物 PM_{10}	(1)重量法 (2)光散射法	(1)GB6921 (2)WS/T206
12	总挥发性有机化合物 TVOC	(1)热解析-毛细管气相色谱法 (2)气相色谱法 (3)光离子化气相色谱法 (4)光离子化总量直接检测法	(1)GB/T18883 附录 C (2)GB50325 (3)HJ/T167 (4)HJ/T167
13	菌落总数	撞击法	GB/T18883 附录 D
14	温度	(1)玻璃液体温度计法 (2)数显式温度计法	GB/T18204.13
15	相对湿度	(1)通风干湿表法 (2)氯化锂湿度计法 (3)电容式数字湿度计法	GB/T18204.14
16	空气流速	(1)热球式电风速计法 (2)数字式风速表法	GBT18204.15
17	新风量	示踪气体法	GB/T18204.18
18	氡^{222}Rn	(1)空气中氡浓度的闪烁瓶测量方法 (2)径迹蚀刻法 (3)双滤膜法 (4)活性炭盒法	(1)GB/T16147 (2)GB/T14582 (3)GB/T14582 (4)GB/T14582

附件二 室内空气质量标准

表 8-8 室内空气质量标准(GB/T18883—2002)

序号	参数类别	参数	单位	标准值	备注
1	物理性	温度	℃	22~28	夏季空调
				16~24	冬季采暖
2		相对湿度	%	40~80	夏季空调
				30~60	冬季采暖
3		空气流速	m/s	0.3	夏季空调

续表

序号	参数类别	参数	单位	标准值	备注
				0.2	冬季采暖
4		新风量	m^3(h·人)	30①	
5	化学性	二氧化硫 SO_2	mg/m^3	0.50	1小时均值
6		二氧化氮 NO_2	mg/m^3	0.24	1小时均值
7		一氧化碳 CO	mg/m^3	10	1小时均值
8		二氧化碳 CO_2	%	0.10	日平均值
9		氨 NH_3	mg/m^3	0.20	1小时均值
10		臭氧 O_3	mg/m^3	0.16	1小时均值
11		甲醛 HCHO	mg/m^3	0.10	1小时均值
12		苯 C_6H_6	mg/m^3	0.11	1小时均值
13		甲苯 C_7H_8	mg/m^3	0.20	1小时均值
14		二甲苯 C_8H_{10}	mg/m^3	0.20	1小时均值
15		苯并[a]芘 B(a)P	ng/m^3	1.0	日平均值
16		可吸入颗粒 PM_{10}	mg/m^3	0.15	日平均值
17		总挥发性有机物	mg/m^3	0.60	8小时均值
18	生物性	菌落总数	CFU/m^3	2500	依据仪器定②
19	放射性	氡 ^{222}Rn	Bq/m^3	400	年平均值(行动水平)③

注:①新风量要求≥标准值,除温度、相对湿度外的其他参数要求≤标准值;②见室内空气中菌落总数检测方法;③行动水平即达到此水平建议采取干预行动以降低室内氡浓度

(唐云锋)

第三节　生活饮用水水质检测和卫生学评价

一、核心知识点

水是生命之源,人体内的一切生理和生化活动如体温调节、营养物质输送、代谢产物排泄等都需在水的参与下完成。水不仅为人的生理功能所必需,还与人们的日常生活关系密切,水在保持个人卫生、改善生活居住环境和促进人体健康等方面起着重要作用。因此,保护好我们赖以生存的水资源,供给量足质佳的饮用水对防止疾病的发生,促进人体健康以及维持和提高人民生活卫生水平都具有重要意义。

从保护人群身体健康和保证人类生活质量出发,2006年12月29日由国家标准化管理委员会和卫生部联合发布《生活饮用水卫生标准》(GB 5749—2006),包括常规检验项目38项,非常规检验项目64项,饮用水中消毒剂常规指标及要求4项,共计106项饮用水水质指标。常规检验项目分为四组,即感官性状和一般化学指标、毒理学指标、细菌学指标以及放射性指标。其中感官性状和一般化学指标主要是为了保证水的感官性状良好,毒理学和放射性指标是为了保证水质对人体健康不产生毒性和潜在危害,细菌学指标是为了保证水质在流行病学上安全而制订的。

二、实 验 目 的

（一）学习目标

掌握生活饮用水的卫生学要求；掌握怎样进行生活饮用水卫生学评价；熟悉生活饮用水的水质标准及各项指标的检测方法。

（二）知识能力要求

通过对检测对象相关指标的测定，并与国家《生活饮用水卫生标准》(GB 5749—2006)相比较，对生活饮用水水质状况作出评价。通过变单一性、验证性实验为综合性实验，更好地培养学生综合分析、解决实际问题的能力以及进行初步科学研究的能力。

三、实验内容与安排

（一）实验内容

首先让学生通过查阅有关生活饮用水水质检测和卫生学评价的国内外研究现状、水平和发展趋势，根据本地区水质状况确定常选用的测定指标及检测方法，然后将学生分组，按照分工协作的原则，每组同学负责相应指标的测定。经预试验后分别对市区生活饮用水进厂水、出厂水、末梢水和二次供水进行采集、检测，最后进行数据统计、结果评价分析及撰写分析报告。

（二）内容安排

（1）通过查阅资料，根据本地区水质状况确定检测指标及检测方法，制定技术路线及实验进度。

（2）学生分组协作，按照《生活饮用水标准检验方法》(GB/T5750—2006)，经培训后分别对市区生活饮用水进厂水、出厂水、末梢水和二次供水进行采集、检测。

（3）监测项目：包括色度、浑浊度、臭和味、肉眼可见物、pH 值、耗氧量、氨氮、游离余氯等一般理化指标和细菌总数、总大肠菌群、耐热大肠菌群、大肠埃希菌等微生物指标。

（4）检测方法：水样的采集和检测方法按照《生活饮用水标准检验方法》执行。

四、实验结果与评价

（1）评价标准：水质卫生学评价方法按照《生活饮用水卫生标准》(GB 5749—2006)执行，如一项检测指标出现不合格，即判定为样品不合格。

（2）将各检测水样的检测结果进行统计分析，并用类似表 8-9、表 8-10 及表 8-11 列出。

表 8-9　某市某年城区饮用水检测结果统计

分类	检测水样数量	合格数量	合格率
进厂水			
出厂水			
末梢水			
二次供水			
合计			

表 8-10　不合格水样项目统计

分类	不合格份数	不合格水样项目超标情况		
		细菌总数(%)	游离余氯(%)	…
进厂水				
出厂水				
末梢水				
二次供水				
合计				

表 8-11　某市某年城区饮用水检测项目合格情况

检测项目	进厂水		出厂水		末梢水		二次供水		合计	
	项次	合格(%)	项次	合格(%)	项次	合格(%)	项次	合格(%)	项次	合格(%)
色										
浑浊度										
肉眼可见物										
臭和味										
游离余氯										
…										
合计										

(3) 撰写生活饮用水水质检测分析报告:报告按照一般论文的格式和要求进行撰写,通过报告的撰写,学会论文的基本写作方法。

五、实验相关资料

(1)《生活饮用水卫生标准》(GB 5749—2006)。

(2)《生活饮用水标准检验方法》(GB/T5750—2006)。

(唐云锋)

第四节　地方性氟中毒防治实践案例分析

一、目 的 要 求

本实验从地方性氟中毒调查分析和防治实例出发,培养学生对流行病学知识的综合应用能力,达到:

(1) 了解地方性氟中毒的防治历史和现状;

(2) 掌握地方性氟中毒病因、流行特征和防治知识;

(3) 掌握病因未明疾病的病因研究思路;

(4) 训练调查资料基本分析思路与技能。

二、核心及背景知识

1. 地方性氟中毒类型及分布情况　地方性氟中毒是由于在特定的自然环境中,人体通过饮水、食物、空气等途径长期摄入过量的氟,而引起的以氟骨症和氟斑牙为主要特征的全身性慢性中毒性疾病,又称为地方性氟病。地方性氟中毒是严重危害人类健康的疾病,主要存在着饮水型、燃煤型和饮茶型三种类型,其中我国北方病区主要为饮水型,西南的山区病区为燃煤污染型氟中毒为主,西部具有大量饮用砖茶习惯的地区以饮茶型氟中毒为主,其中燃煤型和饮茶型氟中毒是我国特有的类型。地方性氟中毒是我国流行最为广泛、病情最为严重的地方病之一,由于地方性氟中毒的发病机制尚不完全清楚,许多关键问题还未解决,也无特异的治疗药物,因此做好我国地方性防治工作至关重要。

2. 地方性氟中毒防治措施　我国投入了大量的人力、物力开展地方性氟中毒的研究与防治,并取得了显著的成绩。对已知饮水型地方性氟中毒中、重病区的饮水安全工程和改水工程的建设,在燃煤型地方性氟中毒病区全部落实改炉改灶为主的综合防治措施,基本查清饮茶型地方病氟中毒的流行范围,有效落实低氟砖茶,各种除氟、固氟技术不断推陈出新,降低人群氟的摄入水平。通过多年的病因研究,流行病学调查及临床观察,基本完善了我国地方性氟中毒相关标准体系。在发病机制研究方面,我国提出了氟中毒氧自由基损伤学说和"钙矛盾"疾病学说,在骨相组织和牙齿损伤研究领域已拓展到分子水平。

本实验通过地方性氟中毒调查分析和防治实例的回顾、学习,重在培养学生的科学素质,训练学生发现问题、分析问题和解决问题的能力。

三、案例分析

【案例一】　发现地方性氟中毒新类型

由于各种原因,人们一直认为饮水氟浓度过高是引起地方性氟中毒的根本原因。O. Lyth 1946 年在 *Lancet* 杂志发表了题为"中国贵州的地方性氟中毒"的文章,报告了贵州威宁石门坎 4 例氟骨症患者尸骨病理资料及 134 例儿童氟斑牙资料,报告饮水氟浓度为 5.9~6.3ppm。1976 年贵阳医学院等单位组成地氟病防治协作组,在开展调查前,专程前往当年 O. Lyth 调查可能涉及的地方考察,发现饮水氟只有 0.5ppm。随后在协作组拟定调查区(贵州省毕节县)采集的水样测定中发现水氟只有 0.18~0.2ppm,经协作组单位运用 4 种不同方法,测定 75 份水样,验证平均结果为 0.18ppm。调查发现,134 份尿样平均氟含量达 6.4ppm,最高浓度达 20.4ppm,氟斑牙患病率高达 98.2%、氟骨症患病率达 28.7%,结合患者的临床表现,认定这是在水氟低于国家卫生标准情况下氟病流行的新类型。

问题 1:认定为地方性氟中毒应当具备哪些条件或诊断依据?

问题 2:在确认水氟偏低的情况下如何明确患者摄入过量氟?可能的摄入途径有哪些?

【案例二】　饮水氟卫生标准修订研究

继 1976 年对毕节县的调查后,协作组于 1977~1978 年先后对贵州省织金县、黔西县病区进一步调查研究。这些研究成果促进了我国饮水氟卫生标准的修订工作。1978 年,贵阳医学院、四川医学院、辽宁省卫生防疫站受卫生部委托,联合主持"我国饮水氟最高容许浓度研究",修订后标准删掉了原《生活饮用水卫生标准》(TJ20-76)中"适宜浓度 0.5~1.0mg/

L”的提法。

问题1:根据案例1的提示,饮水氟“适宜浓度”的提法有何不妥?

问题2:根据上述两案例的提示,你认为氟的卫生标准应当怎样修订?

【案例三】 进一步明确新型氟中毒病因

基础调查已明确病区患者主要是通过主副食摄入过量氟导致氟中毒(日摄氟8.6mg,经食品摄入7.6mg),但未深入探讨食品氟含量高的原因。后来进一步查阅文献发现,在高氟环境中生长的植物氟含量从根、茎、叶到果实依次递减,也就是在果实(如玉米)中氟含量很低,不可能引起如此严重的氟中毒。经测定未烘烤的玉米含氟量在5.2~6.6mg/kg,证实了文献的报道;其次,病区居民均是敞灶烧煤做饭、取暖、烘烤粮食,在国内条件相当地区调查结果启示下,在贵阳市郊区进行调查研究,证实烘烤后的玉米、辣椒含氟量分别为40.5~70.0mg/kg和66.7~587.2mg/kg,而未经烘烤的辣椒含氟量仅为10.2mg/kg。这一研究结果获得广泛共识,“地方性食物性氟中毒”的称谓逐渐被“燃煤型氟中毒”取代。

问题1:此案例给你什么启示?

问题2:“燃煤”释放的氟形成人为室内污染,其后果还属于“地方病”吗?为什么?

【案例四】 氟中毒流行因素与综合防治研究

随后的研究工作除了通过扩大调研范围进一步验证外,还进行了氟中毒机制研究、药物防治研究、病区综合防治试点研究等一系列研究工作,学者们逐渐认识到引起地方性氟中毒的原因是多方面的:既有环境地质高氟的根本原因,也有当地居民生活习惯(敞灶燃煤、主食煤火烘烤的玉米及辣椒)的原因,还有经济社会发展水平落后(膳食营养不足,尤其动物蛋白和钙摄入低下等)原因,甚至环境中其他元素(如铝)联合作用的影响,最终形成了“多氟源、总氟量、多元素、多因素、综合防治”的理论体系。

问题1:你认为氟中毒的综合防治应当考虑哪些方面的问题或包括哪些措施?

问题2:就目前综合防治的情况来看,存在的突出问题是什么?有何对策?

【案例五】 氟中毒防治研究进展

近年来,氟中毒防治研究在以下方面取得新进展:一是病因研究方面,发现氟的来源除病区燃煤外,病区拌煤黏土也含高氟,是病区居民摄入氟的重要来源之一。二是流行因素方面,发现近年来有些病区的居民不再以玉米为主食,而是通过发展经济作物、养殖业或外出打工挣钱,购买大米为主食,煤烘玉米不再是主要的致病因素,但居民仍保持食用煤烘辣椒习惯;同时改良炉灶的正确使用率并不是很理想,室内空气被燃煤释放的氟污染,人体仍存在摄入过量氟问题。三是氟中毒致病机制研究深入到分子生物学水平,发现有些生物大分子参与到骨相和非骨相病变的过程,包括对成骨细胞和破骨细胞的分化发育及调控产生影响,对大脑神经递质释放的影响,对大脑神经元结构功能的影响等。四是积极探索氟中毒早期诊断指标、氟中毒综合防治措施及其评价指标、氟中毒临床治疗药物及氟骨症手术治疗措施等。

问题1:针对上述病因、流行因素研究进展,综合防治对策措施应当怎样改进或加强?

问题2:简述燃煤氟中毒的三级预防策略。

(李望晨　吴洪涛)

第五节　碘缺乏病防治实践案例分析

一、目 的 要 求

本实验从某地区碘缺乏性疾病调查分析和防治实例出发，培养学生对流行病学知识的综合应用能力，达到：

(1) 了解碘缺乏病的防治历史和现状；

(2) 系统复习甲状腺、甲状腺激素基础知识；

(3) 掌握碘缺乏病病因、流行特征和防治知识；

(4) 掌握病因未明疾病的病因研究思路；

(5) 训练调查资料基本分析思路与技能。

二、核心及背景知识

碘缺乏病是由于外环境中的水、土壤缺乏碘，造成粮食中碘含量偏低，使机体碘摄入不足而导致的一组有关联的疾病的总称，是世界上分布最广泛、危害人群最多的一种地方性疾病。全世界约有118个国家和地区存在碘缺乏问题，15.72亿人口生活在缺碘地区。20世纪90年代初的调查表明，我国碘缺乏病除上海外全国30个省市、自治区都有不同程度的流行，约有7.27亿人口受到碘缺乏的威胁。

碘是人体合成甲状腺素必需的微量元素，成人每人每日需碘量为100～150μg，世界卫生组织推荐为140μg。人体的碘主要来自食物，少量来自水和空气。一般当饮水中碘含量低于5～10μg/L或每日摄入量低于40μg时往往有碘缺乏病的发生。

碘缺乏对人体健康的损害是严重而多方面的，其引起的机体损害的种类和程度与人体所处发育时期，以及缺碘程度、持续时间等因素有关。胚胎期缺碘可引起克汀病、亚临床克汀病、单纯性聋哑、流产、早产、死胎、先天性畸形等；出生后早期缺碘可引起克汀病、亚临床克汀病、单纯性聋哑病；儿童期缺碘，则引起甲状腺肿大、甲状腺功能低下、性发育落后等；成年期缺碘主要导致单纯性甲状腺肿大和甲状腺功能低下。在上述各类损害中，最主要的危害是缺碘影响胎儿和婴儿的脑发育，导致儿童智力和体格发育障碍，尤其是病区大量存在的以轻度智力落后、轻度听力障碍和轻度运动障碍为主要临床表现的亚临床克汀病患者，严重影响了人口素质及经济社会发展。

国外在1920年开始用食盐加碘的方法防治碘缺乏病，这种方法被证明是最佳、有效、安全的方法。1956年，我国《全国农业发展纲要》就确定地方性甲状腺肿为应当积极防治的疾病。1966年，轻工部、商业部、卫生部、全国供销合作总社联合下发了《关于供应加碘食盐预防地方性甲状腺肿工作中几个问题的联合通知》，1976年，卫生部、轻工业部、供销合作总社、商业部联合下发了《进一步加强防治地方性甲状腺肿，做好食盐加碘工作的联合通知》，1994年，国务院颁布了《食盐加碘消除碘缺乏危害管理条例》(国务院令第163号)。

我国是世界上碘缺乏病流行最严重国家之一，尽管多年来我国采取长期供应加碘食盐(以下简称碘盐)为主的综合防治措施，但碘缺乏的问题仍然存在，一旦停止补碘，碘缺乏病就会死灰复燃，因此，食盐加碘消除碘缺乏病是一项长期、艰巨、持续的任务。

三、案例分析

本案例为贵州省地方性碘缺乏病现场调查与防治的实际案例，要求学生在实验前查阅贵州省碘缺乏病研究的相关文献，并系统复习生理学有关甲状腺、甲状腺激素的内容。实验以案例资料提供的信息为基础，通过逐步介绍贵州省某地区碘缺乏病研究和防治工作历程，以提问、课堂讨论和课后作业的形式进行。

【案例】 20世纪60~70年代，贵州省黔东南、黔南等地农村，较多的人患有“大疱颈”，呆傻，身材矮小、运动障碍、有听力或语言障碍，甚至聋哑者亦较为常见，严重影响了社会经济发展和家庭劳动力。有报告显示，在黔南州都匀县该病流行十分普遍，“大疱颈”几乎遍及村村寨寨。1962年以后，陆续发现不少儿童出现智力发育缺陷，这些儿童生长到七、八岁甚至十几岁还不会说话，不会走路，他们身躯矮小，或有聋哑，生活不能自理。有的人家有三、四个这样的孩子，在都匀县的A公社平均每四户人家就有一户有这样的孩子。A大队第三生产队的78名青少年中，有29名痴呆孩子，患病率高达37.2%。

问题1：根据上述案例资料提供的信息，作为贵州省首次发现的疾病，从疾病防治的角度出发，你认为首先应开展哪些工作？

1. 都匀县A公社碘缺乏病调查实例　病情的严重性引起了都匀县委的高度重视，根据县委指示，都匀县卫生局于1976年5月对都匀县A、B两个公社的病情进行了摸底抽样调查，在此基础上，于同年9月对A公社的病情正式进行普查。

(1) A公社自然与社会环境状况：A公社地处都匀县的西南，山区，主要经济来源为农业生产，农作物以水稻为主，当地农民自种自食，很少食用外来副食品和海产品。全公社共有6个生产大队，47个自然村寨。人口4298人，布依族占90%以上。近亲结婚很少。饮用水源以浅井和溪沟水为主。

(2) 甲状腺肿与克汀病调查：实际调查4035人，普查率93.9%。查出甲状腺肿大患者2163人，患病率53.6%。其中，男性患病率46.1%，女性61.1%。各年龄组人群均有患者，以25~34岁组患病率最高。查出克汀病患者289人，占总调查人数的7.2%。患者年龄最大15岁，最小1岁3个月（1岁以内诊断较困难，故1岁以内的可疑患者未列入），15岁以上未发现克汀病患者，18岁以下人口克汀病患病率14.7%，其中，A大队第三生产队18岁以下人口克汀病患病率为39.5%。统计结果显示，18岁以下人群中，克汀病患病率性别间和年龄组间差异无显著性。

问题2：根据《地方性甲状腺肿防治工作标准（试行）》（1978年秦皇岛会议制定），都匀县A公社属于地方性甲状腺肿的哪一类病区？根据《碘缺乏病病区划分（GB16005-2009）》都匀县A公社属于碘缺乏病的哪一类病区？

问题3：表8-12和表8-13资料可以看出地方性甲状腺肿与克汀病在地区分布上有什么共同点？

表8-12　A公社地方性甲状腺肿地区分布

大队	人口数	调查人数	患者数	患病率(%)
A	1070	964	369	38.3
B	286	270	119	44.1

续表

大队	人口数	调查人数	患者数	患病率(%)
C	416	405	203	50. 1
D	1231	1173	765	65. 2
E	843	801	478	59. 7
F	452	422	229	54. 3
合计	4298	4035	2163	53. 6

表 8-13　A 公社克汀病地区分布

大队	调查人数	18 岁以下人数	患者数	18 岁以下人口患病率(%)
A	964	507	29	5. 7
B	270	137	19	13. 9
C	405	202	11	5. 4
D	1173	527	129	24. 5
E	801	365	59	16. 2
F	422	226	42	18. 6
合计	4035	1964	289	14. 7

问题 4：根据《碘缺乏病病区划分(GB 16005-2009)》中碘缺乏病病区判定标准，都匀县 A 公社要判定为碘缺乏病病区还须做哪些项目的调查？

问题 5：上述资料显示，A 公社 15 岁以上人群中未发现克汀病患者，谈谈你对这一发现的思考。

(3) 人群血清蛋白结合碘(PBI)和甲状腺吸碘-131 功能试验(RUD)

1) PBI：93. 8%的被调查者 PBI 低于 3. 5μg/100ml 的正常值下限。

2) RUI：97. 1%的被调查者 RUI 增高，呈碘饥饿曲线特征。

(4) 外环境碘调查

1) 水碘：采集病区 8 个村寨的饮用水样，水碘含量为 0. 75～2. 66μg/L 之间。

2) 土壤含碘量：平均 31μg/kg。

3) 大米含碘量：平均 58. 2μg/kg。

4) 食盐含碘量：居民家中：平均 133. 3μg/kg；商店：平均 216. 6μg/kg。

问题 6：上述调查结果能否证明 A 公社流行的是碘缺乏病？

问题 7：调查显示，居民家中的食盐与商店的食盐平均含碘量有较大差异，可能的原因是什么？

(5) 当地碘缺乏病流行历史的回顾调查：对当地村民的走访调查：据当地群众反映，新中国成立前当地就有“瘿颈病”流行，但没有现在多；1962 年以后聋哑、呆傻的儿童逐渐增多。该地在 1953 年以前食用的是“四川块盐”(含碘 15 000μg/kg)。1953 年以后改为供应颗粒海盐。群众为了食用方便，普遍采取将盐粒炒热后磨成细粉保存和食用。

问题 8：请计算当地居民每人每日通过现在食用的食盐和过去食用的“四川块盐”分别可以摄取多少碘(按每人每日盐食用量 15g 计算)。

问题9:试用上述调查和计算结果解释A公社碘缺乏病流行的原因,尤其是15岁以上人群未发现克汀病的可能原因。

(6) 1977年6月,贵州省革命委员会批转了贵州省卫生局、商业局、供销社和轻工局《关于进一步加强防治地方性甲状腺肿,做好食盐加碘工作的报告》[黔发(1977)34号]。通过30余年不懈地强制性食盐加碘,目前贵州省已经实现《全国重点地方病防治规划(2004~2010年)》确定的消除碘缺乏病目标。

问题10:如果没有采取政府行政命令,甚至采用法律的强制手段推行食盐加碘,碘缺乏病的防治是否会取得如此好的效果?请思考:在疾病防治工作中政府的重要作用。

2. 贵州省外环境碘含量与甲状腺肿患病率关系研究实例　为进一步研究贵州省碘缺乏病流行因素,贵阳医学院等对贵州省碘缺乏病病区与非病区外环境中碘含量进行了调查,发现水中碘含量与地方性甲状腺肿患病率成反比关系,水碘反映了当地环境中碘的水平。地方性甲状腺肿流行区饮水中含碘量一般低于5μg/L。

问题11:表8-14中贵阳市饮水碘含量平均值尽管高于病区,但仍低于5μg/L,远低于《碘缺乏病病区划分(GB 16005—2009)》中碘缺乏病病区判定标准"饮用水中碘化物含量中位数小于10μg/L",显然,贵阳市外环境也处于缺碘状态。为什么贵阳市没有发生碘缺乏病流行?贵阳市与碘缺乏病病区在社会因素方面有什么区别?

表8-14　贵州省水中碘含量和甲状腺肿患病率的关系

调查地点		检查人数	水碘(μg/L)	甲状腺肿患病率(<%)
非病区	贵阳市	3098	3.6±0.8	0.94
病区	都匀	3940	1.1±0.46	23.2
	麻江	3790	1.5±0.92	31.5
	凯里	3117	1.4±0.21	30.4

问题12:食盐加碘已被大量实践证明为碘缺乏病有效的防治措施,但是否就是消除碘缺乏病的根本措施?请提出你对消除碘缺乏病的策略建议。

问题13:随着人们生活水平不断提高,各类副食品、海产品摄入不断增多,将食用盐中碘含量的平均水平定为30~60mg/kg是否适宜?是否会有碘摄入过量的可能?请提出你对盐中碘含量平均水平的建议及理由。

(李望晨　李兰花)

第六节　食谱编制

(一) 食谱编制的目的

根据合理膳食的原则,把一天或一周各餐中主、副食的品种、数量、烹调方式、进餐时间作详细的计划并编排成表格形式,称为食谱编制。

编制食谱是为了把"膳食营养素参考摄入量"(即DRIs)和膳食指南的原则与要求主体化并落实到用膳者的一日三餐,使其按照人体的生理需要摄入适宜的热能和营养素,且达到合理营养、促进健康的目的。食谱编制是社会营养的微观和具体的体现,对正常人而言,可达到保证其合理营养的目的；对营养性疾病或其他疾病患者而言，可作为重要的治疗或辅助治疗措施之一。同时，食谱也是炊事人员和膳食制备者配餐的依据。

（二）食谱编制的原则

编制食谱总的原则是满足平衡膳食及合理营养的要求，并同时满足膳食多样化的原则和尽可能照顾进餐者的饮食习惯和经济能力。

（1）满足营养素及热能供给量：根据用膳者的年龄、性别、劳动性质与强度、生理状况和营养素摄入量标准，计算各种食物用量，使平均每天的热能及营养素摄入量能满足人体需要。

（2）各营养素之间的比例适宜：除全面达到热能和各种营养素的需要量外，还应考虑到营养素之间的适宜比例和平衡，使不同食物中的各种营养素能发挥最佳协同作用。

（3）食物多样化："中国居民膳食指南"中将食物分为豆类、谷类、蔬菜、水果、肉类、乳类、蛋类、水产类、油脂类等九类，每天应从每类食物中选用 1~3 种适量食物，组成平衡能量膳食。对同类食物可更换不同品种和烹调方法。尽量做到主食粗细搭配、粮豆混杂，有米有面，副食荤素兼备，有菜有汤，还应注意菜肴的色香味形。

（4）选用新鲜和清洁卫生的食物。

（5）尽量多选择营养素损失较少的烹饪和加工方法。

（6）其他因素：考虑用膳者饮食习惯、进餐环境、用膳目的和经济能力，结合季节、食物供应情况、食堂或家庭的设备条件和炊事人员的烹调技术等因素，编制切实可行的食谱。

（7）及时更换调整食谱：每 1~2 周应调整或更换一次食谱。食谱执行一段时间后应对其效果进行评价，不断加以调整和完善。

（三）食谱编制的方法

编制食谱的方法有营养成分计算法和食品交换法。

1. 营养成分计算法实例　如为一位 20 岁的男大学生设计食谱。

（1）查出热能供给量：从"膳食营养素参考摄入量"中找出 20 岁轻体力劳动成年男性热能供给量为 2400kcal（10.03MJ）。

（2）计算蛋白质、脂肪、碳水化合物供给量：以蛋白质供热比为 12%；脂肪供热比为 25%；碳水化合物供热比为 63%计。

蛋白质 = 2400×12% ÷ 4 = 72（g）

脂肪 = 2400×25% ÷ 9 = 67（g）

碳水化合物 = 2400×63% ÷ 4 = 378（g）

（3）计算主食用量：主食以粮谷类为主，一般每 100g 米、面等主食产热 350kcal 左右。

（4）计算副食用量：先确定每日牛奶、鸡蛋、肉类等主要副食的用量，牛奶 250g，鸡蛋 12 个（每个 50g 左右），肉类（或鱼类）100g 左右，用每日蛋白质、脂肪和能量的推荐摄入（即 RNI）减去主食及以上几种主要副食提供的相应数量，即可得到其他食物应提供的蛋白质、脂肪和能量的量。通过查阅食物成分表中豆类、蔬菜、水果、蛋类、油脂的营养素和能量含量，可粗略计算其他食物的适宜用量。

（5）以步骤 3、4 计算出来的主、副食用量为基础，粗配一日食谱，见表 8-15。

表 8-15　20 岁男大学生一日食谱

餐次	饭菜名称	食物名称	重量(g)	蛋白质(g)	脂肪(g)	碳水化合物(g)	热能(kcal)
早餐	馒头	小麦标准粉	100	11.2	1.5	71.5	344
	牛奶	纯鲜牛奶	250	7.5	8	8.5	135
		白糖	10			9.9	39.6
	鸡蛋	鸡蛋	50	5.6	4.9	0.6	68.6
	水果	苹果	100	0.2	0.2	9.3	39.5
		小计	510	24.5	14.6	99.8	626.7
午餐	米饭	大米	150	11.1	1.2	115.8	519
	青椒肉丝	青椒	100	0.8	0.2	3.3	18
		猪肉	50	6.6	18.5	1.2	197.5
		色拉油	5		5		44.9
	番茄蛋花汤	番茄	100	0.9	0.2	3.4	18.4
		鸡蛋	50	5.6	4.9	0.6	68.6
		色拉油	5		5		44.9
	水果	梨	150	0.5	0.1	8.2	36
		小计	610	25.5	35.1	132.5	947.3
晚餐	米饭	大米	150	11.1	1.2	115.8	519
	青笋炒鸡丁	莴笋	100	0.6	0.1	1.4	8.7
		鸡肉	50	9.7	4.7	0.7	84
		色拉油	5		5		44.9
	小白菜豆腐汤	小白菜	100	1.2	0.2	1.3	12.2
		豆腐	50	2.5	1.0	1.5	25.0
	零食	酸奶	250	6.3	6.8	23.3	180.0
		小计	705	31.4	19.0	144.0	873.8
1825		合计	1825	81.4	68.7	376.3	2447.8

（6）调整食谱：根据粗配食谱中各种食物及其用量，通过查阅食物成分表，计算该食谱所提供的各种营养素的量，并与食用者的营养素推荐摄入量标准进行比较，如果某种或某些营养素的量与 RNI 偏离（不足或超过）较大，则应进行调整，直至基本符合要求。

经计算，该食谱可提供热能 2447.8kcal；蛋白质 81.4g（其中优质蛋白占 40% 以上）；脂肪 68.7g；碳水化合物 376.3g；视黄醇当量 760.7μg；维生素 B_1 3mg；维生素 B_2 1.6mg；尼克酸 15.8mg；维生素 C 111.8g；维生素 E15.5mg；铁 20.4g；锌 13.0mg；钙 806.8mg。除维生素 C、维生素 E 和铁的供给量较高外，热能和其他营养素基本满足 RNI 要求。一般而言，三餐供能比应为 3∶4∶3 较为适宜。三餐热能比为 2.6∶3.9∶3.5，基本符合要求。

（7）编排一周食谱：一日食谱确定以后，可根据食用者饮食习惯、食物供应情况等及在同类食物中更换品种和烹调方法，编排一周食谱。

2. 食品交换份法　将常用食品分为四个组共九类（见表 8-16）。每类食品交换份的食品所含的热能相似（一般定为 90kcal. 即 377kJ），每个交换份的同类食品中蛋白质、脂肪、碳水化合物等营养素含量相似。因此,在制定食谱时同类的各种食品可以相互交换(见表 8-17~表 8-23)。

食品交换份法编制食谱举例:同样为 20 岁男大学生编制食谱,其每天所需热能为 2400kcal。从表 8-24 可知,2400kcal 共需 27 个交换份,其中谷类 19 份,蔬果类 2 份,肉蛋类 3 份,供热食品 3 份。具体到每类食品中则应吃谷类食品 475g,蔬果类可安排蔬菜 500g、水果 200g,肉蛋类可选择鸡蛋 1 个,瘦肉 50g,牛奶 250g,供热食品可用植物油 20g,糖类 20g。将这些食品安排到一日三餐中,即可制成食谱。

表 8-16　各类食品交换份的营养价值

组别	类别	每份重量(g)	热能(kcal)	蛋白质(g)	脂肪(g)	碳水化合物(g)	主要营养素
谷薯组	谷薯类	25	90	2		20	碳水化合物、膳食纤维
蔬果组	蔬菜类	500	90	5	—	17	无机盐、维生素
	水果类	200	90	1		21	膳食纤维
肉蛋组	大豆类	25	90	9	4	4	
	奶类	160	90	5	5	6	蛋白质
	肉蛋类	50	90	9	6		
供热组	硬果类	15	90	4	7	2	脂肪
	油脂类	10	90	—	10	—	
	纯糖类	20	90	—	—	20	碳水化合物

表 8-17　等值谷薯类食品交换表

分类	重量(g)	食品
糕点	20	饼干、蛋糕、江米条、麻花、桃酥等
米	25	大米、小米、糯米、薏米、米粉
面	25	面粉、干挂面、龙须面、通心粉、油条、油饼
杂粮	25	高粱、玉米、燕麦、荞麦、莜麦
杂豆	25	绿豆、红豆、干豇豆、干豌豆、干蚕豆、芸豆
面食	35	馒头、面包、花卷、窝头、烧饼、烙饼、切面
鲜品	100	马铃薯、红薯、白薯、鲜玉米
	200	鲜玉米(中个带棒心)
其他熟食	75	燕米饭、煮熟的面条

表 8-18　等值蔬菜类食品交换表

分类	重量(g)	食品(市品)
叶茎类	500	大(小)类白菜、圆白菜、菠菜、韭菜、茼蒿、芹菜、生菜、莴笋(叶)、苋菜、豆瓣菜、冬寒菜、软浆叶、瓢儿菜、蕹菜
苔、花类	500	油菜(苔)、花菜(白绿色)绿豆芽
瓜茄类	500	西葫芦、西红柿、冬瓜、苦瓜、黄瓜、丝瓜、青椒、南瓜、茄子
菌藻类	500	鲜蘑菇、湿海带、水发木耳

续表

分类	重量(g)	食品(市品)
根茎类	500	白萝卜、茭白、竹笋、子姜(300)
鲜豆类	300	豇豆、豆角、四季豆、豌豆苗
	75	毛豆、豌豆、蚕豆(均为食部)
其他	200	胡萝卜
	150	藕
、	100	芋头、慈菇

表 8-19 等值水果类食品交换表

重量(g)	食品(市品)
500	西瓜、芒果、梨
250	橙、柑橘、柚、李子、苹果、桃、枇杷、葡萄、猕猴桃、草莓、菠萝、杏、柿子
150	香蕉、山楂、荔枝
100	鲜枣

表 8-20 等值大豆类食品交换表

重量(g)	食品
20	腐竹
25	大豆(粉)
50	豆腐丝豆腐干 油豆腐
100	豆腐
150	嫩豆腐
250	豆浆(黄豆：水=1：8)

表 8-21 等值奶类食品交换表

重量(g)	食品
20	全脂奶粉、低脂奶粉
25	脱脂奶粉、奶酪
160	牛奶、羊奶、酸奶(125)

表 8-22 等值肉蛋类食品交换表

分类	重量(g)	食品(市品)
畜肉类	20	香肠 熟火腿 熟腊肉 卤猪杂
	25	肥 瘦猪肉
	35	火腿肠 小红肠 叉烧肉 午餐肉 熟 酱牛肉 大肉肠
	50	瘦猪肉 瘦牛肉 瘦羊肉 带骨排骨
	100	兔肉
禽肉类	100	鸡肉
	50	鹅肉 鸭肉
蛋类	60	鸡蛋 鸭蛋 松花蛋 鹌鹑蛋(6个带壳)
鱼虾类	150	草鱼 带鱼 鲫鱼 鲢鱼 基围虾 鳝鱼 泥鳅 大黄鱼 对虾 河虾 蟹 水浸鱿鱼 鲜贝
	350	水浸海参

表 8-23 等值供热类食品交换表

重量(g)	食品(市品)
10	各种植物油和动物油
15	核桃仁、花生仁、(干、炒,30 粒)南瓜子、葵瓜子、西瓜子、松子、杏仁、黑芝麻、芝麻酱
20	白糖、红糖

表 8-24 不同热能所需的各组食品交换份数

热能(kcal)	交换份	谷薯组	蔬果组	肉蛋类	供热组
1200	13.5	8	2	1.5	2
1400	16	10	2	2	2
1600	18	12	2	2	2
1800	20.5	14	2	2.5	2
2000	22.5	15	2	2.5	3
2200	25	17	2	3	3
2400	27	19	2	3	3
2600	29.5	20	2	4	3.5
2800	32	22	2	4.5	3.5
3000	34	24	2	4.5	3.5

等热能的食品可以进行交换,一般是同类食品进行交换。在四组食品内部亦可互换,但若跨组进行交换将影响平衡膳食原则。水果一般不和蔬菜交换,因水果含糖量高,故不能用水果代替蔬菜。硬果类脂肪含量高,如食用少量硬果可减少烹调油使用量。

从 20 世纪 50 年代开始,美国将食品交换份法用于糖尿病人的营养治疗。目前该方法已被很多国家广泛采用,但设计内容有所不同。除糖尿病外,食品交换份法也适用于其他疾病病人的营养治疗以及健康人的食谱编制。

食品交换份法是一种较为粗略的计算方法。它的优点是简单、实用,并可根据等热能的原则,在蛋白质、脂肪、碳水化合物含量相近的情况下进行食品交换,可避免摄入食物太固定化,并可增加饮食和生活乐趣。

(秦 浩 孙广宁)

第七节 膳 食 调 查

(一) 目的

进一步巩固已学习的膳食调查的目的、意义和方法,学习膳食计算的一般步骤和方法等,并能初步掌握膳食评价和提出适当的改进意见。

(二) 膳食调查

(1) 和学生一道回顾膳食调查的方法,包括称量法、查账法、回顾法和化学分析法等,重温这些方法的特点、优缺点和应用范围等。

(2) 每个实习学生用回顾法,记录过去 24h 内摄取的各种食物的种类、性状和数量。

(三) 膳食计算

(1) 计算能量和营养素的膳食供给

1) 食物摄入量:①学生自己回顾的 24h 食物摄入;②给定的下列食谱。两种任选一种或由老师指定。

早餐:鲜牛奶一杯(约 150ml),馒头一个(面粉约 100g)。

中餐:大米饭(大米 200g)。猪肉炒芹菜:猪肉(瘦)50g,芹菜 250g,酱油 10g,植物油 6g,盐 2g。

晚餐:大米饭(大米 200g)。菠菜豆腐汤:菠菜 50g,豆腐 50g,虾皮 5g,植物油 6g,盐 2g。鱼片:草鱼 150g,葱 5g,淀粉 3g,糖 2g,酱油 3g,醋 3g,姜末 1g。

2) 计算方法

A. 将摄取食物的餐次、种类、数量(指原材料)记入表 8-25。

B. 查食物成分表,计算摄入种类食物的能量和营养素的含量。食物成分表通常是每 100g 食物的营养素含量,所以必须根据摄入量进行折算,再将相关数据记入表 8-25。

C. 小计和总计:①小计是按每餐分别汇总各类营养素,尤其是能量的摄入量;②总计是将全天的能量和营养素摄入量计算出来并填入总计栏中。

3) 蛋白质营养评价:①摄入量按占总能量 10%~12% 评价;②优质蛋白质应不少于总摄入量的 1/3 以上,若总摄入量不足,则比例应更高。

4) 维生素和矿物元素营养评价:按 RNI 或 AI 进行评价。

(2) 建议指出膳食供给存在的主要问题,并具体提出改善膳食供给的有效措施(表 8-26~表 8-29)。

表 8-25　食物营养成分计算表

编号:

单位:　　　　　　　　　　　　　　　　　　　　　　　　年　月　日

餐次	食物名称	重量(g)	蛋白质(g)	脂肪(g)	糖类(g)	能量(kJ)	钙(mg)	磷(mg)	铁(mg)	维生素A(IU)	胡萝卜素(mg)	硫胺素(mg)	核黄素(mg)	烟酸(mg)	维生素C(mg)	维生素D(mg)
早餐																
小计																
中餐																
小计																

续表

餐次	食物名称	重量(g)	蛋白质(g)	脂肪(g)	糖类(g)	能量(kJ)	钙(mg)	磷(mg)	铁(mg)	维生素A(IU)	胡萝卜素(mg)	硫胺素(mg)	核黄素(mg)	烟酸(mg)	维生素C(mg)	维生素D(mg)
晚餐																
小计																
其他																
小计																
总计																

表 8-26 膳食评价表

各种营养素	蛋白质(g)	脂肪(g)	糖(g)	能量(g)	钙(g)	铁(g)	微克视黄醇当量(μgRE)	维生素B_1(mg)	维生素B_2(mg)	烟酸(mg)	维生素C(mg)
参考摄入量											
摄入量											
摄入量/参考摄入量(%)											

表 8-27 三大产能营养素产热比

类别	摄入量(g)	占总能量的百分比(%)	推荐产热比(%)
蛋白质			10~12
脂肪			25~30
碳水化合物			55~65
总计			100

表 8-28 膳食蛋白质来源百分比

	重量(g)	占蛋白质总量的百分比(%)	推荐百分比(%)
动物类			40~50
豆类			
谷类			50~60
蔬菜类			
总计			100

表 8-29　一日三餐热能分配比

餐次	热能	占总热能百分比	推荐三餐比(%)
早餐			30
中餐			40
晚餐			30
总计			100

（秦　浩　周　健）

第八节　作业环境粉尘的测量与评价

一、实验目的

本次实验通过对水泥厂粉尘作业环境进行实地采样调查和实验室检测分析，使同学们初步掌握粉尘作业环境全面监测的方法，并能对结果进行综合评价，以增强学生的实际工作能力。

二、背景资料

作业环境中常常同时存在多种生产性粉尘，有无机粉尘、有机粉尘和混合性粉尘。根据粉尘颗粒大小可将粉尘分为非吸入性粉尘、可吸入性粉尘和呼吸性粉尘。在粉尘作业人群中主要的职业病是尘肺。尘肺是一种由生产性粉尘引起的以肺组织纤维化为主的全身性疾病。目前尘肺病仍是我国最严重的职业病。尘肺一旦发生，不能根治。因此，对作业环境的粉尘进行全面的监测与评价，将其控制在我国职业接触限值内，对于预防及控制尘肺病的发生发展、保护职业人群的健康具有极为重要的现实意义。

三、实验要求

(1) 掌握粉尘采样的方法、样品的储存、目镜测微尺的标定及粉尘测定的卫生学意义。

(2) 熟悉粉尘采样的工作流程及监测方法。

(3) 了解生产工艺过程、识别生产中存在的有害因素。

四、实验内容及安排

(1) 深入现场了解水泥厂作业的基本情况：一般情况、生产工艺流程、有害因素、防护措施、职业病患病情况、卫生保健措施等。

(2) 分析水泥厂作业中的主要有害因素，制订调查计划，进行实地调查。

(3) 对水泥厂作业环境进行有害因素监测：①粉尘总浓度测定；②呼吸性粉尘浓度测定；③粉尘分散度测定；④粉尘中游离二氧化硅含量测定；⑤气象条件测定；⑥同时应进行噪声、振动强度测定；⑦必要时可进行辐射强度测定。

(4) 调查及检测结果的分析与评价。

五、案例与问题

某水泥厂于2002年建设投产,目前职工210人,接尘作业工人159人,水泥年产量200万吨/年。水泥生产采用"两磨一烧"的工艺,粉尘主要在生料磨、立窑煅烧、熟料配料和包装等工序产生。为控制水泥粉尘对人体的危害,监督防尘设施的预防效果,需要对该厂进行粉尘浓度现场监测及卫生学调查,我们将如何开展此项工作呢?

(1) 试述生产环境现场粉尘采样的注意事项。

1) 采样方法:多采用定点长时间采样。

2) 选择监测点:应根据监测的目的和现场调查结果,选出作为长期或定期采样/监测的有代表性的作业点。通常设在有代表性的工人接尘点(工人作业活动范围)。设点数目应按生产工艺流程、不同的岗位和工序、凡有粉尘逸散的作业点分别设点。

3) 采样高度:一般距离地面1.5m,为工人作业时的呼吸带高度。

4) 采样流量:多为1~5L/min,采样时间常为1~8h,对于污染严重的地点,可设流量1L/min,时间为1h。

5) 采样数目:各监测点均采集2个平行样品。

6) 采样频率:每天上、下午各采样一次,每年至少一天。

7) 采样的同时测定并记录当天、当地的气象条件(气温、气湿、气流和气压)。

(2) 粉尘作业环境的测量与评价工作应包括哪些内容?

1) 首先应做好采样前的准备工作,如检查粉尘采样器是否能正常工作、滤膜数量是否足够、气象测量工具是否带齐等。

2) 到达作业环境后,立即调查企业的基本情况。

3) 深入现场了解作业基本情况,记录作业流程,绘制工艺流程图。

4) 进行劳动条件、劳动组织及班次的调查。

5) 职业有害因素的种类及接触人数调查。

6) 作业环境及接触者健康状况调查。

7) 职业防护设施及使用情况等。

8) 生活福利、医疗卫生服务情况和劳动者反映等调查。

(3) 作业环境粉尘检测分析的主要项目有哪些?

作业场所空气中粉尘的化学成分、浓度和分散度是直接决定其对人体危害性质和严重程度的重要因素。游离二氧化硅的含量越高,致纤维化作用越强,发病时间越短,病情越严重。分散度是物质被粉碎的程度。常以粉尘颗粒直径大小的数量百分组成来表示。粉尘分散度越大,颗粒粒径越小,致病能力越强。

对于采集来的粉尘样品要及时进行实验室分析,主要项目有:总粉尘浓度测定、呼吸性粉尘浓度测定、粉尘分散度测定、粉尘中游离二氧化硅含量测定。

(4) 如何对结果进行综合评价?

根据现场的职业卫生学调查结果、各监测指标检测结果以及作业人员的健康监护资料,对生产环境中的粉尘及企业防护措施的有效性进行综合评价,并提出改进意见。

(5) 现请你对本实验开篇提出的水泥厂进行粉尘的调查与评价,其调查内容包括哪些方面?该如何开展调查及评价呢?请根据所学内容,查阅文献进行思路总结。

(6) 试述生产性粉尘的来源、分类及其危害。目前,哪些行业及部门是我国防尘、防治尘肺的重点？根据理论课所学知识,查阅文献,思考总结。

粉尘浓度、分散度测定方法参见第五章第三节。

(邢　杰　翟庆峰)

第九节　城市公交车噪声及细菌污染情况检测

城市公交车是当前人们出行的主要交通工具之一,因此公交车上的空气质量以及噪声、振动等状况与市民的健康密切相关。

一、实验目的

(1) 掌握公交车细菌污染、噪声及振动的测定方法。

(2) 了解公交车厢内设备细菌污染情况,公交车噪声、振动的状况。

(3) 根据结果提出改善公交车卫生状况的措施,防止接触途径传染疾病。

二、实验对象

选取市区某一条公交线路上两种车型,即全封闭式空调车和相对开放的非空调车。

三、实验器材

高压蒸汽灭菌器;恒温培养箱;冰箱;平皿(直径 9cm);10ml 试管,量筒,烧瓶,pH 计或精密 pH 试纸等;灭菌棉签、HS5660A 型精密脉冲声级计;HS5933A 型环境振级分析仪。

四、实验试剂

1. 菌落总数测定(倾注培养法)　营养琼脂培养基:蛋白胨 10g、牛肉膏 3g、氯化钠 5g;琼脂 15~20g、蒸馏水 1000ml。

制法:将除琼脂以外的各成分溶解于蒸馏水内,加入约 15%氢氧化钠溶液 2ml,校正 pH 至 7.2~7.4。然后加入琼脂并加热煮沸,使琼脂溶化。分装到烧瓶,于 121℃ 高压灭菌 15min。

2. 大肠埃希菌测定(三步法)

第一步:乳糖胆盐发酵管(按 GB4789.28 中 4.9 规定)

蛋白胨 20g、猪胆盐(或牛、羊胆盐)5g、乳糖 10g、0.04%溴甲酚紫水溶液 25ml;蒸馏水 1000ml、pH7.4。

制法:将蛋白胨、胆盐及乳糖溶于水中,校正 pH,加入指示剂,分装到试管中,每管 10ml,并放入一个小导管,于 115℃高压灭菌 15min。

第二步:伊红-亚甲蓝琼脂平板(按 GB4789.28 中 4.25 规定)

蛋白胨 10g;乳糖 10g、磷酸氢二钾 2g、琼脂 17g、2%伊红 Y 溶液 20ml、0.65%亚甲蓝溶液 10ml、蒸馏水 1000ml、pH7. 1。

制法:将蛋白胨、磷酸盐和琼脂溶解于蒸馏水中,校正 pH,分装到烧瓶内,于 121℃ 高压灭菌 15min 备用。用前加入乳糖并加热溶化琼脂,冷至 50~55℃,加入伊红、亚甲蓝溶液,摇匀,倾注平板。

第三步:乳糖发酵管(按 GB4789. 28 中 4. 10 规定)

蛋白胨 0. 2g、氯化钠 0. 5g、乳糖 5g、2% 溴麝香草酚蓝水溶液 1. 2ml、蒸馏水 100ml、pH7. 4。

制法:除乳糖以外的各成分溶解于 50ml 蒸馏水内,校正 pH。将乳糖溶解于另外 50ml 蒸馏水内,分别于 121℃ 高压灭菌 15min,将两液混合,以无菌操作分装于灭菌小试管中。

3. 粪大肠埃希菌测定 EC 肉汤(按 GB4789. 28 中 4. 11 规定)

胰蛋白胨 20g、3 号胆盐(或混合胆盐)1. 5g、乳糖 5g、磷酸氢二钾 4g、磷酸二氢钾 1. 5g、氯化钠 5g、蒸馏水 1000ml。

制法:将上述成分混合,溶解后,分装于有发酵导管的试管中,121℃ 高压灭菌 15min,最终 pH 为 6. 9±0. 2。

五、实验步骤

1. 检测分组

(1) 空调车与非空调车开车前后的细菌污染情况检测。

(2) 车厢内噪声、振动的检测。

2. 细菌污染调查(涂抹法) 选择具有代表性的一条公交路线的空调车与非空调车,每种车型随机抽取 2 辆公交车,共 4 辆公交车,以车厢内对角线分为车前、车中和车后三点进行采样。采样的设点与人呼吸道高度一致(1. 0~1. 5 米),每点做平行样 2 个。以沾湿灭菌生理盐水的灭菌棉签于开车前和开车后各在扶杆、座椅和车窗的乘客接触面进行涂抹约 $20cm^2$,然后将棉签用灭菌剪刀剪下放入装有 10ml 的灭菌生理盐水中,于 4h 内送检。

3. 车厢内噪声和振动的调查 在司机座位附近 $1m^2$ 的范围内设置检测点测量等效噪声(A 声级)和振动。

六、计 算

调查数据利用 SPSS 统计软件进行统计,结果与《公共场所卫生标准 · 公共交通工具卫生标准》(GB9673—1996)进行比较分析,各检测分组之间的比较分析。

七、实验结果

根据实验结果写出全面总结,向所调查部门和有关上级部门回报。报告应针对所发现的问题作出卫生学评价,并提出切实可行的干预措施建议。

(邢 杰)

第九章　公共卫生危机管理

第一节　突发公共卫生事件的现场调查与处置

一、实 验 目 的

（1）通过对突发公共卫生事件典型案例的分析、讨论，使学生掌握突发公共卫生事件应急调查技能和处置方法，熟悉国家处置突发公共卫生事件的有关法律、法规。

（2）通过对突发公共卫生事件现场处置案例的分析和讨论，提高学生对突发公共卫生事件的理解和认识，提高其处置事件的能力。

二、核心知识点

（一）突发公共卫生事件的定义

突发公共卫生事件是指突然发生，造成或者可能造成社会公众健康严重损害的重大传染病疫情、群体性不明原因疾病、重大食物和职业中毒以及其他严重影响公众健康的事件。

（二）突发公共卫生事件的现场调查和处置

1. 基本目的　通过对可能或已发生的突发公共卫生事件的现场调查与处置，确定事件性质与强度，查明病因和相关危险因素，可以提出有针对性预防控制措施，及时控制和消除事件的危害和影响，从而保障公众的身体健康与生命安全。

2. 主要工作　县级疾病预防控制机构接到事件相关信息后，应立即核实信息是否属实，经初步证实后立即报告同级卫生行政部门，并迅速组织进行现场调查和实施控制措施。当事件规模达到突发公共卫生事件相应级别时，根据分级处置的原则，应建议卫生行政部门报请当地政府启动突发公共卫生事件应急预案，并按照图 9-1 所示流程开展工作。

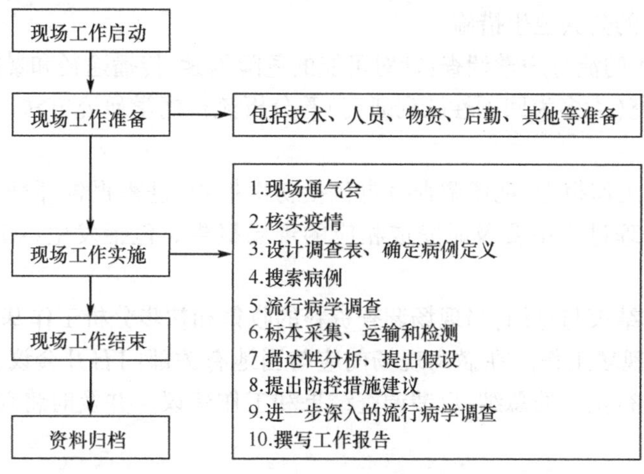

图 9-1　突发公共卫生事件现场调查与处置流程

（1）现场处置准备：现场工作组在赶赴现场前，应了解事件的性质、发生的地点（单位）、时间、发病人数、死亡人数、受威胁人数；对已有的资料进行分析，形成初步假设，针对假设起草现场工作方案。并从技术、人员、物资和后勤保障等方面进行准备。

（2）现场工作实施：事件的调查与处置必须根据预案（或技术方案）的规定有序进行。可分为以下几个步骤：

1）现场通气会：现场工作组一旦到达现场，应立即与当地有关部门一起召开有关会议，听取汇报，了解情况，交流意见，确定现场工作计划，商议初步的预防控制措施实施计划，安排布置有关工作。

2）核实疫情：与参与诊治的临床医生进行访谈，查阅病历记录，核实化验结果，收集临床相关资料；访视部分病例，必要时亲自对现症病例进行体格检查和采样检测。根据病例的临床表现、实验室结果，结合流行病学资料进行综合分析，对疫情性质做出初步判断。

3）设计调查表，确定病例定义：根据事件性质，采用现有调查表或根据现场具体情况进行补充修订或重新拟订。在病原或流行因素还未明确的情况下，调查表的内容应该全面和详尽，包括基本信息、临床相关信息、流行病学信息、采样及检测结果等。在现场调查早期或搜索病例阶段，建议使用敏感性高的病例定义；在病因研究阶段应使用特异性高的病例定义。

4）搜索病例：初步调查的基础上建立病例定义，分为确诊病例、临床诊断病例、疑似病例。按照病例定义开展病例搜索，列出病例信息清单（或一览表），并对病例进行流行病学个案调查。

5）流行病学调查：对发现并核实后的每一个病例都应及时地进行详尽的流行病学调查，完整地逐项地填写个案调查表。在个案调查的基础上，根据需要，有针对性地开展某些专题调查。

6）标本采集、运输和检测：根据调查情况，采集患者、宿主动物和传播媒介等标本，及时进行实验室血清学和病原学检测，明确病因或病因线索。

7）描述性分析，提出假设：在全面调查的基础上，对调查资料进行整理归纳分析，选用恰当的统计图表，以形象、直观、明了的方式展示疾病三间分布状况。必要时，建立和提出病因假设。

8）提出防控措施建议：事件发生初期，即使没有明确的与病因有关的流行病学证据，也要提出并采取特定的公共卫生措施。

9）进一步深入的流行病学调查：针对可能的危险因素、传播途径和暴露人群，应用病例对照研究、队列研究（大多为回顾性队列研究）等分析流行病学研究方法，对病因假设、传播规律等进行调查。

10）撰写现场工作报告：现场调查报告包括初次报告、进程报告、阶段报告、结案报告。在暴发疫情应急处理过程中要及时完成相应的现场报告。包括发生（初次）报告、进程报告、结案报告。

（3）现场工作结束与总结：当现场调查资料的收集和初步分析工作基本完成，事件得到有效控制，可结束现场工作。在撤离现场前应与当地有关部门召开会议，对现场流行病学调查和处置工作进行正式的总结，反馈调查结果和工作建议。并及时将现场调查资料进行归档。

三、实验内容及安排

（1）要求学生复习并掌握突发公共卫生事件的概念和处置措施，熟悉国家处置突发公共卫生事件的有关法律法规和要求，及传染病流行病学及暴发调查的相关知识，了解我国突发公共卫生事件的现状等背景知识。

（2）结合下面的实验案例，在带教老师的指导下，学生分组讨论本实验案例所提出的问题，并完成问题中相关指标的计算。最后教师进行总结，学生课后独立完成实验报告。

四、实验案例与讨论

1998 年 7 月 15 日，某市 G 医院接到群众急救电话报告，与其毗邻的长途客运站一名男子晕倒。G 医院立即组织急救出诊，将该男子收入院。患者张某，25 岁，为外来务工人员，在某建筑工地打工。7 月 13 日出现腹泻呕吐症状，无痛性腹泻达每日 10 余次，排出的粪便初为黄色稀便，后为水样便；呕吐为喷射性，不伴恶心，每日 5 次，导致其无法继续务工，故欲回老家治病休养。7 月 15 日到长途客运站后，因体力不支晕倒。

（1）针对张某这类病因不明疾病的急诊患者，你考虑应从哪些方面入手进行诊断？

（2）请根据你所掌握的知识，列出几种与张某临床表现相似的肠道传染病。

（3）根据已知张某的临床资料，请为问题 2 所列出的每一种疾病列出支持的证据和不支持的证据，然后对列出的可疑疾病逐个进行排除。

（4）现在还剩下哪几个疾病？如果要在这几个疾病中确定究竟是哪个疾病，尚须做哪些检查，补充哪些方面的资料？据该市卫生防疫部门通报，当地已有 10 余年未发生霍乱疫情，但自今年 6 月以来陆续发生二十余例病例，因此要求各医院加强门诊霍乱病例监测，逢泻必检。结合张某的临床表现，医生考虑应该首先确定是否为霍乱。对张某大便的悬滴检查显示，镜下可见运动活泼呈穿梭状的弧菌。故初步诊断为：霍乱疑似病例。

（5）当发现传染病时，医院接诊医生应开展哪些工作？

（6）当发现甲类传染病时，医院应该如何报告？对报告时限有什么要求？

医院立即向该市疾病预防控制中心（CDC）作了报告。对张某按肠道传染病进行隔离治疗；并按要求对张某的吐泻物和接诊病室、医院外环境进行消毒处理；在医院各科室对腹泻病人进行排查。

（7）CDC 接到疫情电话报告时，需了解哪些情况，开展哪些工作？

医院报告：患者 2 个月前来到本地，一直居住在其务工的建筑工地工棚内，主要与老乡及同事接触，没有外出史，其打工的建筑工地近期出现多例相同症状病例。

（8）请问该起事件是否为疾病暴发？

（9）请阐述疾病暴发的调查步骤。

晚 18 时左右，CDC 专业人员赶到医院对张某进行个案调查。在核实诊断后，即刻赶赴患者居住工地开展流行病学调查。调查结果如下：该工地为一新开发正在修建的小区，工地周围散在居住约 2000 名村民。由于工作任务不同，工人分 2 个工棚居住，患者所住工棚位于小区工地外，共 52 人，最小 20 岁，最大 51 岁，除 2 名女性负责做饭外，其余均为男性。另一工棚在小区内，大多数工人均居住于此，约 200 余人。两个工棚距离约 500 米，平时工人来往不多，仅老乡间偶尔走动。调查发现，患者所在工棚有 14 人，一周内有腹泻史，其中

2 人已痊愈,当日还有 5 人腹泻且症状严重,每天腹泻均达 7~8 次,伴呕吐,2 人已出现脱水症状。据工人反映,该工棚有 2 名工人 1 小时前已赶往火车站准备乘火车返乡。另一工棚内尚未出现腹泻呕吐病例。

病例发病时间分布:7 月 11 日 3 例、12 日 3 例、13 日 4 例、14 日 3 例、15 日 1 例。

(10) 请绘制该病的病例发病时间分布图,并根据时间分布图的特征判断本次疾病暴发的暴露类型。

(11) 对该工地、患者和其他工人应该如何处置?

(12) 对离开准备返乡的 2 名工人应该如何处置?

CDC 工作人员对患者所在工棚所有人员及另一工棚中近期与患者有过密切接触史的 4 名老乡采集了粪便标本。同时采集该工棚水桶中饮用水、当日剩余食物、地面、桌面、门把手、排泄物可能污染的环境标本进行送检。检验结果发现除患者及其他有症状者粪便霍乱弧菌培养结果阳性外,同时尚有 9 人为阳性结果,另一工棚的密切接触者未出现阳性结果。饮用水、地面、门把手等部分环境标本为阳性。经调查,患者所在工棚自已解决餐饮问题,食物是 2 名女性工人烹饪,近期均为熟食。饮用水则来源于附近一村民家自抽水井水。另一工棚的饮食则由建筑公司提供,饮用水为自来水。

(13) 请阐述霍乱密切接触者的处理原则。

(14) 你认为是否应该对该工地周围居住的村民进行调查?

(15) 你认为造成本次霍乱暴发的原因可能有哪些?

(16) 请阐述确定首发病例的意义?

(17) 应该如何进一步查找传播途径和传染源?

据了解,该工地工人大多来自农村,有喝生水的习惯,为进一步确定喝生水的习惯与患病的关系,进行了病例对照研究。结果见表 9-1。

表 9-1 是否有喝生水的习惯与霍乱的病例对照

是否有喝生水的习惯	病例组	对照组	合计
是	20	7	27
否	4	21	25
合计	24	28	52

(18) 请对表 9-1 进行统计分析,计算关联强度指标,并对结果做出合理解释。

水井水样的检查结果为霍乱弧菌阳性。井水所属村民家共 5 人,1 人检出阳性。环境调查显示,该井位于一个小山坡下,在距该井约 50 米的山坡上,有 1 户村民居住,该户村民家使用的厕所为旱厕,近来由于雨水较多,该户村民家厕所污水溢出,沿山坡流下,对井水造成了持续污染。对该户村民家庭成员的大便检查显示,其户主大便霍乱弧菌培养阳性,但未发病。10 天前该户主刚从邻乡打工回来。

(19) 要确定该户主是否为本次霍乱疫情暴发的传染源需要哪些证据?

(20) 是否需要对该户主打工的邻乡进行调查?

(21) 是否需要对疫区采取封锁措施?为什么?

(22) 请阐述对被污染的井水的处置措施。

经对发现的患者和大便培养阳性者的隔离治疗,对患者所在工棚工人和密切接触者的预防性服药,更换水源及对疫区环境采取灭蝇等消毒措施后,疫情很快得到控制,除7月16日患者所在工棚的工人中出现1例新病人外,1周内再没有新病例发生,遂于7月22日解除了对疫区的封锁。

(23) 应该从哪些方面评价突发公共卫生事件的处置过程、措施和效果?

(王春平　刘成凤)

第二节　临床医生在突发公共卫生事件应急处置中的职责与自我保护

一、实验目的

(1) 初步掌握《突发公共卫生事件应急条例》《职业医师法》等法律法规中确定的临床医生在突发公共卫生事件应急处置中负有的职责。

(2) 通过案例讨论使临床专业的学生建立在突发公共卫生事件处置中的职责意识和法律意识,提高临床专业的学生在今后的临床工作中发现和处置突发公共卫生事件的能力,并建立自我保护的意识。

二、核心知识点

1. 临床医生在突发公共卫生事件应急处理中的职责　国家有关突发公共卫生事件的立法日益完善,医疗机构在突发公共卫生事件应急处理中的职责越来越明确。传染病疫情和突发公共卫生事件应急处理是医疗机构承担的公共卫生工作。医疗机构要做好这两项工作,离不开临床医生及时报告和处理。因此,加强临床医学生突发公共卫生事件应急处理职责和法律法规教育,使其在进入临床工作前就明确自己应负的职责,了解相关法律法规对医疗机构完成突发公共卫生应急处理工作任务具有十分重要的意义。

根据《执业医师法》、《食品安全法》、《突发公共卫生事件应急条例》、《国家突发公共卫生事件应急预案》、《群体性不明原因疾病应急处置方案(试行)》、《突发公共卫生事件与传染病疫情监测信息报告管理办法》,临床医生在突发公共卫生事件应急处理中的主要职责包括:履行法律规定的义务,及时准确的诊断和判定事件性质,及时规范地做好突发公共卫生事件的报告,真实、及时准确的记录患者信息,协助有关部门开展标本的采集、流行病学调查工作,全力做好病人的救治,服从卫生行政部门的调遣和开展对突发公共卫生事件的研究。

2. SAS事件中的医务人员感染情况　始于2002年末的"非典"防控中显示出我国医学教育中"医防分离"、"重治轻防"的弊端,尽管在这场战斗中医护人员表现出了前赴后继、义无反顾的大无畏精神,以自己的健康甚至生命为代价救死扶伤,真情感动了全社会,但许多医护人员防治传染病和应对突发公共卫生事件知识的缺乏,却也成为"非典"疫情扩散的原因之一,医护人员也为此付出了沉重的代价。

卫生部公布的数据显示,在抗击非典的战斗中,共有969名医务人员被感染患病,占全国累计病例的18.2%。

随着医学专业领域的细化发展,医院各科室的专业划分也越来越细。一些科室很少处理传染性疾病,遇到需要急救的患者就往 ICU 转。很多医护人员不了解烈性传染病,不了解国家法律法规对突发公共卫生事件的处置规定。疫情发生后,有些医生不知道需要报告,不知道如何报告,不知道如何对患者进行处置,也忽视了保护自己。

科学发现的速度和交流的速度是对传染病、新发疾病和突发公共卫生事件做出反应的关键。临床医生是最早接触病人者,对传染病、新发疾病和突发公共卫生事件保持高度警惕,掌握相关疾病的基础知识和国家的相关法律法规,提高自我保护意识,对尽早地发现传染病、新发疾病和突发公共卫生事件,防止疫情扩散,对保护医护人员的生命和健康具有十分重要的意义。

对 5 家香港医院非典救治记录的研究结果显示,254 名无防护地接触病人的工作人员中,13 名被感染,感染率 5. 1%,而在采用了口罩、手套、防护服和洗手等措施防护的 69 名医护人员中,未发现被感染者。这项研究证明,有效的防护是保护医护人员免受感染的关键。问题是如何提高医护人员在日常工作中的自我防护意识和能力,而不是在疫情已经明确后才采取措施。

本实验以"不明原因肺炎"为案例,重点培养学生对传染病疫情的发现能力,提高警惕和自我保护意识,同时,掌握国家对传染病疫情的报告和处置的有关规定,学习有关对传染病人的隔离、消毒等基础知识。

"不明原因肺炎"并不是一个严谨的医学概念,并不是所有的"不明原因肺炎"都是传染病,其中有相当比例的患者是临床一般肺炎患者。但"不明原因肺炎"也包含了 SARS、人感染高致病性禽流感、肺炭疽、肺鼠疫及其他呼吸道传染性疾病。因此,以"不明原因肺炎病例"为例,学生通过对相关问题的课堂时论,通过举一反三,将会更好地学会如何发现、处置突发公共卫生事件和学会面对传染病人时如何保护好自己。

三、实验内容及安排

(1) 教师提前 1 周布置实验,对学生进行分组。要求学生课前预习本实验指导和提出的问题,并根据案例提出的问题查阅《传染病防治法》、《突发公共卫生事件应急条例》、《国家突发公共卫生事件应急预案》、《群体性不明原因疾病应急处置方案(试行)》、《突发公共卫生事件与传染病疫情监测信息报告管理办法》等法律文件,初步掌握上述法律法规对突发公共卫生事件临床处置的相关规定。

(2) 实验分组:一般 10~20 名学生一个小组。

(3) 本实验采用课堂讨论的方式进行,带教老师首先根据实验背景材料阐述开展本实验的目的、意义和要求,介绍实验案例讨论。通过对案例问题的讨论,引导学生逐渐展开对案例的分析和思考。要求学生在围绕案例进行讨论时,不仅要表明观点,更重要的是必须为自己的观点提供依据。

(4) 总结与点评要点:总结要围绕每一个问题进行,对讨论中存在的问题、收获进行总结;教师在点评中,重点是围绕每一个问题所涉及的知识点对学生讨论中的观点和依据的充分性进行点评。讨论完成后,由各组选出一名学生对实验进行总结。最后,教师点评。

四、实验案例与讨论

［病例］　2003年3月4日,某县人民医院门诊。患者,王女士,38岁。临床症状:干咳、寒战、全身乏力3天,发热2天。体温39℃,白细胞$2.1\times10^9/L$。胸片:两下肺纹理增粗,模糊,左心肺角片状密度增高影,边界模糊。自患病以来,使用过多种抗生素治疗效果不明显。

问题讨论一:根据临床表现和治疗过程,你认为该患者有哪些特点应该引起临床医生的警惕?为什么?

《全国不明原因肺炎病例监测、排查和管理方案》(卫应急发[2007]158号)对不明原因肺炎病例制定了明确的定义,即:同时具备以下4条,不能明确诊断为其他疾病的肺炎病例:①发热(腋下体温注38℃)。②具有肺炎的影像学特征。③发病早期白细胞总数降低或正常,或淋巴细胞分类计数减少。④经规范抗菌药物治疗3~5天(参照中华医学会呼吸病学分会颁布的2006版"社区获得性肺炎诊断和治疗指南"),病情无明显改善或呈进行性加重。

问题讨论二:如果你认为对该患者的病情需要警惕,接下来病史应该重点询问哪些问题?

根据患者的临床表现,如果符合"不明原因肺炎病例"定义,临床医生应重点询问其治疗史和流行病学史,以便做出进一步的判断。主要包括:患者外出史、与类似临床表现的患者的接触史、周围有无病例发生,相关高危职业史(例如从事SAR5-CoV检测、科研相关工作或可能暴露于动物和人禽流感病毒或潜在感染性材料的实验室人员;饲养、贩卖、屠宰、加工家禽人员及从事禽病防治的人员;未采取严格的个人防护措施,处置动物高致病性禽流感疫情的人员;未采取严格的个人防护措施,诊治、护理人禽流感或SARS疑似、临床诊断或实验室确诊病例的医护人员等)以及其他接触禽类或野生动物或暴露于这些动物排泄物及其污染环境的情况等内容。

经进一步询问发现,患者王女士为某县某村的村民,主要在家从事农业生产劳动。一周前,家中饲养的5只鸡不明原因死亡。其母亲于3月2日去世。2月26日,其母亲因出现发热、全身疼痛,伴有咳嗽、咳痰也在该县人民医院门诊就诊。因病情无明显改善,症状加重,于2月27日入住县人民医院治疗。入院诊断:①肺部感染;②急性肺水肿。经多种抗生素治疗无明显效果。3月2日凌晨突然出现意识丧失,经抢救无效于凌晨1:40时死亡。临床诊断死亡原因:急性肺水肿(肺水肿原因不详)、急性呼吸窘迫综合征、呼吸衰竭。在其母亲患病期间,王女士一直在身边照顾。在其母亲去世前1天,王女士已经出现全身乏力表现,母亲去世当天她就开始出现发热。当时以为是因为照顾母亲劳累过度,没太注意,只服用了一般"感冒药"。

问题讨论三:根据上述信息,请判断患者王女士及其母亲所患疾病的特点是否符合"聚集性不明原因肺炎病例"的定义?哪些表现符合?

根据《全国不明原因肺炎病例监测、排查和管理方案》确定的定义,聚集性不明原因肺炎病例是指:两周内发生的有流行病学相关性的2例或2例以上的不明原因肺炎病例。

有流行病学相关性是指病例发病前曾经共同居住、生活、工作、暴露于同一环境,或有过密切接触,或疾病控制专业人员认为有流行病学相关性的其他情况,具体判断需由临床医务人员在接诊过程中详细询问病例的流行病学史，或由疾病控制专业人员经详细的流行病学调查后予以判断。

问题讨论四：如果医生认为符合“聚集性不明原因肺炎病例”定义，临床医生该如何处置？

接诊医生认为，王女士及其母亲所患疾病的特点基本符合“聚集性不明原因肺炎病例”的定义。主要理由：

(1) 王女士具有发热(腋下体温39℃)、胸片有肺炎的影像学特征、白细胞总数明显降低、经多种抗菌药物治疗3天病情无明显改善。但抗菌药物治疗是否规范不明。

(2) 王女士的母亲所患疾病与其临床表现类似，且病情进展迅速，主要临床表现为“肺部感染”，并已因该病死亡，她们有可能是同一种疾病。在其母亲生病期间王女士一直在身边照顾，有密切接触史，符合聚集性不明原因肺炎病例定义：“两周内发生的有流行病学相关性的2例或2例以上的不明原因肺炎病例。”

(3) 王女士家饲养的鸡在其母亲病前曾出现不明原因死亡情况，王女士及其母亲与这些鸡有过密切接触史。

接诊医生立即将情况向医院感染科作了报告。报告引起了院方的高度重视。院方认为，一周之内，收治了来自同一家庭的两例不明原因肺炎病例，即使不是不明原因肺炎病例，但具有明显的家庭聚集性，有接触病死家禽史，结合临床表现，该病很可能是感染性疾病。

问题讨论五：根据《全国不明原因肺炎病例监测、排查和管理方案》的规定，医院在接到临床医生有关“不明原因肺炎病例”或“聚集性不明原因肺炎病例”报告后应该如何处置？

县人民医院院长指示门诊部，立即将病例收治入院，按呼吸道传染病隔离治疗。同时亲自挂帅，立刻召集全院由传染病科、内科、医院感染科、检验科和放射科等科室医生组成的专家组开展会诊。

专家组形成了书面会诊意见，认为，根据该病例临床表现和流行病学史，不能排除“人禽流感”的可能。医院感染科立即以“聚集性不明原因肺炎病例，人禽流感病例?”进行网络直报，同时电话向县疾控机构报告，并填写不明原因肺炎病例的“传染病报告卡”。

问题讨论六：医院进行“不明原因肺炎病例”报告应该收集和报告哪些内容？根据专家组会诊意见，医院立即采取紧急应急措施：

(1) 对患者王女士采取呼吸道传染病隔离治疗措施，并加强临床救治力量。

(2) 对接待王女士就诊的诊室立即进行全面消毒。

(3) 加强医护人员的个体防护，严格医院各科室消毒隔离措施，防止医源性感染的发生。

(4) 对与两病例密切接触的医护人员进行登记和观察，如发现异常，及时报告。

(5) 按照发热门诊的要求，尽快建立分诊制度，发热门诊医护人员应做好个人防护。

(6) 立即在各业务科室开展病例搜索和监测工作，发现类似病例就诊，及时进行报告。

(7) 采集患者的临床标本，并妥善保存，以备送检。

(8) 整理患者的临床资料，为进一步开展流行病学调查及为各级专家组会诊提供相关临床资料，并做好协助县疾控机构开展调查的准备工作。

问题讨论七：

(1) 简述对呼吸道传染病病人的隔离要求。

(2) 医务人员在对不明原因肺炎病例进行诊治和采集临床标本时,需要采取的基本个人防护措施有哪些?

(3) 针对不明原因肺炎病例,应该采集哪些临床标本?

(4) 医院为什么要决定在各业务科室开展病例搜索和监测工作? 如何去发现和搜索病例?

(5) 如何定义搜索病例的"病例定义"?

(6) 能引起肺炎或聚集性肺炎的病原有哪些? 哪些病原引起的肺炎可以人传人?

(7) 简述常用的两种消毒剂——过氧乙酸与氯化消毒剂的消毒原理和常用物品的消毒浓度。

(王春平　张光成)

第三节　环境污染案例分析

一、目 的 要 求

(1) 掌握环境污染案例的调查分析方法。

(2) 了解环境污染所致公害事件的危害性及防治。

二、案 例 讨 论

【案例】　水俣病公害事件

资料1:水俣湾位于日本九州岛西侧不知火海东岸。水俣市是以新日本氮肥厂为中心建立起来的市镇,人口大约10万。

1956年4月,一名5岁11个月的女孩被送到水俣工厂附属医院就诊,其主要症状为脑障碍:步态不稳,语言不清,谵语等。在以后的五周内,病儿的妹妹和近邻中的四人也出现了同样的症状。1956年5月1日,该院院长向水俣市卫生当局作了报告,说"发生了一种不能确诊的中枢神经系统疾病的流行"。因这些人的症状和当地猫发生的"舞蹈病"症状相似,又因病因不明,故当地人称这为"猫舞蹈病"或"奇病"。

经过工厂附属医院、市卫生当局、市医院及当地医师会的调查,发现儿童及成年人中都有病例发生,初步调查共发现了30例患者,其中一部分自1953年就已发病并多数住在渔村。过去对这些患者的诊断不一,有的被诊断为乙型脑炎,有的被诊断为酒精中毒、梅毒、先天性运动失调及其他。因患者发病时期正赶上各种传染病流行期,且呈地方性和聚集性,故判定为一种传染病并采取了相应的措施。

问题讨论一:

(1) 你认为水俣湾附近发生的这些病例可能是什么原因引起的? 为什么?

(2) 为什么当时会判定在人群中流行的病为传染病?

(3) 要找出引起本事件的原因,应做哪些调查? 请设计一个调查方案?

资料2:1956年8月熊本大学医学部成立水俣病研究组,对流行原因进行了调查。他们发现早在1950年,在这一水域就曾发现异常现象:鱼类漂浮海面,贝类经常腐烂,一些海藻枯萎。1952年发现乌鸦和某些海鸟在飞翔中突然坠入海中。有时章鱼和乌贼漂浮于海面,呈半死状态,以至儿童可直接用手捕捞。到1953年,发现猫、猪、狗等家畜中出现发狂致死的现象。特别引人注目的是当地居民称为"舞蹈病"的猫。即猫的步态犹如酒醉,大量流涎，突然痉挛发作或疯狂兜圈，或东蹿西跳，有时又昏倒不起。到 1957～1958 年，因这样病死的猫很多，致使水俣湾附近地区的猫到了绝迹的程度。但是，水俣湾中的鱼类，大部分仍能继续生存，渔民照样捕鱼，居民仍然以鱼为主要食品。

流行病学调查后，专家们认为该地区的疾病不是传染性疾病，而是因长期食用水俣湾中鱼贝类后引起的一种重金属中毒，毒物可能来自化工厂排出的废水。进一步调查发现，当时工厂废水中含有多种重金属，如锰、钛、砷、汞、硒、铜和铅等。尽管研究人员在环境和尸体中检出了大量的锰、硒、钛，但以猫进行实验时却不能引起与"奇病"相同的症状。虽然研究组未能找到原因物质，但他们在 1957 年的研究中发现，由其他地区移来放到水俣湾中的鱼类，很快蓄积了大量的毒物，用这些鱼喂猫时，也引起了水俣病的症状。即受试猫每日三次，每次喂以捕自水俣湾中的小鱼 40 条，每次总量为 10 克。经过 51 天(平均)，全部受试猫出现了症状。由其他地区送来的猫，喂以水俣湾的鱼贝类后，在 32～65 天内也全部发病。

问题讨论二：

(1) 该次中毒事件可否定为环境污染？什么是环境污染？当时未采取任何措施会造成哪些影响？

(2) 研究组进行的实验研究为什么能证明水俣湾水域受到了严重污染？要充分证实这个问题还应做哪些研究工作？

(3) 请从本例说明食物链在生物富集中的作用。

资料 3：1958 年 9 月，熊本大学武内教授发现水俣病患者的临床表现和病理表现与职业性甲基汞中毒的症状非常吻合。因此，研究组开始用甲基汞进行实验，结果投给甲基汞的猫出现了与吃水俣湾的鱼贝类后发病的猫完全相同的症状。与此同时，研究组进行了第一次环境汞的调查。结果表明，水俣湾的汞污染特别严重，在工厂废水排出口附近底质中含汞量达 2. 010ppm，随着与排水口距离的增加，含汞量也逐渐减少。水俣湾内鱼贝类的含汞量也很高，贝类含汞量在 11. 4～39. 0ppm 之间，牡蛎含汞量为 5. 61ppm，蟹为 35. 7ppm。当地自然发生的病猫和投给甲基汞的实验性病猫的含汞量为：肝 37～145. 5ppm(对照组为 0. 9～3. 6ppm)；肾 12. 2～36. 1ppm(对照组 0. 09～0. 82ppm)；脑 8. 05～18. 6ppm(对照组 0. 05～0. 13ppm)；毛发 21. 5～70ppm(对照组 0. 51～2. 12ppm)。

23 名水俣病死者脏器中含汞量也很高。1960 年调查发现患者的发汞值高达 96. 8～705ppm。停止吃鱼后，发汞量逐渐下降；健康者中发汞高达 100～191ppm。1960 年 9 月内田教授从一个引起水俣病的贝类体中提取出了甲基汞。

问题讨论三：

(1) 研究组的环境汞调查说明了什么？水俣病的病因是什么？理由是什么？

(2) 通过什么方法可以发现机体接触了汞或甲基汞？如发现某地居民发汞值明显高于正常范围最高限值，我们要查出原因，应进行哪些工作？

资料 4：尽管作了大量的调查，但由于未采取实际防治措施，病例仍不断出现。另一方面，氮肥公司却反驳说，在生产流程工艺中根本不使用甲基汞，只使用无机汞，所以拒绝承认该工厂是污染来源。1962 年末，熊本大学的入鹿山博士在实验室中发现了一瓶该厂乙醛生产过程中形成的渣浆，并从中测出了氯化甲基汞。这个发现确凿无疑地证实，用作催化剂的无机汞是在乙醛生产过程中转化为甲基汞，然后排入水俣湾中。

1962 年年底，官方承认的水俣病患者为 121 人，其中死亡 46 人。进一步调查发现，患者家属中 84% 的人具有和水俣病有关的某些症状，55% 的人在日常生活中存在着某些精神和神经系统方面的障碍。对污染最严重的水俣地区进行的调查结果表明:居民中 28% 出现感觉障碍;24% 出现协调障碍;12% 出现言语障碍;29% 出现听力障碍;13% 出现视野缩小;10% 有震颤以及其他神经症状。调查还发现了一些出现率较高过去却不认为是与本病有关的神经症状,如肌萎缩、癫痫性发作、四肢痛等。这些被认为是甲基汞中毒的慢性类型。

截止到 1974 年 12 月,已正式承认的患者为 798 名,其中死亡 107 人,另外,还有 2800 人左右已提出申请,等待承认。

问题讨论四:

(1) 为什么氮肥公司拒绝承认是污染源?如何去证实?

(2) 为什么说水俣病是历史上发生的公害病之一?今后如何防止类似公害事件的发生?

(王春平　杨淑香)

第四节　食物案例讨论

一、目 的 要 求

(1) 掌握引起食物中毒的原因、食物中毒类型、临床表现、诊断及治疗处理原则。

(2) 熟悉食物中毒的调查与处理的方法。

(3) 掌握食物中毒案例的分析方法。

二、案 例 讨 论

[**病例**]　某年 8 月 13 日上午 11 时,家住某市城南区的李某出现发烧、腹痛、腹泻、恶心、呕吐等症状而急诊入院。体检发现:体温 39.5℃,腹部有压痛,大便为水样便,带有黏液。此后,居住其周围的一些居民因同样的症状入院就诊。到 16 日夜间 12 时,同下辖区内共有 59 户、117 人因相似的症状体征到医院或门诊观察治疗。

问题讨论一:

(1) 医院门诊医生接到第一例病人时,首先可能会作何诊断?当同天接到数例相同症状体征的病人时,应如何考虑?如何处理?

(2) 如果怀疑是食物中毒,应如何处理?

据医师对每位病人的询问,发现所有病人在 8 月 13 日都有食过居住在该区的个体商贩陈某出售的自制酱马肉,故医师立即向区疾病预防控制中心(简称疾控中心)报告,怀疑食物中毒,要求派人深入调查。

区疾控中心医师从 8 月 13 日到 16 日深入医院和病人家庭,了解发病期情况,并采集了大量的有关食物、餐具及病人的分泌物样品,进行相关项目的分析。

问题讨论二:

(1) 按食物中毒的调查处理原则,你认为食物中毒的调查必须包括哪些工作?

(2) 要确诊为何种类型的食物中毒,最关键的工作是什么?

据疾控中心的调查报告,此次食物中毒的原因与发病人员食入陈某自制的酱马肉有关。

8 月 11 日晚,陈某将濒于死亡的老马拉回家中,在自家院内屠宰剥皮,然后在一破漏的棚子里加工制作酱马肉,周围卫生条件很差,生熟马肉均使用同一工具和容器。从 8 月 12

日下午到13日凌晨共加工3锅100多斤酱马肉,并置于盛过剩肉的菜筐内,放在气温37℃左右的院子内,13日晨在路边出售。

此次食物中毒调查报告还有下述一些资料:

(1) 发病率:进食酱马肉者198人,发病率93.9%,住院及门诊观察病人117人,占发病人数的59.1%。

(2) 潜伏期:198例中毒患者中,潜伏期最短的为3小时,最长的为84小时,71%的患者在12~30h内发病。

(3) 临床症状:病人主要症状为发烧、腹泻、头痛、头晕、腹痛、恶心、呕吐;个别患者休克昏迷。患者发烧最低37.5℃,最高42℃;76%的患者体温为38~39℃;大便为水样便,带有黏液,腹部有压痛。

(4) 治疗与病程:重者静脉点滴或肌内注射庆大霉素、维生素C、氢化可的松,轻型病人口服黄连素(小檗碱)。大部分患者2~5天痊愈,个别患者病程达2周。预后良好,无后遗症。

问题讨论三:

(1) 此次事件是何种性质的食物中毒?据上述材料,能否确定是何种化学物质或细菌引起的食物中毒?

(2) 造成此食物中毒的原因是什么?

(3) 对此类食物中毒的病人处理,关键应注意哪些方面?

(4) 如何防止类似中毒事件的发生?

(王春平　崔　群)

第五节　职业中毒案例讨论

一、目的要求

(1) 掌握职业病的诊断及处理原则。

(2) 熟悉工作场所职业病危害调查与评价的方法。

(3) 掌握职业中毒案例的分析方法。

二、案例讨论

【案例一】 患者,肖××,男性,35岁,于1988年以来常感头痛、头晕、失眠、记忆力减退、全身乏力,关节酸痛、食欲不振,近两年来上述症状加重,并出现经常性的脐周、下腹部无固定的绞痛,用手压腹部可使其缓解,于1993年入院。体查:神志清楚,一般情况尚可,体温37.2℃,脉搏72次/分,呼吸20次/分,血压120/70mmHg,心肺(—),肝脾不大,腹软,脐周有轻微压痛,无反跳痛,四肢痛触觉未见异常,未引出病理反射,血、尿常规正常;肝功能、心电图正常。胸部X线照片未见异常改变。

问题讨论一:

(1) 上述资料中,你认为病史还应补充什么内容?

(2) 当你遇到腹绞痛患者时,应考虑哪些病症?

(3) 引起腹绞痛常见的毒物是什么?哪些工种的工人可接触该毒物?

进一步追问患者的职业史,发现该患者于1985年起从事印刷厂的浇板工作,即将一大熔铅锅融熔的铅水浇进字模当中,当浇板时有大量的铅蒸气逸散到空气中。工人每天工作8h,疑为慢性铅中毒。

问题讨论二:

(1) 慢性铅中毒的临床表现有哪些?

(2) 要证实患者是铅中毒,还应做何临床检验?

(3) 对患者的工作场所应进行哪些职业病危害调查?

对患者工作场所进行调查,发现空气中铅烟浓度为 0.3~0.8mg/m³,根据患者的职业接触史和临床表现,随即转至职业病院进行诊治。入院时检查:尿铅 12.5μmol/L,尿 ALA 80.5μmol/L,血红细胞游离原卟啉为 3.5μmol/L,诊断为慢性中度铅中毒。

问题讨论三:

(1) 常用的慢性铅中毒的解毒剂是什么?其作用机制是什么?用药时应注意哪些事项?

(2) 除解毒治疗外,还应给予哪些辅助治疗?

(3) 经驱铅治疗,出院后应注意哪些事项?

职业病院组织了一个调查组到该印刷厂浇板车间进行调查,发现工人浇板时有一股蓝灰色的烟,熔铅锅上方有一个排毒罩,但经常不开。防护服、口罩、手套等防护用品很少用,调查同车间其他工人,大多数反映有头痛、头昏、记忆力减退、四肢无力、肌肉酸痛等症状,少数人有腹痛。组织该车间工人体检,发现 9 人中有 6 人的尿铅、尿 ALA 高于正常值,其中 4 人有肢端麻木,1 人有中毒性周围神经病。

问题讨论四:

(1) 该工作场所中存在哪些问题?怎样改进?

(2) 试述职业病的三级预防范畴,职业病院组织工人体验属于哪一级预防?

【案例二】 患者,张××,女性,36 岁,某皮鞋厂仓库保管员。因头痛、头昏、乏力、失眠、多梦、记忆力减退、月经过多、牙龈出血而入院。入院检查:神志清楚,呈贫血面容,皮肤黏膜无淤点,体温 37℃,呼吸 21 次/分,血压 110/65mmHg,心肺(—),腹部平软,肝在肋下 1.5cm,血象检查:白细胞计数 2.5×10^9/L,中性粒细胞 1.3×10^9/L,血小板 50×10^9/L,红细胞 3×10^{12}/L,血红蛋白 60g/L;尿常规检查(—);肝功能检查正常。骨髓检查诊断为再生障碍性贫血。

问题讨论一:

(1) 引起再生障碍性贫血的常见毒物是什么?其接触机会有哪些?

(2) 要确定其为职业性中毒,还应调查什么?

患者自诉以往身体健康,从 1990 年开始担任仓库保管员工作,工作一贯勤勤恳恳,每天都在仓库工作。仓库中存在有苯、甲苯、汽油、乙酸乙酯等化学品。经测定,空气中苯浓度最低为 120mg/m³,最高达 360mg/m³(苯的时间加权平均容许浓度为 6mg/m³),是标准值的 20~60 倍,诊断为慢性苯中毒。

患者的办公室设在仓库内,工作时无任何防护措施,室内无通风排毒装置。无在岗期间健康检查制度,未接受过职业卫生宣传教育。上岗前未进行健康检查。本人不知道仓库中存放的苯、甲苯、乙酸乙酯等是有毒物质,从事此工作后出现头痛、头昏、失眠、记忆力减退、月经过多、牙龈出血才去医院就诊。

问题讨论二:

(1) 试述慢性苯中毒的临床表现及毒作用机制。比较急、慢性苯中毒的临床表现有何不同?

(2)指出造成患者慢性苯中毒的原因是什么?

(3) 如何防止此类事件的发生？

住院后经用升白细胞、多种维生素、核苷酸类药物及强的松、丙酸睾酮，辅以中草药治疗，患者的病情好转，血象已回升至正常水平，即出院，休息半个月后，又回到原工作岗位。继续从事仓库保管工作，7 个月后患者出现反复发热，口腔溃疡，月经过多，牙龈出血等，症状较以前严重而再次入院治疗。

问题讨论三：

(1) 简述慢性苯中毒的治疗和处理措施。

(2) 患者为什么再次入院？其后果如何？

(3) 此患者经治疗出院后，应注意什么事项？

【案例三】 某造纸厂因生产需要，必需修复已停产一个多月（正常生产时，纸浆只停放 1 ~2d）的贮浆池，该池深度 3m，直径 3m，内存纸浆约 2m 深。工人检修抽浆泵、马达和管道完毕，即开泵抽取贮浆池的纸浆，几分钟后，泵的橡皮管道破裂，纸浆从管内喷出，立即停泵。工人李××马上顺着铁梯子下到池内修理，突然摔倒在池内。张××认为李××是触电摔倒，即刻切断电源，下去抢救，也昏倒在池内。

问题讨论一：

(1) 看到连续两人突然昏倒在贮浆池内，你认为其可能原因是什么？

(2) 能产生“电击样死亡”的毒物有哪些？造纸厂贮浆池最常见的毒物是什么？还有哪些工种的工人接触该种毒物？

经分析认为有毒气，随即用送风机送风，与此同时，黄××又下去抢救，突然感到鼻子发酸，咽部发苦、发辣，当伸手去抓张××时，已感两手不由自主，即憋了一口气，到池口时也失去知觉，昏倒在池内。此后又连续有四位工人前赴后继昏倒在池内。

检查发现送风机送进的风量很小，随即在风机上接了管子通入池底，继续送风。以后下去的 4 人均带三层用水浸湿的口罩，腰间系了绳子，经二十多分钟的抢救，池下 7 人全部拉了上来。前三人因中毒时间较长，虽经多方抢救，终因呼吸心跳全部停止而死亡。1 人深度昏迷，抢救 12h 时后苏醒，3 人昏迷 5~10min 后苏醒，后面下池的四人均未昏迷。

问题讨论二：如果连续有多人昏倒在某工作现场，应采取哪些紧急救援措施，防止人员继续伤亡？

据事后经调查，工人在昏迷前，均感池内有一种臭鸡蛋样气味，鼻子发酸，咽部辣苦，眼发胀，流泪，头痛，恶心，四肢无力，全身发麻，随后昏倒。调查人员了解到生产纸的原料为麦草，再加上一定量的硫化碱和水。麦草为碳氢化物，与硫化碱生成硫化氢气体，加之纸浆在贮浆池放了一个多月，故高度怀疑为急性硫化氢中毒。

问题讨论三：

(1) 简述硫化氢的理化特性、硫化氢中毒的临床表现和中毒机制。

(2) 发生急性硫化氢中毒时，应采取哪些急救措施？其中关键措施是什么？

某部防化部队带着防毒面具下到池底部，测定现场环境空气中 H_2S 的浓度，在池底部不同部位进行了四次测定，其结果：硫化氢浓度在 1000~2000mg/m^3。用筐子先后将两只健康的鸡用绳子悬于池底部，发现鸡在 20s 内昏倒。

问题讨论四：指出造成此次重大事故的经验教训，应采取什么措施防止此类事件的发生？

（王春平 李万伟）

附　　录

附录一　实验报告的撰写与格式

实验报告是对实验过程的记录和总结,包括实验目的和意义、实验方法、实验步骤或内容、实验结果及分析等,是对学生进行实践能力培养的重要环节。学生通过撰写实验报告,可以训练科研论文的写作方法和基本技巧,提高文字、图表等表达能力、综合分析和解决问题的能力、理论联系实践的能力,还可以培养实事求是的科学态度和独立思考、勇于创新的精神,有利于树立和加强科学观念和学术意识。教师通过评阅实验报告,可获得实验教学效果的反馈信息,掌握学生学习动态,有助于及时调整教学策略。因此,实验报告的撰写在医学实验教学过程中有着举足轻重的作用,应按照要求和规范进行严格的训练。

不同类型的实验报告撰写格式和要求不尽相同,可结合本学科实验教学的特点采取不同表达,但需要遵循基本撰写格式与要求。

一、实验报告的撰写要求

(一) 内容要求

1. 实验项目名称　要求用简练的语言反映实验内容和所采用的实验方法。

2. 实验目的及意义　目的明确,重点突出,主要阐述该实验在理论和实践中的意义和作用。综合应用性实验需说明该实验的预期设计目标或预期结果。

3. 实验原理　反映实验方法的理论根据或实验设计的指导思想。

4. 实验材料与方法　采用的具体方法,如课堂讨论、课堂练习、情景模拟实验等。

5. 实验主要内容及步骤　实验主要内容与主要步骤、先后顺序及注意事项等。

6. 实验结果的记录和整理　实验结果的记录要求使用科学而精炼地语言进行文字描述,如实准确的记录实验结果,如实验数据较多或要求统计实验结果时,可用专门的统计图表给出,如,按规定标注图序、图题、表序和表题,统计学检验应标注概率。需根据已有理论知识对实验结果进行符合逻辑的分析推理,得到恰如其分的结论,提出实验结果的理论意义和应用价值。如果出现非预期的结果,不能舍弃或随意修改,需要进一步分析研究,找出原因。

7. 讨论和结论　可就实验结果中的难点和关键问题进行分析和讨论。结论是从实验结果和讨论中归纳出概括性的判断,即是本次实验所能验证的理论的简明总结。结论不能简单重复实验结果,不应罗列具体的结果,也不能随意推断和引申。如果实验结果未能说明问题,就不应勉强下结论。重要的是从实验结果中发现和提出问题,经过独立思考发表自己的见解。

8. 收获与体会　在实验操作及实验报告的撰写过程中的收获与体会。

9. 意见和建议　就实验目的、意义、方法等各方面提出自己的意见和建议。

10. 参考文献　参考文献可为读者提供更多相关信息,不能引用非公开出版物。参考文献的书写要求如下:参考文献引用处,在引用句末根据引用顺序用上标序号表示,用方括弧括住序号。参考文献索引按引用序号,作者,期刊名称(中文均放英文后的括号内)[文献标识码]、年、卷(期)、起止页码的顺序书写。

(二) 书写要求

1. 准确性　要求实验报告的实验原理、方法、数据、结论的表述准确无误。

2. 客观性　客观地观察、记录实验过程,真实地报告实验结果,不能带有主观色彩,不能弄虚作假。

3. 公正性　描述实验和报告实验结论时不能带有任何偏见。

4. 确证性　实验结果能够被重复和验证。

5. 完整性　完整的反映实验全过程,不能遗漏。

6. 科学性　用科学的专业术语进行描述,不要使用口语化语言。

7. 可读性　写作符合语法的规范要求,文字简练,文理通顺,书写工整,图表清晰,标点符号、公式、外文缩写、单位度量等使用准确、规范。

二、实验报告的撰写基本格式

学院(系):__________级:__________专业:__________班级:__________

姓名:__________学号:__________

实验日期:__________实验地点:__________

组别:__________同组人员:__________

[实验项目名称]

[实验目的及意义]

[实验原理](基础验证型)

[实验材料与方法]

[实验内容及步骤]/[设计内容及过程](综合应用型实验)

[实验结果记录和整理]/[计划或案例讨论记录](综合应用型实验)

[实验讨论和结论]

[注意事项]

[收获和体会]

[意见和建议]

[参考文献]

(王春平)

附录二　食物成分表

食物名称	食部（%）	能量（kJ）	能量（kcal）	水分（g）	蛋白质（g）	脂肪（g）	膳食纤维（g）碳水化合物	碳水化合物（g）	胡萝卜素（μg）	视黄醇当量（μg）	维生素 B_1（mg）	维生素 B_2（mg）	烟酸（mg）	维生素 C（mg）	维生素 E（mg）	钾（mg）	钠（mg）	钙（mg）	铁（mg）	锌（mg）	硒（mg）
一 谷类及制品																					
稻米（梗，标一）	100	1435	343	13.7	7.7	0.6	0.6	76.8			0.16	0.08	1.3		1.01	97	11	11	1.1	1.45	2.5
方便面	100	1975	472	3.6	9.5	21.1	0.7	60.9			0.12	0.06	0.9		2.28	134	25	25	4.1	1.06	10.49
挂面（标准粉）	100	1439	344	12.4	10.1	0.7	1.6	74.4			0.19	0.04	2.5		1.11	157	14	14	3.5	1.22	9.9
黑米（稻米 紫）	100	1393	333	14.3	9.4	2.5	3.9	68.3			0.33	0.13	7.9		0.22	256	12	12	1.6	3.8	3.2
花卷	100	908	217	45.7	6.4	1		45.6			微	0.02	1.1		…	83	19	19	0.4	…	6.17
煎饼	100	1394	333	6.8	7.6	0.7	9.1	74.7			0.1	0.04	0.2		…	117	9	9	7	1.62	3.75
烙饼（标准粉）	100	1067	255	36.4	7.5	2.3	1.9	51			0.02	0.04			1.03	141	20	20	2.4	0.94	7.5
馒头（蒸 标准粉）	100	975	233	40.5	7.8	1	1.5	48.3			0.05	0.07			0.86	129	18	18	1.9	1.01	9.7
面条（煮 富强粉）	100	456	109	72.6	2.7	0.2	1.1	24.2				…	0.01		1.8	15	4	4	0.5	0.21	0.2
面条（标准粉）	100	1172	280	29.7	8.5	1.6	1.5	58			0.35	0.1	3.1		0.47	161	13	13	2.6	1.07	0.4
米饭（蒸，粳米）	100	490	117	70.6	2.6	0.3	0.2	26			…	0.03	2		…	39	7	7	2.6	1.36	0.4
米粥（粳米）	100	192	46	88.6	1.1	0.3	0.1	9.8			…	0.03	0.2		…	13	7	7	0.1	0.2	0.2
糯米（江米）	100	1456	348	12.6	7.3	1	0.8	77.5			0.11	0.04	2.3		1.29	137	1.5	26	1.4	1.54	2.71
小麦粉（标准粉）	100	1439	344	12.7	11.2	1.5	2.1	71.5			0.28	0.08	2		1.8	190	3.1	31	3.5	1.64	5.36
小米	100	1498	358	11.6	9	3.1	1.6	73.5	100	17	0.33	0.1	1.5		3.03	284	4.3	41	5.1	1.87	4.74
小米粥	100	192	46	89.3	1.4	0.7	…	8.4			0.02	0.07	0.9		0.26	19	4.1	10	1	0.41	0.3
燕麦片	100	1536	367	9.2	15	6.7	5.3	61.6			0.3	0.13	1.2		3.07	214	3.7	186	7	2.59	4.31
油饼	100	1669	399	24.8	7.9	22.9	2	40.4			0.11	0.05				106	572.5	46	2.3	0.97	10.6

续表

食物名称	食部（%）	能量（kJ）	能量（kcal）	水分（g）	蛋白质(g)	脂肪（g）	膳食纤维（g）碳水化合物	碳水化合物（g）	胡萝卜素（μg）	视黄醇当量（μg）	维生素 B_1（mg）	维生素 B_2（mg）	烟酸（mg）	维生素 C（mg）	维生素 E（mg）	钾（mg）	钠（mg）	钙（mg）	铁（mg）	锌（mg）	硒（mg）
油条	100	1615	385	21.8	6.9	17.6	0.9	50.1			0.01	0.07	0.7		3.19	227	585.2	6	1	0.75	8.6
玉米	100	1402	335	13.2	8.7	3.8	6.4	66.6	100	17	0.21	0.13	2.5		3.89	300	3.3	14	2.4	1.7	3.52
玉米面	100	1423	340	12.1	8.1	3.3	5.6	69.6	40	7	0.26	0.09	2.3		3.8	249	2.3	22	3.2	1.42	2.49
二 干豆类及制品																					
豆腐	100	339	81	83	8.1	3.7	0.4	3.8			0.04	0.03	0.2		2.71	125	76	164	1.9	1.11	22.3
豆腐干	100	586	140	65	16.2	3.6	0.8	10.7			0.03	0.07	0.3			140	3.1	308	4.9	1.76	0.02
豆腐卷	100	841	201	62	17.9	11.6	1	6.2	180	30	0.02	0.04	0.4		27.63	82		156	6.1	2.76	2.51
豆腐脑(老豆腐)	100	42	10	98	1.9	0.8		0		6	0.04	0.02	0.4		10.46	107	2.8	18	0.9	0.49	微
豆腐丝	100	841	201	58	21.5	10.5	1.1	5.1	30	5	0.04	0.12	0.5		9.76	74	20.6	204	9.1	2.04	1.39
豆浆	100	54	13	96	1.8	0.7	1.1	0	90	15	0.02	0.02	0.1		0.8	48	3	10	0.5	0.24	0.14
豆奶	100	126	30	94	2.4	1.5		1.8			0.02	0.06	0.3		4.5	92	3.2	23	0.6	0.24	0.73
腐乳(白)	100	556	133	68	10.9	8.2	0.9	3.9	130	22	0.03	0.04	1		8.4	84	2460	61	3.8	0.69	1.51
腐乳红	100	632	151	61	12	8.1	0.6	7.6	90	15	0.02	0.21	0.5		7.24	81	3091.3	87	11.5	1.67	6.73
腐竹	100	1920	459	7.9	44.6	21.7	1	21.3			0.13	0.07	0.8		27.84	553	26.5	77	16.5	3.69	6.65
黑豆	100	1594	381	9.9	36.1	15.9	10.2	23.3	30	5	0.2	0.33	2		17.36	1377	3	224	7	4.18	6.79
黄豆	100	1502	359	10	35.1	16	15.5	18.6	220	37	0.41	0.2	2.1		18.9	1503	2.2	191	8.2	3.34	6.16
绿豆	100	1322	316	12	21.6	0.8	6.4	55.6	130	22	0.25	0.11	2		10.95	787	3.2	81	6.5	2.18	4.28
豌豆	96	1331	318	13	23	1	6	54.3	280	47	0.29		…		1.97	610	4.2	195	5.9	2.29	41.8

续表

食物名称	食部（%）	能量（kJ）	能量（kcal）	水分（g）	蛋白质（g）	脂肪（g）	膳食纤维（g）碳水化合物	碳水化合物（g）	胡萝卜素（μg）	视黄醇当量（μg）	维生素B_1（mg）	维生素B_2（mg）	烟酸（mg）	维生素C（mg）	维生素E（mg）	钾（mg）	钠（mg）	钙（mg）	铁（mg）	锌（mg）	硒（mg）
小豆（赤）	100	1293	309	13	20.2	0.6	7.7	55.7	80	13	0.16	0.11	2		14.36	860	2.2	74	7.4	2.2	3.8
芸豆（杂，带皮）	100	1280	306	9.8	22.4	0.6	10.5	52.8								1058	10.5	349	8.7	2.22	14.02
三 鲜豆类																					
蚕豆	31	435	104	70	8.8	0.4	3.1	16.4	310	52	0.37	0.1	1.5	16	0.83	391	4	16	3.5	1.37	2.02
豆角	96	126	30	90	2.5	0.2	2.1	4.6	200	33	0.05	0.07	0.9	18	2.24	207	3.4	29	1.5	0.54	2.16
荷兰豆	88	113	7	92	2.5	0.3	1.4	3.5	480	80	0.09	0.04	0.7	16	0.3	116	8.8	51	0.9	0.5	0.42
黄豆芽	100	184	44	89	4.5	1.6	1.5	3	30	5	0.04	0.07	0.6	8	0.8	160	7.2	21	0.9	0.54	0.96
绿豆芽	100	75	18	95	2.1	0.1	0.8	2.1	20	3	0.05	0.06	0.5	6	0.19	68	4.4	9	0.6	0.35	0.5
四 根茎类及制品																					
百合	82	678	162	57	3.2	0.1	1.7	37.1			0.02	0.04	0.7	18		510	6.7	11	1	0.5	0.2
甘薯（红心）	90	414	99	73	1.1	0.2	16	23.1	750	125	0.04	0.04	0.6	26	0.28	130	28.5	23	0.5	0.15	0.48
甘薯（白心）	86	435	104	73	1.4	0.2	1	24.2	220	37	0.07	0.04	0.6	24	0.43	174	58.2	24	0.8	0.22	0.63
胡萝卜（红）	96	155	37	89	1	0.2	1.1	7.7	4130	688	0.04	0.03	0.6	13	0.41	190	71.4	32	1	0.23	0.63
芥菜头	83	138	33	90	1.9	0.2	1.4	6			0.06	0.02	0.6	34	0.2	243	65.6	65	0.8	0.39	0.95
凉薯	91	230	55	85	0.9	0.1	0.8	12.6			0.03	0.03	0.3	13	0.86	111	5.5	21	0.6	0.23	1.25
白萝卜	95	84	20	93	0.9	0.1	1	4	20	3	0.02	0.03	0.3	21	0.92	173	61.8	36	0.5	0.3	0.61
小水萝卜	66	79	19	94	1.1	0.2	1	3.2	20	3	0.02	0.04	0.4	22	0.78	286	33.5	32	0.4	0.21	0.65
青萝卜	95	130	31	91	1.3	0.2	0.8	6	60	10	0.04	0.06		14	0.22	232	69.9	40	0.8	0.34	0.59
马铃薯	94	38	76	80	2	0.2	0.7	16.5	30	5	0.08	0.04	1.1	27	0.34	342	2.7	8	0.8	0.37	0.78
藕	88	293	70	81	1.9	0.2	1.2	15.2	20	3	0.09	0.03	0.3	44	0.73	243	44.2	39	1.4	0.23	0.39
山药	83	234	56	85	1.9	0.2	0.8	11.6	20	7	0.05	0.02	0.3	5	0.24	213	18.6	16	0.3	0.27	0.55

续表

食物名称	食部(%)	能量(kJ)	能量(kcal)	水分(g)	蛋白质(g)	脂肪(g)	膳食纤维(g)碳水化合物	碳水化合物(g)	胡萝卜素(μg)	视黄醇当量(μg)	维生素B_1(mg)	维生素B_2(mg)	烟酸(mg)	维生素C(mg)	维生素E(mg)	钾(mg)	钠(mg)	钙(mg)	铁(mg)	锌(mg)	硒(mg)
芋头	84	331	79	79	2.2	0.2	1	17.1	160	27	0.06	0.05	0.7	6	0.45	378	33.1	36	1	0.49	1.45
竹笋	63	79	19	93	2.6	0.2	1.8	1.8			0.08	0.08	0.6	5	0.05	389	0.4	9	0.5	0.33	0.04
姜	95	172	41	87	1.3	0.6	2.7	2.6	170	28	0.02	0.03	0.8	4		295	14.9	27	1.4	0.34	
五 嫩茎、叶、薹、花类																					
菠菜(赤根菜)	89	100	24	91	2.6	0.3	1.7	2.8	2920	487	0.04	0.11	0.6	32	1.74	311	85.2	66	2.9	0.85	0.97
菜花	82	100	24	92	2.1	0.2	1.2	3.4	30	5	0.03	0.08	0.6	61	0.43	200	31.6	23	1.1	0.38	0.73
大白菜	83	63	15	95	1.4	0.1	0.9	2.1	80	13	0.03	0.04	0.4	28	0.36	90	48.4	35	0.6	0.61	0.39
大葱(鲜)	82	126	30	91	1.7	0.3	1.3	5.2	60	10	0.03	0.05	0.5	17	0.3	144	4.8	29	0.7	0.4	0.67
大蒜(紫皮)	89	569	136	64	5.2	0.2	1.2	28.4	20	3	0.29	0.06	0.8	7	0.68	437	8.3	10	1.3	0.64	5.54
茴香菜	86	100	24	91	2.5	0.4	1.6	2.6	2410	402	0.06	0.09	0.8	26	0.94	149	186.3	154	1.2	0.73	0.77
茭白	74	96	23	92	1.2	0.2	1.9	4	30	5	0.02	0.03	0.5	5	0.99	209	5.8	4	0.4	0.33	0.45
韭菜	90	109	26	92	2.4	0.4	1.4	3.2	1410	235	0.02	0.09	0.8	24	0.96	247	8.1	42	1.6	0.43	1.38
芦笋	90	75	18	93	1.4	0.1	1.9	3	100	17	0.04	0.05	0.7	45	…	213	3.1	10	1.4	0.41	0.21
芹菜	66	84	20	93	1.2	0.2	1.2	3.3	340	57	0.02	0.06	0.4	8	1.32	206	159	80	1.2	2.24	0.57
生菜	94	54	13	96	1.3	0.3	0.7	1.3	1790	298	0.03	0.06	0.4	13	1.02	170	32.8	34	0.9	0.27	1.15
蒜苗(蒜薹)	82	155	37	89	2.1	0.4	1.8	6.2	280	47	0.11	0.08	0.5	35	0.81	226	5.1	29	1.4	0.46	1.24
茼蒿	82	88	21	93	1.9	0.3	1.2	2.7	1510	252	0.04	0.09	0.6	18	0.92	220	161.3	73	2.5	0.35	0.6
蕹菜	76	84	20	93	2.2	0.3	1.4	2.2	1520	253	0.03	0.08	0.8	25	1.09	243	94.3	99	2.3	0.39	1.2
莴苣笋	62	59	14	96	1	0.1	0.6	2.2	150	25	0.02	0.02	0.5	4	0.19	212	36.5	23	0.9	0.33	0.54
香椿	76	197	47	85	1.7	0.4	1.8	9.1	700	117	0.07	0.12	0.9	40	0.99	172	4.6	96	3.9	2.25	0.42
小白菜	81	63	15	95	1.5	0.3	1.1	1.6	1680	280	0.02	0.09	0.7	28	0.7	178	73.5	90	1.9	0.51	1.17
小葱	73	100	24	93	1.6	0.4	1.4	3.5	840	140	0.05	0.06	0.4	21	0.59	143	10.4	72	1.3	0.35	1.06

续表

食物名称	食部(%)	能量(kJ)	能量(kcal)	水分(g)	蛋白质(g)	脂肪(g)	膳食纤维(g)碳水化合物	碳水化合物(g)	胡萝卜素(μg)	视黄醇当量(μg)	维生素B_1(mg)	维生素B_2(mg)	烟酸(mg)	维生素C(mg)	维生素E(mg)	钾(mg)	钠(mg)	钙(mg)	铁(mg)	锌(mg)	硒(mg)
西蓝花	84	138	33	90	4.1	0.6	1.6	2.7	7210	1202	0.09	0.13	0.9	51	0.91	17	18.8	67	1	0.78	0.71
雪里蕻	94	100	24	92	2	0.4	1.6	3.1	310	52	0.03	0.11	0.5	31	0.74	281	30.5	230	3.2	0.7	0.7
油菜	87	96	23	93	1.8	0.5	1.1	2.7	620	103	0.04	0.11	0.7	36	0.88	210	55.8	108	1.2	0.33	0.79
圆白菜	86	92	22	93	1.5	0.2	1	3.6	70	12	0.03	0.03	0.4	40	0.5	124	27.2	49	0.6	0.25	0.96
六、瓜类																					
冬瓜	80	46	11	97	0.4	0.2	0.7	1.9	80	13	0.01	0.01	0.3	18	0.08	78	1.8	19	0.2	0.07	0.22
哈密瓜	71	142	34	91	0.5	0.1	0.2	7.7	920	153	…	0.01	…	12	…	190	26.7	4	…	0.13	0.1
黄瓜	92	63	15	96	0.8	0.2	0.5	2.4	90	15	0.02	0.03	0.2	9	0.46	102	4.9	24	0.5	0.18	0.38
苦瓜	81	79	19	93	1	0.1	1.4	3.5	100	17	0.03	0.03	0.4	56	0.85	256	2.5	14	0.7	0.36	0.36
木瓜	86	113	27	92	0.4	0.1	0.8	6.2	870	145	0.01	0.02	0.3	43	0.3	18	28	17	0.2	0.03	1.8
丝瓜	83	84	20	94	1	0.2	0.6	3.6	90	15	0.02	0.04	0.4	5	0.22	115	2.6	14	0.4	0.06	0.86
西瓜	56	105	25	93	0.6	0.1	0.3	5.5	450	75	0.02	0.03	0.2	6	0.1	87	32	8	0.3	0.05	0.17
西葫芦	73	75	18	95	0.8	0.2	0.6	3.2	30	5	0.01	0.03	0.2	6	0.34	92	5	15	0.3	0.03	0.28
七 茄果类																					
番茄	97	79	19	94	0.9	0.2	0.5	3.5	550	92	0.03	0.03	0.6	19	0.57	163	5	10	0.4	0.13	0.15
辣椒(尖,青)	84	96	23	92	1.4	0.3	2.1	3.7	340	57	0.03	0.04	0.5	62	0.88	209	2.2	15	0.7	0.22	0.62
辣椒(红,干)	88	887	212	15	15	12	41.7	11	1000	117	0.53	0.16	1.2		8.76	1085	1.8	12	6	8.21	
茄子	93	88	21	93	1.1	0.2	1.3	3.6	50	8	0.02	0.04	0.6	5	1.13	142	5.4	24	0.5	0.23	0.48
八 咸菜类																					
八宝菜	100	301	72	72	4.6	1.4	3.2	10.2			0.17	0.03	0.2	…	1.11	109	2843	110	4.8	0.53	2.20
萝卜干	100	251	60	68	3.3	0.2	3.4	11.2			0.04	0.09	0.9	17	…	508	4203	53	3.4	1.27	
什锦菜	100	142	34	79	2.9	0.5	1.6	4.6			0.03	0.02			0.18	399	4093	21	4.5	0.74	
蒜头(糖)	74	477	114	66	2.1	0.2	1.7	25.9			0.04	0.06	0.2		0.71	174	692	38	1.3	0.44	0.8

续表

食物名称	食部 (%)	能量 (kJ)	能量 (kcal)	水分 (g)	蛋白质(g)	脂肪 (g)	膳食纤维 (g) 碳水化合物	碳水化合物 (g)	胡萝卜素 (μg)	视黄醇当量 (μg)	维生素 B_1 (mg)	维生素 B_2 (mg)	烟酸 (mg)	维生素 C (mg)	维生素 E (mg)	钾 (mg)	钠 (mg)	钙 (mg)	铁 (mg)	锌 (mg)	硒 (mg)
雪里蕻(腌)	100	105	25	77	2.4	0.2	2.1	3.3	50	8	0.05	0.07	0.7	4	0.24	369	3304	294	5.5	0.74	0.77
榨菜	100	121	29	75	2.2	0.3	2.1	4.4	490	83	0.03	0.06	0.5	2	···	363	4253	155	3.9	0.63	1.93
九 菌藻类																					
发菜	100	1029	246	11	22.8	0.8	21.9	36.8			0.23			···	21.7	108	103	875	99.3	1.67	7.45
海带	100	70	17	94	1.2	0.1	0.5	1.6			0.02	0.15	1.3	···	1.5	246	8.6	46	0.9	0.16	9.54
金针菇	100	109	26	90	2.4	0.4	2.7	3.3	30	5	0.15	0.19	4.1	2	1.14	195	4.3		1.4	0.39	0.28
木耳	100	858	205	16	12.1	1.5	29.9	35.7	100	17	0.17	0.44	2.5		11.34	757	48.5	247	97.4	3.18	3.72
平菇	93	84	20	93	1.9	0.3	2.3	2.3	10	2	0.06	0.16	3.1	4	0.79	258	3.8	5	1	0.61	1.07
香菇(干)	95	883	211	12	20	1.2	31.6	30.1	20	3	0.19	1.26	20.5	5	0.66	464	11.2	83	10.5	8.57	6.42
银耳	96	837	200	15	10	1.4	30.4	36.9	50	8	0.05	0.25	5.3		1.26	1588	82.1	36	4.1	3.03	2.95
紫菜	100	866	207	13	26.7	1.1	21.6	22.5	1370	228	0.27	1.02	7.3	2	1.82	1796	711	264	54.9	2.47	7.22
十 鲜果及干果类																					
菠萝	68	172	41	88	0.5	0.11	1.3	9.5	200	33	0.04	0.02	0.2	18		113	0.8	12	0.6	0.14	0.24
草莓	97	126	30	91	1	0.2	1.1	6	30	5	0.02	0.03	0.3	47	0.71	131	4.2	18	1.8	0.14	0.7
橙	74	197	47	87	0.8	0.2	0.6	10.5	160	27	0.05	0.04	0.3	33	0.56	159	1.2	20	0.4	0.14	0.31
柑	77	213	51	87	0.7	0.2	0.4	11.5	890	148	0.08	0.04	0.4	28	0.92	154	1.4	35	0.2	0.08	0.3
海棠果	86	305	73	80	0.3	0.2	1.8	17.4	710	118	0.05	0.03	0.2	20	0.25	263	0.6	15	0.4	0.04	···
橘	67	188	45	88	1	0.2	0.4	9.9	600	100	0.05	0.02	0.3	11		127	0.5	27	0.8	0.22	0.12
李(玉皇李)	91	151	36	90	0.7	0.2	0.9	7.8	150	25	0.03	0.02	0.4	5	0.74	144	3.8	8	0.6	0.14	0.23
梨	75	134	32	90	0.4	0.1	2	7.3			0.01	0.04	0.1	1		97	3.9	11		···	0.7

续表

食物名称	食部 (%)	能量 (kJ)	能量 (kcal)	水分 (g)	蛋白质(g)	脂肪 (g)	膳食纤维 (g) 碳水化合物	碳水化合物 (g)	胡萝卜素 (μg)	视黄醇当量 (μg)	维生素 B_1 (mg)	维生素 B_2 (mg)	烟酸 (mg)	维生素 C (mg)	维生素 E (mg)	钾 (mg)	钠 (mg)	钙 (mg)	铁 (mg)	锌 (mg)	硒 (mg)
荔枝(鲜)	73	293	70	82	0.9	0.2	0.5	16.1	10	2	0.1	0.04	1.1	41		151	1.7	2	0.4	0.17	0.14
芒果	60	134	32	91	0.6	0.2	1.3	7	8050	1342	0.01	0.04	0.3	23	1.21	138	2.8	微	0.2	0.09	1.44
柠檬	66	146	35	91	1.1	1.2	1.3	4.9	…	…	0.05	0.02	0.6	22	1.14	209	1.1	101	0.8	0.65	0.5
枇杷	62	163	39	89	0.8	0.2	0.8	8.5	700	117	0.01	0.03	0.3	8	0.24	122	4	17	1.1	0.21	0.72
苹果	76	218	52	86	0.2	0.2	1.2	0.2	20	3	0.06	0.02	0.2	4	2.12	119	1.6	4	0.6	0.19	0.12
葡萄	86	180	43	89	0.5	0.2	0.4	9.9	50	8	0.04	0.02	0.2	25	0.7	104	1.3	5	0.4	0.18	0.2
柿	87	297	71	81	0.4	0.1	1.4	17.1	120	20	0.02	0.02	0.3	30	1.12	151	0.8	9	0.2	0.08	0.24
桃	86	201	48	86	0.9	0.1	1	10.9	20	3	0.01	0.03	0.7	7	1.54	166	5.7	6	0.8	0.34	0.24
香蕉	59	381	91	76	1.4	0.2	1.2	20.8	60	10	0.02	0.04	0.7	8	0.24	256	0.8	7	0.4	0.18	0.87
杏	91	151	36	89	0.9	0.1	1.3	7.8	450	75	0.02	0.03	0.6	4	0.95	226	2.3	14	0.6	0.2	0.2
椰子	33	967	231	52	4	12.1	4.7	26.6			0.01	0.01	0.5	6	…	475	55.6	2	1.8	0.92	
樱桃	80	192	46	88	1.1	0.2	0.3	9.9	210	35	0.02	0.02	0.6	10	2.22	232	8	11	0.4	0.23	0.21
枣(鲜)	87	510	122	67	1.1	0.3	1.9	28.6	240	40	0.06	0.09	0.9	243	0.78	375	1.2	22	1.2	1.52	0.8
枣(干)	80	1105	264	27	3.2	0.5	6.2	61.6	10	2	0.04	0.16	0.9	14	3.04	524	6.2	64	2.3	0.65	1.02
中华猕猴桃	83	234	56	83	0.8	0.6	2.6	11.9	130	22	0.05	0.02	0.3	62	2.43	144	10	27	1.2	0.57	0.28
十一 坚果类																					
核桃(鲜)	43	1368	327	50	12.8	29.9	4.3	1.8			0.07	0.14	1.4	10	41.17						
花生(炒)	63	2533	605	2.4	23	51.9	7.1	11.5	60	10	0.1	0.06	…	…	12.38	521		53	1	2.42	4.8
栗子(鲜)板栗	81	702	168	57	31	0.7	0.8	37	60	10	0.09	0.15	0.8	25	4.56	442	8.5	17	1.2	1.32	1.13
南瓜子(炒)	71	2289	547	4.8	38.9	41.7	5.4	4.1				0.1	15	40							
松子(炒)	31	2590	619	3.6	14.1	58.5	12.4	9	30	5	…	0.11	3.8	…	25.2	612	3	161	52	5.49	0.63
西瓜子(炒)	40	2452	586	4.4	32.4	47.7	4.5	6.7			0.01	0.09	3.4	…			182	16	9.9	9.71	
榛子(炒)	21	2485	594	2.3	30.5	50.3	8.2	4.9	70	12	0.21	0.22	9.8	…	25.2	686	153	815	5.1	3.75	2.4
葵花子(炒)	52	2577	616	2	22.6	52.8	4.8	12.5	30	5	0.43	0.03	3		24.36	634	4.6	107	4.9	6.06	21.8

续表

食物名称	食部(%)	能量(kJ)	能量(kcal)	水分(g)	蛋白质(g)	脂肪(g)	碳水化合物(g)	维生素A(μg)	视黄醇当量(μg)	维生素B_1(mg)	维生素B_2(mg)	烟酸(mg)	维生素C(mg)	维生素E(mg)	钾(mg)	钠(mg)	钙(mg)	铁(mg)	锌(mg)	硒(mg)
十二 畜肉类及制品																				
叉烧肉	100	1167	279	49.2	23.8	16.9	7.9	16	16	0.66	0.23	7		0.68	430	819	8	2.6	2.42	8.41
狗肉	80	485	116	76	16.8	4.6	1.8	157	157	0.34	0.2	3.5		1.4	140	47.4	52	2.9	3.18	14.8
牛肉(瘦)	100	444	106	75.2	20.2	2.3	1.2	6	6	0.07	0.13	6.3		0.35	284	53.6	9	2.8	3.71	10.6
兔肉	100	427	102	76.2	19.7	2.2	0.9	212	212	0.11	0.1	5.8		0.42	284	45.1	12	2	1.3	10.9
羊肉(肥,瘦)	90	828	198	66.9	19	14.1	0	22	22	0.05	0.14	4.5		0.26	232	80.6	6	2.3	3.22	32.2
羊肉(瘦)	90	494	118	74.2	20.5	3.9	0.2	11	11	0.15	0.16	5.2		0.31	403	69.4	9	3.9	6.06	7.18
猪大排	68	1105	264	58.8	18.3	20.4	1.7	12	12	0.8	0.15	5.3		0.11	274	44.5	8	0.8	1.72	10.3
猪肝	99	540	129	70.7	19.3	3.5	5	4972	4972	0.21	2.08	15	20	0.86	235	68.6	6	22.6	5.78	19.2
猪肉(肥,瘦)	100	1654	395	46.8	13.2	37	2.4	114		0.22	0.16	3.5		0.49	204	59.4	6	1.6	2.06	11.97
猪肉(瘦)	100	598	143	71	20.3	6.2	1.5	44	44	0.54	0.1	5.3		0.34	305	57.5	6	3	2.99	9.5
猪肉松	100	1657	396	9.4	23.4	11.5	49.7	44	44	0.04	0.13	3.3		10.02	313	469	41	6.4	4.28	8.77
猪小排排骨	72	1163	278	58.1	16.7	23.1	0.7	5	5	0.3	0.16	4.5		0.11	230	62.6	14	1.4	3.36	11.1
猪心	97	498	119	76	16.6	5.3	1.1	13	13	0.19	0.48	6.8	4	0.74	260	71.2	12	4.3	1.9	14.9
猪血	100	230	55	85.8	12.2	0.3	0.9			0.03	0.04	0.3		0.2	56	56	4	8.7	0.28	7.94
十三 禽肉类及制品																				
鹅	63	1025	245	63	17.9	19.9	0	42	42	0.07	0.23	4.9		0.22	232	58.8	4	3.8	1.36	17.7
火鸡胸脯肉	100	431	103	74	22.4	0.2	2.8	…		0.04	0.03	16.2		0.35	227	93.7	39	1.1	0.52	9.9
鸡	66	699	1367	69	19.3	9.4	1.3	48	48	0.05	0.09	5.6		0.67	251	63.6	9	1.4	1.09	11.8
鸡(乌骨鸡)	48	464	111	74	22.3	2.3	0.3	微	微	0.02	0.2	7.1		1.77	323	64	17	2.3	1.6	7.73
鸡翅	69	812	194	65	17.4	11.8	4.6	68	68	0.01	0.11	5.3		0.25	205	50.8	8	1.3	1.12	11

续表

食物名称	食部(%)	能量(kJ)	能量(kcal)	水分(g)	蛋白质(g)	脂肪(g)	碳水化合物(g)	维生素A(μg)	视黄醇当量(μg)	维生素B_1(mg)	维生素B_2(mg)	烟酸(mg)	维生素C(mg)	维生素E(mg)	钾(mg)	钠(mg)	钙(mg)	铁(mg)	锌(mg)	硒(mg)
鸡胸脯肉	100	556	133	72	19.4	5	2.5	16	16	0.07	0.13	10.8		0.22	338	34.4	3	0.6	0.51	10.5
鸭	68	1004	240	64	15.5	19.7	0.2	52	52	0.08	0.22	4.2		0.27	191	69	6	2.2	1.33	12.3
盐水鸭(熟)	81	1305	312	52	16.6	26.1	2.8	35	35	0.07	0.21	2.5		0.42	218	1558	10	0.7	2.04	15.4
鸭肉(胸脯肉)	100	377	90	79	15	1.5	4			0.01	0.07	4.2		1.98	126	60.2	6	4.1	1.17	12.6
十四 乳类及制品																				
母乳	100	274	65	88	1.3	3.4	7.4	11	11	0.01	0.05	0.2	5				30	0.1	0.28	
奶油	100	3012	720	18	2.5	78.6	0.7	1042	1042	…	0.05	0.1		66.01	2	29.6	1	0.7	0.12	1.8
牛乳	100	226	54	90	3	3.2	3.4	24	24	0.03	0.14	0.1	1	0.21	109	37.2	104	0.3	0.42	1.94
牛乳粉[全脂]	100	20000	478	2.3	20.1	21.2	51.7	141	141	0.11	0.73	0.9	4	0.48	449	260	676	1.2	3.14	11.8
酸奶	100	301	72	85	2.5	2.7	9.3	26	26	0.03	0.15	0.2	1	0.12	150	39.8	118	0.4	0.53	1.71
羊乳(鲜)	100	247	59	89	1.5	3.5	5.4	84	84	0.04	0.12	2.1		0.19	135	20.6	82	0.5	0.29	1.75
羊乳粉(全脂)	100	2084	498	1.4	18.8	25.2	49			0.06	1.6	0.9		0.2						
十五 蛋类及制品																				
鹅蛋	87	820	196	69	11.1	15.6	2.8	192	192	0.08	0.3	0.4		4.5	74	90.6	34	4.1	1.43	27.2
鸡蛋(白皮)	87	577	138	76	12.7	9	1	310	310	0.09	0.31	0.2		1.23	98	94.7	48	2	1	16.6
鸡蛋(红皮)	88	653	156	74	12.8	11.1	1	194	194	0.13	0.32	0.2		2.29	121	126	44	2.3	1.01	15
鸡蛋白	100	251	60	84	11.6	0.1	0.8	微		0.04	0.31	0.2		0.01	132	79.4	9	1.6	0.02	6.97
鸡蛋黄	100	1372	328	52	15.2	28.2	3.4	438	438	0.33	0.29	0.1		5.06	95	54.9	112	6.5	3.79	27
松花蛋(鸭)[皮蛋]	90	715	171	68	14.2	10.7	4.5	215	215	0.06	0.18	0.1		3.05	152	543	63	0.06	0.12	25.2
鸭蛋	87	753	180	70	12.6	13	3.1	261	261	0.17	0.35	0.2		4.98	135	106	62	2.9	1.67	15.7
鸭蛋(咸)	88	795	190	61	12.7	12.7	6.3	134	134	0.16	0.33	0.1		6.25	184	2706	118	3.6	1.74	24

续表

食物名称	食部(%)	能量(kJ)	能量(kcal)	水分(g)	蛋白质(g)	脂肪(g)	碳水化合物(g)	维生素A(μg)	视黄醇当量(μg)	维生素B_1(mg)	维生素B_2(mg)	烟酸(mg)	维生素C(mg)	维生素E(mg)	钾(mg)	钠(mg)	钙(mg)	铁(mg)	锌(mg)	硒(mg)
十六 鱼类																				
鲅鱼	80	509	122	73	21.2	3.1	2.2	19	19	0.03	0.04	2.1		0.71	370	74.2	35	0.8	1.39	51.8
草鱼	58	469	112	77	16.6	5.2	0	11	11	0.04	0.11	2.8		2.03	312	46	38	0.8	0.87	6.66
鲳鱼	70	594	142	73	18.5	7.8	0	24	24	0.04	0.07	2.1		1.26	328	62.5	46	1.1	0.8	27.2
带鱼	76	531	127	73	17.7	4.9	3.2	29	29	0.02	0.06	2.8		0.82	280	150	28	1.2	0.7	36.6
大马哈鱼	72	598	143	74	17.2	8.6	0	45	45	0.07	0.18	4.4		0.78	361		13	0.3	1.11	29.5
鲽鱼[比目鱼]	72	448	107	75	21.1	2.3	0.5	117	117	0.03	0.04	1.5		2.35	264	150	107	0.4	0.92	29.5
海鳗	67	510	122	75	18.8	5	0.5	22	22	0.06	0.07	3		1.7	266	95.8	28	0.7	0.8	25.9
黄鳝[鳝鱼]	67	372	89	78	18	1.4	1.2	50	50	0.06	0.98	3.7		1.34	263	70.2	42	2.5	1.97	34.6
鲮鱼[雪鲮]	57	397	95	78	18.4	2.1	0.7	125	125	0.01	0.04	3		1.54	317	40.1	31	0.9	0.83	48.1
鲤鱼	54	456	109	77	17.6	4.1	0.5	25	25	0.03	0.09	2.7		1.27	334	53.7	50	1	2.18	15.4
鲈鱼	58	418	100	78	18.6	3.4	0	19	19	0.03	0.17	3.1		0.75	205	144	138	2	2.83	33.1
泥鳅	60	402	96	77	17.9	2	1.7	14	14	0.1	0.33	6.2		0.79	282	74.8	299	2.9	2.76	35.3
青鱼	63	485	116	74	20.1	4.2	0.2	42	42	0.03	0.07	2.9		0.81	325	47.4	31	0.9	0.96	37.7
鲐鱼	66	649	155	69	19.9	7.4	2.2	38	38	0.08	0.12	8.8		0.55	263	87.7	50	1.5	1.02	58
小黄鱼	63	414	99	78	17.9	3	0.1	…	…	0.04	0.04	2.3		1.19	228	103	78	0.9	0.94	55.2
鳕鱼	45	368	88	77	20.4	0.5	0.5	14	14	0.04	0.13	2.7		…	321	130	42	0.5	0.86	24.8
鳙鱼[胖头鱼]	61	418	100	77	15.3	2.2	4.7	34	34	0.04	0.11	2.8		2.6	229	60.6	82	0.8	0.76	19.5
鱼子酱[大马哈鱼]	100	1054	252	49	10.9	16.8	14.4	111	111	0.33	0.19	0.5		12.25	171		23	2.8	2.69	203
鳟鱼[虹鳟鱼]	57	414	99	77	18.6	2.6	0.2	206	206	0.08				3.55	688	110	34		4.3	20.4

续表

食物名称	食部(%)	能量(kJ)	能量(kcal)	水分(g)	蛋白质(g)	脂肪(g)	碳水化合物(g)	维生素A(μg)	视黄醇当量(μg)	维生素B_1(mg)	维生素B_2(mg)	烟酸(mg)	维生素E(mg)	钾(mg)	钠(mg)	钙(mg)	铁(mg)	锌(mg)	硒(mg)
蛏子	57	167	40	88	7.3	0.3	2.1	59	59	0.02	0.12	140	176	134	33.6	2.01	33.6	2.01	55.1
干贝	100	1105	264	27	55.6	2.4	5.1	11	11	微	0.21	969	306	77	5.6	5.05	5.6	5.05	76.4
海参	93	1096	262	19	50.2	4.8	4.5	39	39	0.04	0.13	356	4968		9	2.24	9	2.24	150
海蜇皮	100	137	33	77	3.7	0.3	3.8			0.03	0.05	160	325	150	4.8	0.55	4.8	0.55	15.5
河蚌	23	151	36	90	6.8	0.6	0.8	202	202	0.01	0.13	27	28.7	306	3.1	3.95	3.1	3.95	20.2
河蚬[蚬子]	35	197	47	89	7	1.4	1.7	37	37	0.08	0.13	25	18.4	39	11.4	1.82	11.4	1.82	29.8
墨鱼	69	343	82	79	15.2	0.9	3.4	…		0.02	0.04	400	166	15	1	1.34	1	1.34	37.5
牡蛎	100	305	73	82	5.3	2.1	8.2	27	27	0.01	0.13	200	462	131	7.1	9.39	7.1	9.39	86.6
乌贼(鲜)	97	351	84	80	17.4	1.6	0	35	35	0.02	0.06	290	110	44	0.9	2.38	0.9	2.38	38.2
鱿鱼(水浸)	98	314	75	81	18.3	0.8	0	16	16	…	0.03	16	135	43	0.5	1.36	0.5	1.36	13.7
河虾	86	351	84	78	16.4	2.4	0	48	48	0.04	0.03	…	5.33	329	133.8	325	4	2.24	29.7
基围虾	60	423	101	75	18.2	1.4	3.9	微	微	0.02	0.07	2.9	1.69	250	172	83	2	1.18	39.7
龙虾	46	377	90	78	18.9	1.1	1	…		微	0.03	4.3	3.58	257	190	21	1.3	2.79	39.4
虾皮	100	640	153	42	30.7	2.2	2.5	19	19	0.02	0.14	3.1	0.92	617	5058	991	6.7	1.93	74.4
蟹(河蟹)	42	431	103	76	17.5	2.6	2.3	389	389	0.06	0.28	1.7	6.09	181	193.5	126	2.9	3.68	56.7
十七 油脂类																			
菜籽油	100	3761	899	0.1	…	99.9	0			…	…	微	60.9	2.4	7	9	3.7	0.54	2.34
豆油	100	3761	899	0.1	…	99.9	0			…	微	微	93.1	3	4.9	13	2	1.09	3.32
花生油	100	3761	899	0.1	…	99.9	0			…	微	微	42.1	1	3.5	12	2.9	8.48	2.29
葵花籽油	100	3761	899	0.1	…	99.9	0			…	…	…	54.1	1	2.8	2	1	0.11	0.02
牛油	100	3494	835	6.2		92	1.8	54	54				…	3	9.4	9	3	0.79	
色拉油	100	3757	898	0.2	…	99.8	0	…		…	…	微	24	3	5.1	18	1.7	0.23	1.87
羊油	100	3448	824	4		88	8	33	33				1.08	12	13.2	…	1	…	
玉米油	100	3745	895	0.2	…	99.2	0.5			…	…	…	51.9	2	1.4	1	1.4	0.26	3.86
芝麻油[香油]	100	3757	898	0.1	…	99.7	0.2			…	…	微	68.5	…	1.1	9	2.2	0.17	8.41
猪油[炼][大油]	100	3753	897	0.2	…	99.6	0.2	27	27	0.02	0.03	…	5.21						

续表

食物名称	食部(%)	能量(kJ)	能量(kcal)	水分(g)	蛋白质(g)	脂肪(g)	膳食纤维(g)碳水化合物	碳水化合物(g)	维生素A(μg)	视黄醇当量(μg)	维生素B_1(mg)	维生素B_2(mg)	烟酸(mg)	胡萝卜素(mg)	维生素E(mg)	钾(mg)	钠(mg)	钙(mg)	铁(mg)	锌(mg)	硒(mg)
十八 糕点及小吃类																					
饼干(奶油)	100	1795	429	6.5	8.5	13.1	1	69.2	22	95	0.09	0.02	3.6	440	7.23	110	196.4	49	2.1	1.52	20.6
饼干	100	1812	433	5.7	9	12.7	1.1	70.6	24	37	0.08	0.04	4.7	80	4.57	85	204.1	73	1.9	0.91	12.47
(曲奇饼干)	100	2284	546	1.9	6.5	31.6	0.2	58.9	…		0.06	0.06	1.3		6.04	67	174.6	45	1.9	0.31	12.8
饼干(苏打)	100	1707	408	5.7	8.4	7.7		76.2	…		0.03	0.01	0.4		1.01	82	12.2	…	1.6	0.35	39.33
蛋糕	100	1452	347	19	8.6	5.1	0.4	66.7	54	86	0.09	0.09	0.8	190	2.8	77	67.8	39	2.5	1.01	14.07
豆腐脑(带卤)	100	197	47	88	2.6	1.8	0.2	5.2	…		0.01	0.01	0.4		0.87	108	235.6	301	1.7	0.45	0.5
江米条	100	1837	439	4	5.7	11.7	0.4	77.7	…		0.18	0.03	2.5		14.32	68	46.5	33	2.5	0.84	6.26
凉粉(带调料)	100	209	50	88	0.3	0.5	0.1	11.2	…		…	…	…		…	…		9	0.8	0.21	0.4
绿豆糕	100	1460	349	12	12.8	1	1.2	72.2	…	47	0.23	0.02	6.1	280	3.68	416	11.6	24	7.3	1.04	4.96
麻花	100	2192	524	6	8.3	31.5	1.5	51.9	…		0.05	0.01	3.2		21.6	213	99.2	26		3.06	7.2
面包	100	1305	312	27	8.3	5.1	0.5	58.1			0.03	0.06	1.7		1.66	88	230.4	49	2	0.75	3.15
年糕	100	644	154	61	3.3	0.6	0.8	33.9	…		0.03		1.9		1.15	81	56.4	31	1.6	1.36	2.3
烧饼	100	1364	326	27	11.5	9.9	2.5	47.6	…		0.03	0.01			5.19	145	84.1	40	6.9	1.39	13.2
烧麦	100	996	238	51	9.2	11	2.3	25.6	0		0.07	0.07	14.6		0.68	69		10	2.1	1.09	9.7
桃酥	100	2013	481	5.4	7.1	21.8	1.1	64			0.02	0.05	2.3		14.14	90	33.9	48	3.1	0.69	15.74
油茶	100	393	94	76	2.4	0.9	0.9	19.1	…		0.01	0.06	0.4		0.06	46	19.6	22	1.1	0.42	4.1
月饼(枣泥)	100	1774	424	12	7.1	15.7	1.4	63.5		8	0.11	0.05	2.7	50	1.49	178	24.3	66	2.8	0.81	2.43
炸糕	100	1172	280	44	6.1	12.3	1.2	36.1			0.03	0.02	3.6		3.61	143	96.6	24	2.4	0.76	2.3

食物名称	食部(%)	能量(kJ)	能量(kcal)	水分(g)	蛋白质(g)	脂肪(g)	膳食纤维(g)碳水化合物	碳水化合物(g)	维生素A原	维生素A(μg)	视黄醇当量(μg)	维生素B_1(mg)	维生素B_2(mg)	烟酸(mg)	胡萝卜素(mg)	维生素E(mg)	钾(mg)	钠(mg)	钙(mg)	铁(mg)	锌(mg)	硒(mg)
十九 茶及饮料																						
茶叶(红茶)	100	1230	294	7.3	26.7	1.1	14.8	44.4	3870		645	…	0.17	6.2	8	5.47	1934	13.6	378	28.1	3.97	56.0
茶叶(花茶)	100	1176	281	7.4	27.1	1.2	17.7	40.4	5310		885	0.06	0.17	…	26	12.7	1643	8	454	17.8	3.98	8.53
茶叶(绿茶)	100	1238	296	7.5	34.2	2.3	15.6	34.7	5800		967	0.02	0.35	8	19	9.57	1661	28.2	325	14.4	4.34	3.18
可可粉	100	1339	320	7.5	24.6	8.4	14.3	36.5		22	22	0.05	0.16	1.4		6.33	360	23	74	1	1.12	3.98
鲜橘汁(纸盒)	100	126	30	93	0.1	…		7.4	20		3	0.04			…	…	3	4.2	7	0.1	0.01	…
雪糕(双棒)	100	537	137	70	2.3	3.6		23.9		45	45	0.01	0.02	0.1		0.78	94	51.1	100	0.8	0.33	1.80

续表

食物名称	乙醇含量(%)	乙醇重量(%)	蛋白质(g)	热量(kJ)	热量(kcal)	维生素 B_1(mg)	维生素 B_2(mg)	烟酸(mg)	钾(mg)	钠(mg)	钙(mg)	铁(mg)	锌(mg)	硒(mg)
二十 酒类														
二锅头(58 度)	58	50.1		1473	352	0.05				0.5	1	0.1	0.04	
白葡萄酒(11 度)	11	8.8	0.1	259	62	0.01			12	2.8	23			0.06
中国红葡萄酒(16 度)	16	12.9	0.1	381	91		0.01		46	1.8	27	0.3	0.18	0.1
黄酒	5.5	4.4		130	31	0.03								
北京啤酒	5.4	4.3	0.4	138	33		0.03		85				0.29	

食物名称	食部(%)	能量(kJ)	能量(kcal)	水分(g)	蛋白质(g)	脂肪(g)	膳食纤维(g)碳水化合物	碳水化合物(g)	胡萝卜素(μg)	视黄醇当量(μg)	维生素 B_1(mg)	维生素 B_2(mg)	烟酸(mg)	维生素C(mg)	维生素E(mg)	钾(mg)	钠(mg)	钙(mg)	铁(mg)	锌(mg)	硒(mg)
二十一 糖及制品																					
白砂糖	100	1674	400	微	…	…	…	99.1			…	…	…	…	…	5	0.4	20	0.6	0.06	
冰糖	100	1661	397	0.6	…	…	…	99.3			0.03	0.03	…		…	1	2.7	23	1.4	0.21	
蜂蜜	100	1343	321	22	0.4	1.9		75.6			…	0.05	0.1	3		28	0.3	4	1	0.37	0.15
红糖	100	1628	389	1.9	0.7	…		96.6			0.01		0.3			240	18.3	157	2.2	0.35	4.2
奶糖	100	1703	407	5.6	2.5	6.6	…	84.5			0.08	0.17	0.6		…	75	222.5	50	3.4	0.29	0.94
巧克力	100	2452	586	1	4.3	40.1	1.5	51.9			0.06	0.08	1.4	3	1.62	254	111.8	111	1.7	1.02	1.2

食物名称	食部(%)	能量(kJ)	能量(kcal)	水分(g)	蛋白质(g)	脂肪(g)	膳食纤维(g)碳水化合物	碳水化合物(g)	维生素 B_1(mg)	维生素 B_2(mg)	烟酸(mg)	钾(mg)	钠(mg)	钙(mg)	铁(mg)	锌(mg)	硒(mg)
二十二 淀粉类及制品																	
淀粉(马铃薯粉)	100	1411	337	12	1.2	0.5	1.4	82	0.08	0.06	1.1	8	4.7	34	3.6	0.18	1.58
淀粉(玉米)	100	1443	345	13.5	1.2	0.1	0.1	84.9	0.03	0.04	1.1	8	6.3	18	4	0.09	0.7
粉皮	100	268	64	84.3	0.2	0.3		15	0.03	0.01	…	15	3.9	5	0.5	0.27	0.5
粉丝	100	1042	335	15	0.8	0.2	1.1	82.6	0.03	0.02	0.4	18	9.3	31	6.4	0.27	3.39
粉条	100	1410	337	14.3	0.5	0.1	0.6	83.6	0.01	…	0.1	18	9.6	35	5.2	0.83	2.18
藕粉	100	1556	372	6.4	0.2	…	0.1	92.9	…	0.01	0.4	35	10.8	8	17.9	0.15	2.1

续表

食物名称	食部(%)	能量(kJ)	能量(kcal)	水分(g)	蛋白质(g)	脂肪(g)	膳食纤维(g)碳水化合物	碳水化合物(g)	胡萝卜素(μg)	视黄醇当量(μg)	维生素B_1(mg)	维生素B_2(mg)	烟酸(mg)	维生素E(mg)	钾(mg)	钠(mg)	钙(mg)	铁(mg)	锌(mg)	硒(mg)
二十三 调味品类																				
醋	100	130	31	90.6	2.1	0.3	…	4.9			0.03	0.05	1.4		351	262.1	17	6.0	1.25	2.43
黄酱[大酱]	100	548	131	50.6	12.1	1.2	3.4	17.9	80	13	0.05	0.28	2.4	14.12	508	0.9	70	7.0	1.25	12.26
胡椒粉	100	1494	357	10.2	9.6	2.2	2.3	74.6	60	10	0.09	0.06	1.8	微	154	4.9	2	9.1	1.23	7.64
酱油	100	264	63	67.3	5.6	0.1	0.2	9.9			0.05	0.13	1.7	…	337	5757.0	66	8.6	1.17	1.39
甜面酱	100	569	136	53.9	5.5	0.6	1.4	27.1	30	5	0.03	0.14	2.0	2.16	189	2097.2	29	3.6	1.38	5.81
味精	100	1121	268	0.2	40.1	0.2		26.5			0.08		0.3	…	4	21053.0	100	102	0.31	0.98
盐	100	0	0	0.1	…	…	…	0			kg				14	25127.2	22	1.0	0.24	1.00
芝麻酱	100	2586	618	0.3	19.2	52.7	5.9	16.8	100	17	0.16	0.22	5.8	35.09	342		1170	9.8	4.01	4.86

食物名称	食部(%)	能量(kJ)	能量(kcal)	水分(g)	蛋白质(g)	脂肪(g)	膳食纤维(g)碳水化合物	碳水化合物(g)	胡萝卜素(μg)	视黄醇当量(μg)	维生素B_1(mg)	维生素B_2(mg)	烟酸(mg)	维生素C(mg)	维生素E(mg)	钾(mg)	钠(mg)	钙(mg)	铁(mg)	锌(mg)	硒(mg)
二十四 药用食物类																					
陈皮	100	1163	278	8.3	8.0	1.4	20.7	58.3	2100	350	…	0.44	2.1	7	6.73	186	21	82	9.3	1	4.4
枸杞子	98	1079	258	16.7	13.9	1.5	16.9	47.2	9750	1625	0.35	0.46	4	48	1.86	434	252.1	60	5.4	1.48	13.25
罗汉果	100	707	169	17.3	13.4	0.8	38.6	27			0.17	0.38	9.7	5		134	10.6	40	2.6	0.94	2.25

食物名称	食部(%)	能量(kJ)	能量(kcal)	水分(g)	蛋白质(g)	脂肪(g)	膳食纤维(g)碳水化合物	碳水化合物(g)	胡萝卜素(μg)	视黄醇当量(μg)	维生素B_1(mg)	维生素B_2(mg)	烟酸(mg)	维生素E(mg)	钾(mg)	钠(mg)	钙(mg)	铁(mg)	锌(mg)	硒(mg)
二十五 杂类																				
蚕肾	100	962	230	57.5	21.5	13		6.7	…	…	0.07	2.23	2.2	0.8	272	140.2	81	2.6	6.17	11.1
甲鱼	70	494	118	75	17.8	4.3		2.1	139	139	0.07	0.14	3.3	1.88	196	96.9	70	2.8	2.31	15.19
蛇	78	381	91	78.5	15.7	1.7		3.3	23	23	0.05	0.4	3.5	0.93	153	98.6	49	8.9	2.92	6.06
田鸡[青蛙]	37	388	93	79.4	20.5	1.2		0	7	7	0.26	0.28	9	0.55	280	11.8	127	1.5	1.15	16.1

注:…未检出;-未测定